全国高等职业院校预防医学专业规划教材

环境卫生学

（供预防医学专业用）

主　编　项青云　丁世彬
副主编　文献英　程义斌　刘　峰　林　麒
编　者　（以姓氏笔画为序）
丁世彬（江苏医药职业学院）
文献英（绵阳市疾病预防控制中心）
刘　峰（重庆医药高等专科学校）
刘　敏（重庆三峡医药高等专科学校）
刘福志（泉州医学高等专科学校）
杨金友（江苏护理职业学院）
李佳凡（安徽医学高等专科学校）
林　麒（福建卫生职业技术学院）
项青云（合肥职业技术学院）
蒋金金（江苏医药职业学院）
程义斌（中国疾病预防控制中心环境与健康相关产品安全所）
鲁　飞［山东医学高等专科学校（临沂）］
秘　书　宋　阳（合肥职业技术学院）

中国健康传媒集团
中国医药科技出版社·北京

内 容 提 要

本教材是“全国高等职业院校预防医学专业规划教材”之一，系根据高等职业教育专科人才培养方案和本套教材编写要求编写而成。全书共包括16章内容：绪论、环境与健康、大气卫生、水体卫生、饮用水卫生、土壤卫生、生物地球化学性疾病、环境污染性疾病、住宅与办公场所卫生、公共场所卫生、城乡规划卫生、环境质量评价、家用化学品卫生、突发环境污染事件及其应急处理、自然灾害环境卫生及实训指导。本教材内容丰富，系统性强，方便学生学习和理解。本教材为书网融合教材，即纸质教材有机融合电子教材、教学配套资源（PPT、微课、视频、图片等）、题库系统、数字化教学服务（在线教学、在线作业、在线考试），使教学资源更加多样化、立体化。

本教材可供全国高等职业院校预防医学专业师生作为教材使用，也可作为相关从业人员的参考用书。

图书在版编目（CIP）数据

环境卫生学/项青云，丁世彬主编. —北京：中国医药科技出版社，2024. 5（2025. 12 重印）.

全国高等职业院校预防医学专业规划教材

ISBN 978 -7 -5214 -4322 -6

Ⅰ. ①环…　Ⅱ. ①项… ②丁…　Ⅲ. ①环境卫生学 - 高等职业教育 - 教材　Ⅳ. ①R12

中国国家版本馆 CIP 数据核字（2023）第 236214 号

美术编辑　陈君杞

版式设计　友全图文

出版　**中国健康传媒集团** | 中国医药科技出版社

地址　北京市海淀区文慧园北路甲 22 号

邮编　100082

电话　发行：010 -62227427　邮购：010 -62236938

网址　www. cmstp. com

规格　889 × 1194mm $^{1}/_{16}$

印张　18

字数　514 千字

版次　2024 年 5 月第 1 版

印次　2025 年 12 月第 2 次印刷

印刷　天津市银博印刷集团有限公司

经销　全国各地新华书店

书号　ISBN 978 -7 -5214 -4322 -6

定价　59. 00 元

获取新书信息、投稿、为图书纠错，请扫码联系我们。

出版说明

为了贯彻党的二十大精神，落实《国家职业教育改革实施方案》《关于推动现代职业教育高质量发展的意见》等文件精神，对标国家健康战略、服务健康产业转型升级，服务职业教育教学改革，对接职业岗位需求，强化职业能力培养，中国健康传媒集团中国医药科技出版社在教育部、国家药品监督管理局的领导下，组织相关院校和企业专家编写"全国高等职业院校预防医学专业规划教材"。本套教材具有以下特点。

1. 强化课程思政，体现立德树人

坚决把立德树人贯穿、落实到教材建设全过程的各方面、各环节。教材编写将价值塑造、知识传授和能力培养三者融为一体。在教材专业内容中渗透我国医疗卫生事业人才培养需要的有温度、有情怀的职业素养要求，着重体现加强救死扶伤的道术、心中有爱的仁术、知识扎实的学术、本领过硬的技术、方法科学的艺术的教育。引导学生始终把人民群众生命安全和身体健康放在首位，尊重患者，善于沟通，提升综合素养和人文修养，提升依法应对重大突发公共卫生事件的能力，做医德高尚、医术精湛的健康守护者。

2. 体现职教精神，突出必需够用

教材编写坚持"以就业为导向、以全面素质为基础、以能力为本位"的现代职业教育教学改革方向，根据《高等职业学校专业教学标准》《职业教育专业目录(2021)》要求，教材编写落实"必需、够用"原则，以培养满足岗位需求、教学需求和社会需求的高素质技能型人才，体现高职教育特点。同时做到与技能竞赛考核、职业技能等级证书考核的有机结合。

3. 坚持工学结合，注重德技并修

围绕"教随产出，产教同行"，教材融入行业人员参与编写，强化以岗位需求为导向的理实教学，注重理论知识与岗位需求相结合，对接职业标准和岗位要求。设置"学习目标""情景导入""知识链接""重点小结""练习题"等模块，培养学生理论联系实践的综合分析能力；增强教材的可读性和实用性，培养学生学习的自觉性和主动性，强化培养学生创新思维能力和操作能力。

4. 建设立体教材，丰富教学资源

依托“医药大学堂”在线学习平台搭建与教材配套的数字化资源(数字教材、教学课件、图片、视频、动画及练习题等),丰富多样化、立体化教学资源，并提升教学手段，促进师生互动，满足教学管理需要，为提高教育教学水平和质量提供支撑。

本套教材的出版得到了全国知名专家的精心指导和各有关院校领导与编者的大力支持，在此一并表示衷心感谢。希望广大师生在教学中积极使用本套教材并提出宝贵意见，以便修订完善，共同打造精品教材。

数字化教材编委会

主　编　项青云　丁世彬

副主编　文献英　程义斌　刘　峰　林　麒

编　者　(以姓氏笔画为序)

丁世彬（江苏医药职业学院）

文献英（绵阳市疾病预防控制中心）

刘　峰（重庆医药高等专科学校）

刘　敏（重庆三峡医药高等专科学校）

刘福志（泉州医学高等专科学校）

杨金友（江苏护理职业学院）

李佳凡（安徽医学高等专科学校）

林　麒（福建卫生职业技术学院）

项青云（合肥职业技术学院）

蒋金金（江苏医药职业学院）

程义斌（中国疾病预防控制中心环境与健康相关产品安全所）

鲁　飞［山东医学高等专科学校（临沂）］

秘　书　宋　阳（合肥职业技术学院）

PREFACE

前言 ▶

环境卫生学是预防医学的一个重要分支学科，也是环境科学的重要组成部分，是预防医学专业的必修课程。按照教育部专业教学标准规定，结合职业院校及基层卫生部门对预防医学专业《环境卫生学》教材内容的要求，拟订了本教材编写内容，主要包括绪论、环境与健康、大气卫生、水体卫生、饮用水卫生、土壤卫生、生物地球化学性疾病、环境污染性疾病、住宅与办公场所卫生、公共场所卫生、城乡规划卫生、环境质量评价、家用化学品卫生、突发环境污染事件及其应急处理、自然灾害环境卫生及实训指导。

本教材的编写严格按照《国家职业教育改革实施方案》的要求，参考现行环境卫生学的相关教科书，紧密结合我国环境卫生工作的实际需要及基层卫生服务的需求，在继承发展基础上，与时俱进。教材内容在符合高职高专教材“必需、够用”的原则下，对接职业岗位、职业标准、工作过程，力求贯彻理论基础与实验操作、技术训练并重的原则；既可以为学生零距离对接就业岗位，又为学生毕业后的继续教育奠定一定的基础，提高专业核心竞争力。编写中尽可能体现新方法、新技术、新知识，优化编写模块；顺应教育教学发展趋势，落实立德树人，体现课程思政建设，将价值塑造、知识传授、能力培养融为一体，注重学生的“德风”教育。本教材着力于提高人才职业行动能力，实现课－岗－证一体化，使教材更好地服务于职业院校的教学。

本教材为书网融合教材，即纸质教材有机融合电子教材、教学配套资源（PPT、微课、视频、图片等）、题库系统、数字化教学服务（在线教学、在线作业、在线考试），使教学资源更加多样化、立体化。

本教材主要供高等职业教育院校预防医学专业使用，也可供临床等相关医学类参考使用，同时可作为公共卫生执业助理医师资格考试的备考参考用书。

感谢本教材编写、审定、出版过程中给予支持和帮助的所有单位和个人，尤其感谢各位编者付出的辛勤努力；本教材引用了相关教材和专著的部分资料，在此一并致谢！

由于编者水平所限且学科不断发展，书中可能存在疏漏，恳请同行和读者批评指正，以便修订时完善。

编　者

2024 年 3 月

CONTENTS

目录

第十一章 城乡规划卫生 …… 185

第十二章 环境质量评价 …… 198

第一章　绪　论

PPT

学习目标

知识目标

1. 掌握　环境卫生学有关概念；环境与健康关系的基本原理；环境卫生学研究对象和研究内容等。

2. 熟悉　环境卫生工作和环境卫生学今后的任务；环境卫生工作与环境卫生学的异同。

3. 了解　环境卫生的发展史和我国环境卫生工作的主要成就。

能力目标

1. 在整体了解环境卫生学的基础上，能运用有关概念、定义、基本原理和相关内容进行环境工作。

2. 具备环境与健康关系的正确认知和理解能力。

素质目标

通过本章学习，树立关注环境，保护生态平衡，降低环境相关性疾病的发生，维护健康的职业素养。

情境导入

情景：某镇20世纪80年代初是全国闻名的电镀之乡，有70多家电镀厂，多为家庭作坊。某年5月，该镇曾办过电镀作坊的某村民因连日来饮用的井水变苦，饮后引起腹痛而清淘自家水井。该村民以为水质变差与掉入井中生锈的铁桶有关，下到井底即感觉苦味很重、胸闷，其兄听到铁桶落地声和人倒下的沉闷声后，顺井绳溜下，背起弟弟爬至距井口2m处，但因体力不支滑落井底，其父用湿毛巾捂住鼻子下到13.5m深的井底，还未将救人绳子系好就失去知觉，井上人见井底无动静，赶忙将他们拉上来，急送医院抢救，老汉得以生还，但他的两个儿子抢救无效身亡。

思考：

1. 分析两人死亡原因，讨论化学污染物对环境和健康有哪些危害？

2. 如何开展相关调查研究？

3. 工业生产时，如何利用新技术、新方法保护生态环境，实现可持续发展？

环境是人类生存、发展和健康的基础。人与环境间的关系非常密切；人类身体结构和功能不断改变适应环境变迁；环境不断被改造，对人类健康产生有益/有害影响。环境与健康关系是人类关心的永恒主题。良好的环境促进健康；恶劣的环境引起各种急慢性中毒、癌症、畸形、突变等，低剂量长期污染导致免疫力低下、内分泌失调等；过度洁净引发免疫系统疾病（多发性硬化症等）、肠道微生态失衡相关性疾病（直肠癌、肥胖症、糖尿病等）及孤独症谱系障碍等。

第一节　环境卫生学的定义、研究对象和研究内容

一、环境卫生学的定义

1. 环境（environment） 是围绕人类的空间及空间中能直接或间接影响人类生存和发展的各种因素总和，包括物理、化学和生物因素及影响人体行为的相关因素。该定义不包括与环境无关的行为、社会文化环境及遗传有关行为等。

2. 环境卫生学（environmental health/environmental hygiene） 是一门运用环境科学知识和医学卫生理论，研究自然环境（natural environment）和生活环境（living environment）与人群健康的关系，阐明环境因素对健康影响的发生发展规律，充分利用有益环境因素，控制消除有害环境因素，提出卫生要求和预防对策，达到预防疾病、维护健康、提高人群整体健康水平的目的的学科。它是预防医学的重要分支学科，也是环境科学不可或缺的重要组成部分，是一门实践性很强、融医学与环境科学于一体的交叉性应用学科。

二、环境卫生学的研究对象及基本任务

1. 环境卫生学的研究对象 为人类及其周围环境，包括自然环境和生活环境。自然环境是人类生存发展的物质基础，和人类活动有关的一切自然形成的物质、能量和自然现象总和，如空气、水、土壤、日光、天然辐射和各种生物；范围包括大气圈（atmospheric sphere）、水圈（hydrosphere）、土壤岩石圈（lithosphere）和生物圈（biosphere）。生活环境是人类在生活、生产和社会交往活动中形成的关系与条件，与人类生活密切相关的各种自然和社会条件的总体，如社会政治、经济、文化、人口、家庭、卫生服务等；范围包括人类为更好地生活而建立起来的居住、工作和娱乐环境及有关生活环境因素（家用化学品等）。

2. 环境卫生学的基本任务 阐明环境与机体相互作用（environment - organisminteraction），即人类赖以生存的环境对人体健康的影响及人体对环境作用产生的反应。环境是人类生存的必要条件，硒、碘等环境因素对人体具有双向影响（有益/有害）。人类既可改善环境，避免或减轻恶劣环境的影响；也可破坏环境，给人类带来巨大灾难；人类与环境必须协调发展，构建环境友好型社会。

三、环境卫生学的研究内容

1. 环境与健康关系的基础研究 基础研究是解决环境与健康问题的基石。人类的健康、生长发育和疾病状态（除创伤和少数单基因遗传病外）都是遗传与环境相互作用的结果。环境因素对机体的作用是环境-机体（基因）相互作用引起的表型（phenotype）变化，根据这些变化可发现与环境相关性疾病病因及与人群易感性有关的基因谱。微课

2. 环境因素与健康关系的确认性研究 环境因素种类繁多，健康影响（效应/反应）模式各不相同，取决于进入人体环境因素水平和个体易感性。环境污染物对健康影响表现出长期、低剂量、反复作用的特点；不同污染物生物学效应多种多样，同一污染物对不同个体产生不同效应，不同污染物对同一个体产生相同或类似效应。研究污染物健康影响，既要研究单一环境因素作用，也要考虑多因素联合作用；既要重视急性、亚急性作用，又要重视慢性、远期影响；既要揭示早期效应，又要揭示远期效应；

既要注意观察局部作用（刺激），又不可忽视全身毒害作用；既要关注机体反应的一般规律（剂量－反应关系），也要注意观察机体反应的特殊性；既要重视病原体与有毒物质间的相互作用（如乙肝病毒和黄曲霉毒素的肝癌风险），也要研究“胚胎源性成人病（fetal origin of adult disease）”，即胚胎发育窗口期暴露环境有害因素与成年期某些疾病的发生发展密切相关（如出生前暴露环境内分泌干扰物，可引起男性睾丸发育异常，可使成年后生殖障碍及子宫内膜癌的危险性增加）。

国内外多用生物标志反映个体易感性、环境因素和健康的关键作用点。暴露生物标志（biomarker of exposure）指反映机体接触的生物标志；效应生物标志（biomarker of effect）指反映污染物对机体影响的生物标志；易感性生物标志（biomarker of susceptibility）指反映机体对污染物反应差异的生物标志。生物标志对于早期发现和确认健康危害、建立健康影响预警、保护敏感人群具有重要价值。

3. 建立和发展环境卫生学研究的新技术和新方法 环境污染物和病原体快速、灵敏、准确的检测，环境健康影响评价等，需要建立和发展新的研究技术和方法，或借助学科间交叉、渗透才能得以实现。危险度评价（风险评价）为环境质量标准制定和环境健康风险管理及决策等起了重要作用；组学技术帮助人们从整体角度研究环境因素对人类健康和疾病影响的机制；现代分子流行病学对于揭示环境暴露致健康危害的内在本质具有重要价值。

4. 研究环境卫生监督体系的理论依据 2015 年 1 月 1 日起实施修订的《中华人民共和国环境保护法》，第一次在法律上为环境与健康工作提供了充分的法律依据。

环境卫生监督属于卫生行政执法范畴，是国家法律、法规、规定或上级依法委托授权单位，依法对辖区内企业、事业单位及生产、经营单位或个人，贯彻执行国家环境卫生法律、法规、条例、标准等情况进行监督和管理，对违反环境卫生法规，危害人体健康的行为，依法予以处理的行政管理或行政执法过程。它的执法依据建立在依据环境卫生理论，通过科学研究得出并经国家或地方管理机关批准颁布执行，具有法律强制性和约束力基础上的法规和标准；而法规和标准制定的基础是环境卫生基准或限值。基准或限值以保护人群健康为目的，经过科学研究得出的具体卫生要求。环境卫生标准是以环境质量基准或限值为主要依据，考虑社会、经济、技术等因素后，综合分析环境中与人群健康有关的各种物理、化学和生物因素，以法律形式做出的统一规定。

制定基准、限值和标准需要应用环境卫生学及相关学科理念和方法；实施、执行、贯彻标准和法规也需要环境卫生学理论。依据充分、可行性和实用性好、符合国情的标准，对改善人民生活环境质量，预防和控制疾病的传播具有重要作用，也使环境卫生监督工作真正做到执法有据、判断准确。

5. 研究环境质量评价的理论和方法 环境质量是环境系统客观存在的一种本质属性，可用定性定量方法加以描述；人类生产生活活动及自然原因使环境处于不停运动变化中。环境质量评价（environmental quality assessment）是环境管理、制订环境保护政策的重要依据，以环境监测资料为基础，通过数理统计方法得出各种环境因子的代表值，依据相应环境标准进行的评价；地域环境和评价目的不同，评价依据和方法不同；目的是研究环境质量与人群健康关系，定量描述和评价环境污染对健康危害的程度及经济损失，为制订预防疾病和增进健康的对策提供依据。

计算机、遥感（RS）、地理信息系统（GIS）和全球定位系统（GPS）等高新技术的开发与应用，使得环境质量评价方法多元化，能及时采集处理所需的大量环境数据，使其更加完善和准确。

6. 环境健康风险评价 环境风险评价是描述引起人体健康和生态危害的环境污染种类及程度的过程。环境健康风险评价是环境风险评价的重要组成，是评价环境污染引起人体健康危害程度的一种方法，定量描述环境污染对人体健康产生危害的风险；是收集、整理、解释各种健康相关资料的过程；目的是估计特定暴露剂量的有害因子危害健康程度的概率，评价健康受损的可能性及程度大小，提出减小风险的方案和对策；步骤包括危害识别、剂量－反应评估、暴露评价和风险表征。早期健康风险评价主要应用于长期低剂量暴露有毒化学物引起的慢性健康损害，多用于水体、土壤、大气、动植物等单环境介质中化学污染引起的健康风险。近年来，通过不同受体多暴露途径复合污染健康风险评价研究，优化评估模型，降低评估不确定性；研究对象增加了电离辐射污染暴露剂量及慢性致癌和非致癌的健康风险研究。

第二节　环境卫生学发展简史及我国环境卫生工作的主要成就

自古以来，人类就密切关注环境与健康的关系，人类存在的早期已经出现现代环境卫生学的核心思想：环境能影响人的身心健康。人类数十个世纪的进化和发展，使得环境卫生学成果丰硕。

一、环境卫生学发展简史

（一）古代国内外环境卫生学发展史

四千多年前的印度、罗马、希腊、埃及和南美洲等远古文明废墟中，考古学家发现有残留的输水管、厕所和污水管，说明当时已经注意到给水卫生和粪便污水的收集。两千多年前的古希腊医学家希波克拉底，从季节、气候、城市的位置及水质等方面，阐述了环境与健康的关系，指出居民饮食习惯、生活方式及体力劳动等，也与健康关系密切。

两千多年前，我国《黄帝内经》提出自然环境是人类生命的源泉，人与自然间的联系不可分割。四千多年前，人们就已认识到水源清洁、水质好坏与健康关系密切，并开凿水井而饮用净水；两千多年前，我国已有定期淘井和清洁井水的措施。《吕氏春秋》深刻阐述了水质与健康的关系，提及的瘿病（甲状腺腺肿）、尰（脚肿）和躄（腿瘸）与现代医学的单纯性甲状腺肿、大骨节病和氟骨症十分相似。宋·庄绰《鸡肋编》中描述，老百姓路途中应喝开水，说明当时已有开水消毒防病的概念。

《左传》《博物志》等文献，反映了古代人民对城市规划布局、住宅与健康关系的认识深刻。河南安阳商代遗址中，奴隶主和平民住房附近已有地下排水管道，以排出积水和污水；河北易县发现了战国时代的陶质圆形下水道，可防止污水渗漏。秦汉后各王朝的城市建设，都很重视城市规划、卫生设施及绿化；后汉书《张让传》记录了世界上最早的洒水车；汉代都市设置了公共厕所等。

（二）近代环境卫生学的发展

18 世纪末至 19 世纪初工业革命时期，环境卫生问题是人口聚集、生活条件恶劣、饮水安全无保障而造成传染病流行。1804 年英国用砂滤法净化自来水，1905 年加氯消毒饮水，保证了水质，减少了介水传染病的发生。1848—1854 年，英国医生 John Snow 首次提出霍乱经水传播，通过干预，成功控制了霍乱流行。19 世纪末 20 世纪初，废气、废水、废渣造成的环境污染，使环境卫生问题更加复杂。

近代环境卫生学是 19 世纪后形成的，德国医学家裴登科菲尔于 1854 年开始，通过实验卫生学方法研究环境与健康关系。他阐明了空气、土壤、生活饮用水、住宅的通风采暖和照明的卫生学意义及具体卫生要求；创建了许多卫生检验方法（室内空气 CO_2 含量的测定等），提出人均居室容积的卫生标准，一直沿用至今。1865 年，裴登科菲尔在慕尼黑大学开设了卫生学讲座，出版了《卫生学全书》。其开创的实验卫生学（experimental hygiene）是现代环境卫生学的基础。

分子生物学技术使环境卫生学得到长足发展。生物标志的建立与应用、分子流行病学的研究与进展，为人群罹患环境相关疾病（如环境肿瘤）的危险性评价提供了新的方法；环境基因组学（environmental genomics)、毒理基因组学（toxico genomics）和基因流行病学（genetic epidemiology）为解决环境卫生学的诸多难题（如环境相关性疾病的发病机制、暴露在同一环境下人群易感性差异的机制等）提供了新的、更加有效的研究手段。

环境健康风险评价概念的提出及评价指南的完善，为评价环境污染对人群健康产生危害的风险提供了定性定量的方法。20 世纪 50 年代健康风险评价安全系数法首次提出，1983 年美国国家科学院和国家研究委员会提出，环境健康危险度定量评价的危害评价、剂量反应关系评价、暴露评价和风险表征分析四步模式，2003 年《致癌物风险评价指南》修订完善，为保护公众免受化学物质的危害和风险管理提供了科学依据和手段。

1989 年，联合国环境规划署提出“清洁生产”（clean production），即能够节约能源，减少资源消耗，有效预防和控制污染物和其他废物生成的工艺技术过程，包括清洁能源、清洁生产过程和清洁产品。1992 年，联合国国际环境发展会议提出“可持续发展”（sustainable development）战略，即国家的社会和经济发展不仅应满足当代人的需要，且不应损害子孙后代的发展需要，使自然资源与生态环境持续发展，达到经济与环境的协调发展。

（三）我国现代环境卫生事业的发展

中华人民共和国成立前，我国环境卫生事业发展缓慢，环境卫生落后，卫生状况令人堪忧。如饮用水卫生状况令人堪忧，烈性肠道传染病猖獗流行；城乡建设无规划，工厂与居民住宅犬牙交错，不符合卫生要求；居住条件恶劣，拥挤、潮湿、通风采光不良，甚至人畜共居，严重威胁人民健康；只有少数医学院校开设公共卫生课程。环境卫生学研究和环境卫生工作得不到政府的重视和支持，没有得到应有的发展。

中华人民共和国成立后，政府十分重视公共卫生工作。20 世纪 50 年代初，在六所医学院校建立了卫生系，成立了环境卫生学教研室。环境卫生学成为卫生专业的必修课程；翻译出版了国外学者编著的环境卫生学著作。我国环境卫生学的教学、科研工作得到蓬勃发展，其理论、内容和研究方法得到不断充实、深化和完善。

中华人民共和国建立初期，环境卫生学研究重点是生物性污染对健康的影响及消除措施；在引进和运用国外环境卫生标准的同时，研究制订我国各类环境卫生标准，先后颁布了《工业企业设计暂行卫生标准》《自来水水质暂行标准》《生活饮用水卫生规程》等。

20 世纪 70 年代后，我国环境卫生学及环境卫生事业快速发展。1971 年 12 月，卫生部在上海召开了工业“三废”污染调查经验交流学习班，是我国最早举办的有关环境污染调查研究的全国性专业工作会议。1972 年 6 月，我国参加了联合国第一次人类环境大会；同年 10 月联合国确定每年 6 月 5 日为“世界环境日”。1973 年 8 月，在北京召开第一次全国环保会议，确订了“全面规划、合理布局、综合利用、化害为利、依靠群众、大家动手、保护环境、造福人民”的 32 字工作方针。1974 年 10 月，国务院环境保护领导小组正式成立。1979 年颁布《中华人民共和国环境保护法（试行)》。1979 年召开第一次全国环境卫生学学术会议，之后每 5 ~ 6 年召开一次。

21 世纪环境污染问题更加突出。2005 年 8 月，卫生部召开全国环境卫生工作会议，重点讨论我国环境与健康领域存在的问题和今后发展方向；同年 11 月环境保护总局和卫生部在北京共同主办了首届国家环境健康论坛，分析我国环境与健康形势及面临的主要问题，确定了优先研究领域，讨论了国家环境与健康行动计划的基本思路及多部门沟通与协作机制。2007 年 11 月，卫生部和环境保护总局联合在北京举办第三届国家环境与健康论坛暨《国家环境与健康行动计划》启动仪式；该计划为我国环境与健康领域的第一个纲领性文件，由卫生部、环境保护部等 18 个国务院部委局共同制订，目标是控制有害环境因素及其健康影响，减少环境相关性疾病的发生，维护公众健康，对于控制环境因素对健康的影响，促进我国环境卫生事业的发展具有划时代意义。

近年来，我国环境卫生学和环境卫生工作调查研究的对象、方法和思路均发生了深刻变化，从围绕生物性因素，扩展到化学性、物理性因素；从早期单纯环境因素的调查监测，转向环境与健康结合的调查研究；从单纯宏观的环境流行病学调查，深入宏观人群调查与微观实验室研究相结合；环境暴露评价从测量环境浓度（外暴露），转向测量个体实际暴露（内暴露）；应用现代毒理学方法和技术，开展环境污染物的远期危害和多种环境因素的联合作用等。

我国环境健康风险评价研究起步于20世纪80年代，开始以介绍和应用国外研究成果为主；近年来已广泛应用于核工业系统、大气、水和土壤环境健康风险评价。环境基因组学研究已在我国环境卫生学领域启动和实施。

国家“十三五”规划中提出“坚持在发展中保护，在保护中发展，持续推进生态文明建设”的发展目标已胜利完成。“十四五”规划中提出2035年远景目标：“广泛形成绿色生产生活方式，碳排放达峰后稳中有降，生态环境根本好转，美丽中国建设目标基本实现”；生态环境部提出加强环境健康风险监测评估、大力提升居民环境健康素养、持续探索环境健康管理对策、增强环境健康技术支撑能力、打造环境健康专业人才队伍5项重点任务和15项工作安排，为我国环境卫生事业的发展指明了方向，提供了保障。

二、全球面临的主要环境问题

1. 全球气候变暖（global warming） 指因人类活动造成大量温室气体向大气排放，引起温室气体浓度不断增加和大气组成改变，导致全球平均气温升高和其他气候要素改变的现象。气候变暖使极地冰川融化，海平面上升，一些地区淹没；气候反常，旱涝灾害、酷热日数、虫媒传播性疾病增加，机体抵抗力下降，威胁人类健康。如2003“欧洲热浪”造成数万人死亡；疟疾、登革热、黄热病等流行范围扩大；哮喘等呼吸系统疾病增多。

2. 臭氧层破坏（ozone depletion） 臭氧层位于地球表面20～50km的大气平流层内，臭氧可保护地球生物免遭宇宙射线和太阳紫外线侵害。近30年来，大气臭氧浓度减少，南北极上空出现臭氧层空洞，且仍在扩大。臭氧层破坏可诱发皮肤癌、呼吸道损伤、免疫系统损害、白内障、眼球晶状体变性等。

3. 酸雨（acid rain） 指pH小于5.60的降水。它可引起肺部急慢性炎症和肺水肿，有害金属的慢性中毒，鱼虾减少或绝迹，作物减产，建筑材料和文化古迹被腐蚀等。2015年我国酸雨面积72.9km^2，占国土面积的7.6%。

4. 土地荒漠化（land desertification） 指气候变异和人类活动造成干旱、半干旱和亚湿润干旱地区的土地退化，是目前世界上最严重的环境与社会经济问题之一。荒漠化影响全球气候，形成沙尘暴等。联合国环境规划署估算目前全球荒漠化仍以每年5～7km^2的速度发展。

5. 生物多样性减少（reduction of biodiversity） 生物多样性指一定地区和时间内所有生物物种及其遗传变异和生态系统的复杂性，是种内遗传变异和生存环境的总称，包括所有种类的动植物、微生物及其拥有的基因，它们与生存环境组成生态系统。生物多样性分为遗传多样性、物种多样性、生态系统多样性及景观多样性。生物多样性减少直接动摇人类生存基础（生态失衡、生存环境破坏等），影响维持生命支持系统（充足氧气、液态淡水、适宜温度等）的稳定性，降低自然系统自身净化能力，阻碍元素循环过程等。2002年，国际自然及自然资源保护联盟宣布全世界又增加了121种濒临灭绝的野生动物；目前约41%的两栖动物和26%的哺乳动物面临灭绝威胁。

全球关注的环境问题还有森林面积锐减、大气污染、水污染及水资源短缺、固体废弃物污染等。

2021年，第五届联合国环境大会强调，全世界面临着气候变化、生物多样性丧失和生态系统退化、污染和废弃物三大环境危机的威胁，人类不可持续的生产和消费方式是三大危机的主因。在社会发展、经济建设、科技创新的同时，应遏制生态系统的丧失、碎片化或退化；系统全面综合地完善土地和水资源利用规划；促进自然资源的保护和可持续利用；保障水生动物的安全，修复海洋使其清洁、健康、有韧性和富有生产力，能够为人类提供食物和可持续的生计及储碳。

三、我国环境卫生工作的主要成就及面临的挑战

（一）我国环境卫生工作的主要成就

中华人民共和国成立后，我国环境卫生工作取得显著成就：城乡环境卫生面貌显著改善，一些严重危害人民健康的传染病、地方病得到有效控制或被消灭；环境与健康研究取得丰硕成果；环境监测工作卓有成效，建立和完善了环境卫生监督监测体系；环境与健康法律法规标准体系逐步建立和完善；人才队伍建设成效显著，已具备一支素质较高的环境卫生工作队伍；全国有百余所高等院校设置了公共卫生学院（系）和预防医学专业，不少学校有环境卫生学硕士、博士学位授权点，培养出大批环境卫生专业的高级专门人才。

（二）我国环境卫生工作与环境卫生学面临的问题及挑战

《全国生态保护“十三五”规划纲要》指出，当前我国主要生态问题：①生态空间遭受持续威胁；②生态系统质量和服务功能低；③生物多样性加速下降的总体趋势尚未得到有效遏制；④环保部门体制机制和管理上存在统一监管的管理体制不健全、全社会共同监督的机制尚未建立、监督管理的基础能力薄弱等问题。我国生态保护也面临挑战：①经济发展与生态保护之间的矛盾依然存在，传统发展方式带来的资源环境约束日益趋紧，生态环境风险逐步凸显；②人民群众对优质生态产品需求不断增加与现有供给能力不足之间的矛盾日益明显；③生物多样性丧失速度短期内难以根本遏制，国际履约压力不断加大。

《“十四五”环境健康工作规划》指出，我国环境健康工作面临的主要问题：①对提质发展和健康优先缺乏深层次认识。相关制度体系未能与现行生态环境管理政策措施有效衔接，顶层设计有待完善。②支撑生态环境管理的技术储备依然不足。环境健康调查、监测手段难以满足精准化生态环境管理需求，研究成果有效转化落地不足。基础研究、创新能力与发达国家相比仍有较大差距，对于新污染物等新兴环境问题的研究，缺乏前瞻性布局。③环境健康风险防范意识和能力有待提升。我国居民环境健康素养水平总体不高，科学知识素养水平低的问题尤为突出，城乡差异大。环境健康科普内容和资源供给不足，宣传手段相对单一，影响传播覆盖面和传播效果。④人才队伍不足的局面没有得到根本改变。

可见我国生态环境保护的结构性、根源性、趋势性压力尚未根本缓解，还面临着环境卫生学研究广度和深度上的水平不高；研究方法和手段单一；环境健康风险评价方法研究及工作力度不够；专业研究机构少，研究人员不足；研究部门与环境保护机构联系不紧密；人才培养体系不健全；卫生标准与行业标准不统一；环境卫生监督监测体系分离等一系列问题。

第三节　环境卫生工作任务

21世纪全球环境变化和经济全球化的进程带来社会发展的同时，也使人类生存环境面临前所未有的挑战。

一、环境卫生工作和环境卫生学的区别与联系

环境卫生工作是在环境卫生学理论知识体系指导下的环境卫生实践，目的是防止环境污染、预防疾病、提高人群健康水平，内容随社会发展和卫生服务需求而变化，因而环境卫生工作具有一定阶段性和时效性。环境卫生学研究环境与人群健康关系，目的是保护和增进健康，是预防医学的二级学科和主干课程；具有完整的理论体系和具体研究内容。环境卫生工作和环境卫生学既相互联系、不可分割，又有所区别。前者丰富后者的内容，是环境卫生学理论的具体体现；后者是基于前者的全面阐释和主要工作内容的高度概括，且后者对前者具有指导作用。

二、环境卫生的任务

我国环境保护与健康工作面临的形势十分严峻，传统环境污染危害尚未完全消除，新的环境污染问题已经显现，环境相关疾病已成为危害健康的重要问题。

《全国生态保护“十三五”规划纲要》提出，我国环境保护的主要任务：优先保护自然生态空间，实施生物多样性保护重大工程，建立监管预警体系，加大生态文明示范建设力度，推动提升生态系统稳定性和生态服务功能，筑牢生态安全屏障。

《“十四五”环境健康工作规划》提出，目前环境健康工作的主要任务：加强环境健康风险监测评估、大力提升居民环境健康素养、持续探索环境健康管理对策、增强环境健康技术支撑能力、打造环境健康专业人才队伍。

近年来，国家先后发布了大气、水、土壤污染防治行动计划及《“健康中国2030”规划纲要》，提出加强城乡环境卫生综合整治，深入开展大气、水、土壤等污染防治为主要内容的健康环境建设目标，为深入开展环境污染防治、保护民众健康指明了研究方向，给我国环境与健康事业发展增添了新活力，也给环境卫生学提出了新的任务，包括加强环境与健康的基础研究；大力开展环境监测、生物监测和人群健康监测；加强环境健康风险评价研究；加强农村环境卫生工作；加强环境与健康法律法规和标准体系建设；新技术和新方法在环境卫生工作中的应用；加强环境卫生工作人才队伍建设；开拓环境卫生工作的新领域。

练习题

答案解析

一、单选题

1. 环境卫生学主要研究（　）

A. 自然环境与人群健康的关系

B. 生活环境与人群健康的关系

C. 自然环境、生活环境与人群健康的关系

D. 生活居住环境、自然环境与人群健康的关系

E. 自然环境、生活居住环境、工作学习环境与人群健康的关系

2. 学习环境卫生学的主要目的是使预防医学专业的学生（　）

A. 提高诊断疾病的本领

B. 认识疾病在人群中流行的原因

C. 了解污染物在环境中的分布规律

D. 认识全球环境问题

E. 认识自然环境、生活环境与人群健康的关系

3. 环境卫生学的重点研究内容是（ ）

A. 环境因素的调查与监测
B. 污染物在环境中的分布与转归
C. 环境污染治理
D. 环境因素的健康效应
E. 环境质量评价

4. 环境卫生学的研究对象是（ ）

A. 自然环境、生活环境和社会环境
B. 人群健康
C. 生物地球化学性疾病
D. 人类及其周围环境
E. 环境污染的综合治理

5. 生物多样性包括（ ）

A. 遗传多样性、物种多样性、生态系统多样性、景观多样性
B. 基因多样性、环境生态多样性、物种多样性、遗传多样性
C. 生态系统多样性、环境生态多样性、物种多样性、景观多样性
D. 基因多样性、环境生态多样性、物种多样性、景观多样性
E. 遗传多样性、生态系统多样性、基因多样性、物种多样性

6. 环境卫生监督的理论依据为（ ）

A. 国家和地方政府的相关法律法规
B. 造成人群危害的严重程度
C. 主管部门的行政命令
D. 执法人员的相关知识
E. 环境卫生学研究提供的卫生基准和技术规范

7. 清洁生产是指（ ）

A. 生产场地清洁、厂房清洁
B. 生产场所清洁卫生、无垃圾灰尘
C. 清洁的生产过程
D. 节约能源和资源，有效控制污染及其他废物生成的生产过程
E. 生产过程中有严格的卫生管理制度，工人始终保持清洁卫生

二、简答题

简述环境卫生学和环境卫生工作之间的联系和区别。

（项青云）

书网融合……

本章小结　　微课　　题库

第二章　环境与健康

PPT

学习目标

知识目标

1. 掌握　人与环境的辩证统一关系；环境暴露特征与剂量－反应关系；环境污染对健康的影响。

2. 熟悉　人类自然环境的基本构成；生态平衡；健康效应谱与易感人群；环境因素与健康；健康危险度评价。

3. 了解　环境与健康标准体系；环境流行病研究方法；环境毒理学研究方法。

能力目标

能运用有关知识对居民开展环境保护宣传及健康教育。

素质目标

通过本章学习，树立大环境观念，降低环境相关性疾病的发生；培养分析和解决问题能力，沟通表达能力和团队协作能力。

情境导入

情景： 杭州19届亚运会倡导“绿色、智能、节俭、文明”的办会理念，所谓“绿色亚运”，就是要把绿色、低碳和可持续理念融入亚运会筹办的全过程和各环节。无论是场馆规划、设计、施工，还是赛后使用，都贯穿了绿色理念。

场馆设计方面，富阳水上运动中心屋顶采用雨水收集系统；杭州奥体中心体育馆、游泳馆，临安文体会展中心的导光管无电照明系统作为日常照明。场馆建设施工过程中，宁波象山亚帆中心将陆域爆破产生的石料用于海域防波堤建设；浙江省黄龙体育中心将建筑垃圾破碎并自动分类，作为建筑原料；湖州赛区选用绿色建材、可再生循环利用材料及利废建材。对于场馆的赛后使用，以黄龙体育中心改造项目为例，整合开放了篮球、网球、游泳等13个全民健身项目，设计出一条1000米长的空中跑道。截至2023年8月底，仅空中跑道就吸引了近40万人次的市民前来锻炼。

此外，杭州亚运会成为历史上首次实现全部场馆绿电供应的亚运会，也是首次在主火炬中使用甲醇燃料的亚运会。

思考：

1. 杭州亚运会采取了哪些环境保护措施？
2. 未来我们应该怎样实现可持续发展？

第一节　人类的环境

环境（environment）是围绕人类的空间及空间中能直接或间接影响人类生存和发展的各种因素总

和，包括物理、化学和生物因素及影响人体行为的相关因素。根据环境要素属性的不同，可分为自然环境和社会环境。自然环境指自然形成的环境，包括阳光、空气、水、土壤等各种自然因素。社会环境是社会政治、经济、法制、文化和心理等宏观因素的综合，人类活动影响着社会环境的发展，而在适应改造社会环境的过程中，人类也在不断发展进化。根据受人类活动影响程度，还可分为原生环境和次生环境。原生环境指自然形成的，未受人类活动（生产、生活和社会交往）影响的自然环境，如清洁的空气、水、土壤等，有利于人类健康；由于地壳中某些元素分布不均匀造成的克汀病、地方性氟中毒等危害人类健康。次生环境指受到人类活动影响形成的环境，如城市、人工湖、鱼塘、工业区等。

一、人类自然环境的构成

地球形成演变过程中，内部放射性物质衰变产生的能量导致地球温度升高，地球内部物质可塑性越来越强，在重力作用下发生圈层分化，构成了大气圈、水圈和土壤岩石圈三个基本圈层。大气、水和原始地壳为生命的诞生奠定了基础，大气圈、水圈和地壳间相互接触、相互渗透、相互影响形成了生物圈。大气圈、水圈、土壤岩石圈和生物圈共同组成了人类的自然环境。

（一）大气圈

大气圈（atmospheric sphere）主要指地球最外部的空气层。根据大气分布特征，分为对流层、平流层、中间层、热成层和逸散层。随着海拔的升高，空气越来越稀薄。对流层是大气中最稠密的一层，平均厚度仅约 12km，约占整个大气层厚度的 1%，却集中了 75% 的大气和 90% 以上的水汽质量，地球上的天气变化及人类活动和排放的污染物多发生在对流层，因此对流层与人类关系最为密切。平流层中很少发生天气变化，适合飞机航行；该层中的臭氧能够吸收太阳辐射中对生物具有强烈杀伤力的 B 段（280 ~ 320nm）和 C 段（200 ~ 280nm）紫外线及宇宙射线，保护地球表面的生物。大气主要由 N_2、O_2、CO_2 等混合气体和水蒸气组成，其中的 CO_2 和水汽能吸收红外线辐射，储存热量，对地球起到保温作用，保障人类健康和其他生物生存。

（二）水圈

约有 70% 地球表面分布着广阔的水域，即水圈。总水量约为 $1.38 \times 10^{10} km^3$；海水占 96.53%，淡水资源约占 3%；便于取用的河水、湖水及浅层地下水等，仅占水圈总量的 0.2% 左右，且其中已有部分遭到较严重的污染。水是人类和其他生物必需的生存物质，地球上的水通过蒸发、降水、渗透、吸收等方式，与大气圈、土壤岩石圈、生物圈发生交互作用。

（三）土壤岩石圈

地壳主要由各种岩石组成，表层岩石经过漫长的物理、化学和生物风化作用形成土壤，为生物的生存和发展提供重要的物质基础，称为土壤岩石圈。土壤含有矿物质、有机质、微生物、水和空气等成分，为陆生植物提供营养和水分，是植物光合作用、能量交换的重要场所，也是联系有机界和无机界的重要环节。土壤具有天然肥力，能保证人类获得必要的粮食和原料；还能通过自净作用将人类活动产生的部分污染物降解，因此土壤岩石圈是与人类生活关系最密切的圈层。

（四）生物圈

生物圈（biosphere）指从海平面以下约 12km 至海平面以上约 10km，适合生物生存的范围，包括了大气圈下层、水圈和土壤岩石圈，是地球上所有生命有机体及其生存环境的整体。生物圈内的主体是种类繁多、数量庞大、结构多样的地球生物。生物圈最重要的特征是生物多样性。人类和其他生物从空气、水、土壤中获得必需的养料，又将代谢废物和遗骸留存在空气、水、土壤中，彼此进行着物质、能量和信息的交换。

二、生态环境

生态环境（ecological environment）指与人类生存和发展有关的各种生态系统构成的整体，包括生物群落及非生物自然因素。它是与人类生存和发展密切相关的生态系统所组成的自然环境，具有生物多样性的显著特征。

（一）生态系统及组成

生态系统（ecosystem）是在一定空间范围内，借助各种功能流（物质流、能量流、物种流和信息流）联结的稳态系统，包括生物群落与非生物环境。

1. 生物群落 包括生产者、消费者和分解者。它们是维持生态系统平衡稳定不可缺少的部分：生产者利用太阳光能进行光合作用，将简单的无机物转化为有机物，主要指绿色植物；消费者直接或间接地依赖生产者生存，对初级生产者起到加工、再生产的作用，主要指动物；分解者通过自身的分解作用，将复杂的有机物分解为简单的无机物并释放能量，供生产者再一次利用，主要指细菌、真菌等微生物。这种物种间的物质流不间断进行着，所有植物、动物及其产生的“废物”都能被再次利用，形成生态系统的物质循环。此良性循环是生态系统可持续发展的重要原因。

2. 非生物环境 包括阳光、空气、水、土壤等。

生态系统具有整体性、开放性、自我调控性、可持续性等特征。

（二）生态系统的营养结构

食物链（food chain）指生态系统中不同营养级的生物，以摄食和被摄食关系，逐级进行物质能量传递的链锁关系。食物链将生物群落与非生物环境，生产者、消费者和分解者连接成一个整体。生态系统中，一种生物不可能只属于一条食物链，多条食物链相互连接形成的链条网络，称为食物网（food web）。食物网体现了生态系统内各种有机生物体之间的营养位置和相互关系。食物链和食物网是生物种群间物质和能量循环流动的渠道和纽带，能维系生态系统结构和功能的相对稳定。

（三）生态平衡

生态平衡（ecological balance）指在一定时间内生态系统中的各个生物群落之间，生物和环境之间，通过物质、能量和信息的循环流动，使系统内各组成成分的数量和比例处于相对稳定状态。生态系统依靠自身调节，维持动态平衡状态。自然界不断变化，不同程度地影响人类；反之亦然。人类合理开发和利用自然资源，可使生物与环境处于和谐状态；但过度开采、消耗，甚至破坏自然资源，就会导致生态系统的失衡，影响人类的生存发展。因此，我们应坚持尊重自然、顺应自然、保护自然的可持续发展理念，全面推进美丽中国建设。

（四）生态系统健康

健康的生态系统指结构稳定、具有活力和动态调节能力的生态系统，是生态系统的综合特征。结构稳定指具有完整的生物群落，即动植物的种类、数量及比例，保持相对稳定；活力指生态系统的功能正常，包括维持系统本身能量流动、物质循环和信息传递的功能及为人类服务的功能；动态调节能力主要指系统的反馈机制、抵抗力和恢复力，通过正、负反馈，相互作用和转化来抵御外界干扰，遭受破坏时能恢复原状，维持生态平衡。因此，只有完善、良好状态的生态系统才能提供人类生存和生活质量有价值的产品和服务。如健康的生态系统通过提供供水和调节水文的生态系统服务，助力水资源管理。

第二节　人与环境的辩证统一关系

人与环境是一个不可分割的整体。人类社会发展的历史长河中，人与环境始终存在着对立统一的辩证关系，既相互对立、相互制约，又相互依赖、相互转化。它们之间最本质的联系是物质交换和能量传递。

一、环境与人体的相互关系

（一）人与环境的统一性

1. 人与环境之间的生态平衡　生态环境是统一的自然系统，是各种自然要素相互依存而实现循环的自然链条。良好的生态环境是人类生存与健康的基础。生态平衡是人类生存、活动和繁衍的基础。人和环境之间通过不断进行的物质循环、能量流动和信息交换而保持动态平衡，形成不可分割的整体，实现人与环境的统一。人体从环境中摄取必需的物质，每天约需要 $12m^3$ 的空气、2～3L 的水及 1.5kg 食物。这些物质进入机体后经过消化、吸收、代谢转化等过程，构成机体的组织器官，参与修复、更新细胞，产生能量，满足生理功能和身体活动需要；机体代谢产生的废物通过多种途径排入环境，经过环境介质的迁移和转化，食物链和食物网的传递，作为营养物质再次被人体摄取。因此，环境和人体之间相互联系、相互制约，应保持生态系统各个环节质和量的相对稳定状态，即人与环境之间的生态平衡。

2. 人与环境物质上的统一性　主要指人与环境之间的紧密联系，物质交换是二者联系的重要组成部分。人体通过新陈代谢与外界环境不断进行物质循环、能量流动和信息传递。人类为了更好地生存和发展，需要不断从环境中摄取空气、食物、水等各种物质，满足机体完成自身生命活动过程，通过食物链和食物网与环境间保持动态平衡；同时需要不断自我调节，尽快适应外界环境条件的变化，形成人与环境之间相互依存、相互联系的复杂统一体。人类生存环境中的各种物质多由化学元素组成。生物在进化和演变过程中，需要对生存环境中的重要元素进行自然选择，以保证能顺利完成从低级到高级的演化，因此这些元素成了人类生存和发展过程中必不可少的物质成分。英国科学家汉密尔顿（E. T. Hamilton）曾在 20 世纪 70 年代做过一项研究，全面分析测定了 220 名英国人血液和地壳岩石中的化学元素，发现人体血液中的 60 多种元素，除碳、氢、氧、硅外，其他元素含量与地壳岩石中相应元素含量间存在显著相关（图 2－1）。由于地壳表面化学元素分布不均衡，某些地区的水或土壤中的微量元素过多或过少，可引起长期生活在该地区的居民出现生物地球化学性疾病，如碘缺乏病、地方性氟中毒、地方性砷中毒等。随着现代检测技术水平的不断提高，可以通过构建特定地区人体和环境的元素指纹谱，进一步证实人体和环境物质上的统一性。

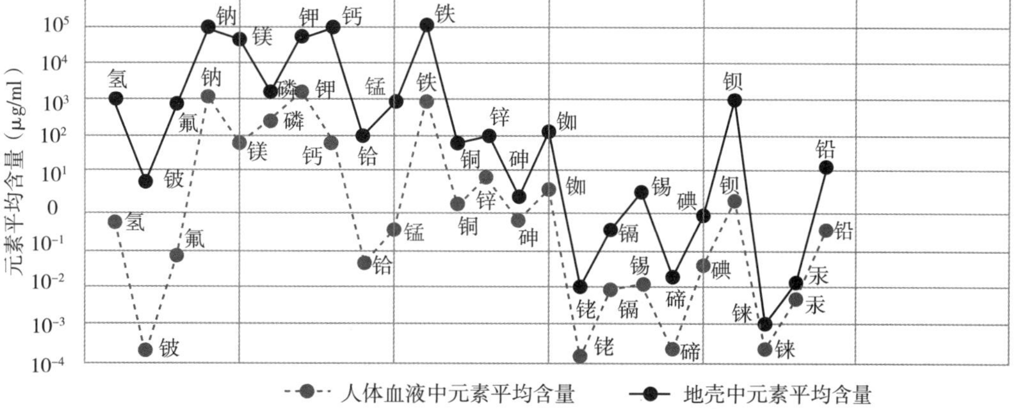

图 2－1　化学元素在地壳和人体血液中丰度相关图

（二）人对环境的适应性

地球演化过程中，人类进化得越来越高级的根本原因是，人类能够发挥主观能动性，充分利用环境中的有利因素，避开有害因素，依赖、适应环境并创造更适合人类生存的环境。人类适应自然环境的能力正是长期自然选择的结果。我国古代文献记载，最早有关人类适应环境变化的精辟观点是"顺四时而知寒暑、服天气而通神明"。人体的气候适应、热适应、光适应等，都是机体适应外界环境的最好证明。人在某气候条件下生活和工作一段时间后，机体会产生一系列生理、行为、新陈代谢等的适应性变化。如高温环境下，机体的体温调节系统、水盐代谢、心血管系统等，都会相应调整，适应热环境。热休克蛋白又称热应激蛋白，是机体暴露于高温环境下合成保护机体的蛋白质，它们是机体本能的生理反应，是一种自我保护机制。

机体的适应性是机体与环境相互作用逐渐发展形成的遗传特征。长期生活在不同地区的人群，对外环境有着不同的适应性。如高原地区空气稀薄，人体通过增大通气量、加快血液循环、增加红细胞数量或血红蛋白含量来提高机体的携氧能力，适应缺氧环境；生活在北极的因纽特人，身材矮小、四肢发达的体态可以抵御寒冷，细小的眼睛可以减少极地冰雪反射强光的损害。机体受到外源性物质刺激后，正常功能会产生适应性变化，如机体的免疫屏障、血－脑屏障、胎盘屏障及皮肤黏膜屏障等，可以防御有害物质进入体内，维持机体健康。外界环境因素引起 DNA 损伤后，机体可以启动一系列 DNA 修复机制，维持遗传物质的稳定性。但人体对环境变化的适应能力是有限的，若环境因素作用强度过大或出现新的环境刺激因素，超出了人体正常的生理调节范围，则会导致人体某些结构、功能异常，最终引起疾病，甚至死亡。

（三）环境因素对人体影响的双重性

环境中存在很多对人类生存和健康必需的有利因素，如清洁的空气、水和土壤，充足的阳光、适宜的气候、秀丽的自然风光；人为创造的有利因素，如建设舒适的居住环境和城市，兴建水利工程，发展清洁能源等。同时环境中也存在一些对人类生存和健康不利的因素，如各种自然灾害、恶劣的气候条件、元素含量异常的水或土壤等；人为造成的不利因素，如不合理开发利用自然环境造成的环境破坏，城市化和经济飞速发展产生的废水、废气、废渣引起的环境污染等。研究发现，很多环境因素对机体健康的影响具有双重性。如适度光照是人类活动所必需的，但过度光刺激可伤害眼睛，出现闪光盲的症状；紫外线具有杀菌、抗佝偻病和增强免疫力等作用，但过量紫外线照射会增加皮肤癌和白内障的发病风险；微量元素过高或过低可引起中毒或缺乏症。

传统意义上认为，有毒的物质高剂量下对机体有害，但在极低剂量下会表现出机体的有益效应，称为 Hormesis 效应（也称兴奋效应）。即某些物质低剂量时对生物系统具有刺激作用；高剂量时具有抑制作用；剂量－效应关系以双相曲线为特征。如少量饮酒可减少人类冠心病和脑卒中（中风）的发生、降低总死亡率；较大量长期饮酒可增加食管癌、肝癌和肝硬化的危险性，增加总死亡率；饮水中含有 ppb 级的二噁英可增加肝癌的发病风险，更微量时则可抑制肿瘤的发生；低剂量的三氧化二砷临床上可有效治疗白血病，稍高剂量则会损害机体，甚至引起死亡。

二、人与环境相互作用的生物学基础

（一）环境对机体的影响

环境中的各种因素，通过复杂的生物学途径，影响着人类健康。机体在持续高温环境下，由于体温调节功能紊乱而发生热射病；皮肤和眼睛在强烈紫外线照射下，引发皮肤癌和白内障等；环境中的病原微生物释放生物毒素，引发传染病；环境污染物通过环境介质迁移、转化，结合机体的吸收、分布、代谢、排泄等作用，导致急、慢性中毒和远期危害。如黄曲霉毒素 B_1 在高剂量时引起急性肝损伤，低剂量长期暴露引发肝癌。实际生活中，各因素间通过联合作用，影响疾病病变的性质、程度。研究发现，黄曲霉毒素 B_1 污染的地区，乙肝病毒感染的人群肝癌发病风险显著升高。

（二）机体对环境的反应

机体本身具有完整的防御体系，常通过一系列的生物学过程和代偿机制维持机体的稳态。机体在持续高温环境下，启动体温调节机制，通过皮肤血管扩张、汗腺分泌等途径散热，维持正常体温；机体通过免疫系统识别并清除因电离辐射引起的 DNA 损伤，或通过激活 DNA 修复酶及相关机制来修复 DNA，维持遗传物质的稳定性；机体暴露于环境致癌物，激活原癌基因的同时会增加抑癌基因的活性，从而延缓或抑制肿瘤发生。但机体对环境的承受力是有限的，多数环境化学物进入机体后，可通过肾脏以原形排出体外；某些新污染物在机体中难以降解，并易蓄积，可能会超出机体的代偿能力而引发疾病。

（三）环境与机体的交互作用

人类基因组计划（human genome project，HGP）历时 13 年，顺利完成了人类约 3 万基因的 30 亿个碱基对的测序。人们逐渐认识到人类健康、疾病、寿命都是环境因素与机体内因（遗传因素）相互作用的结果。著名毒理学家 Judith Stern 用“环境扣扳机”（environment pulls the trigger）效应比喻机体 - 环境暴露与健康的关系。任何环境因素都要通过一定通路，作用到特定基因靶上，引起基因表达的变化。因此，机体 - 环境的相互作用，实质是基因 - 环境的相互作用。为此美国推出了环境基因组计划（environmental genome project，EGP），探讨基因与环境的相互影响，尤其是环境因素作用于人体环境应答基因（对环境因素的作用产生特定反应的基因）后的健康影响。研究表明，处在同一环境的人群接触环境有害因素后，发病的危险程度存在个体差异。由此可见，遗传因素能影响环境有害因素暴露所致疾病的易感性，而环境有害因素也能使个体发生变异。因此环境应答基因的多态性是造成人群易感性差异的重要原因。

知识链接

实现人与自然和谐发展 微课

《自然辩证法》是弗里德里希·恩格斯在 1873—1882 年间写成的一部马克思主义经典著作，在马克思主义理论体系中占有重要地位，至今仍具有鲜活的理论指导意义。该著作中恩格斯通过关注当时资本主义社会的生态问题，全面分析了人与自然的辩证关系，预见了人与自然关系恶化后的生态危机。现在重新捧读经典就是要更深刻领悟生态文明的重大意义，勇做忠实践行者，把我国的生态实际与该著作中的生态哲学思想相结合，不断开创新时代美丽中国建设新局面。

第三节　环境改变与机体反应的基本特征

一、环境介质与环境因素的暴露

环境因素，特别是环境化学物质，一般通过接触含有该物质的环境介质发生暴露。环境介质指空气、水、土壤（岩石）及包括人体在内的所有生物体。环境化学物质进入环境后，会在空间位置、形态特征等方面发生一系列复杂改变，即环境化学物质的转归。转归方式主要包括迁移、转化和自净作用；迁移为量的变化，转化为质的改变，自净作用则是恢复到污染前的状态。迁移和转化都可能增加人群暴露机会，增强环境对人体的损害效应，因此环境卫生学更关注这两种转归方式。

（一）环境物质的迁移

环境物质的迁移指环境化学物质在环境中空间位置相对移动的过程。环境化学物质进入环境，首先在空气、水和土壤（岩石）内部或之间迁移，再进入生物体。

1. 空气、水、土壤（岩石）内部及之间的迁移 环境化学物质在空气中的迁移，主要方式是自由扩散和气流搬运；空气对流的作用最强，大气对流层中，有规则的对流和无规则的湍流，直接影响物质迁移。水体中的迁移主要方式是自由扩散和水流搬运；水的湍流和平流作用较强。土壤中的迁移主要方式是土壤液相中的扩散，与土壤的孔隙度、化学物质在土壤中的吸附、挥发有关。环境化学物质一经释放，可进入多种环境介质，并在不同介质间迁移。如土壤中的污染物可通过蒸发进入大气，也可通过雨水冲刷进入水体；水中的污染物可通过灌溉吸附到土壤，通过重力沉积于水体底泥，也可通过蒸发进入大气；大气中的污染物可通过降水重新回到水或土壤中；人体可通过空气、水、食物等方式接触环境化学物。环境化学物可以在空气、水、土壤内部及之间相互迁移，且受多种因素影响。

2. 生物体之间的迁移 生物界中的环境化学物质是通过食物链和食物网进行迁移。环境化学物质进入生物体后，高位营养级生物吞食低位营养级生物，化学物质在生物体内不断蓄积。环境化学物质在各级生物体内的浓度随着营养级的升高而增大，最终超过环境浓度的现象称为生物放大作用。环境浓度较低或难降解的化学物质进入生物体内不断浓缩，导致该物质在生物体内的浓度非常高，甚至引起中毒现象，称为生物富集作用。人类处于食物链最顶端，接触的化学物质最多，危害最大。如甲基汞被水生生物吸收，通过食物链在水体生物内浓缩，最终进入人体并在人脑内蓄积，引起神经系统损害。

（二）环境物质的转化

环境物质或污染物的转化指环境物质或污染物在环境中通过化学或生物学作用转变成另一物质的过程。由污染源直接排入环境中的原始污染物，其理化性状未发生改变，称为一次污染物，如 CO、SO_2 等。一次污染物进入环境后，通过物理、化学、生物学作用，形成新的污染物，其理化性质发生改变，称为二次污染物，如臭氧、硫酸盐、硝酸盐、光化学烟雾等。通常，二次污染物对环境和人体的危害比一次污染物更严重，如大气中的 SO_2 和水蒸气被氧化成硫酸，形成硫酸雾，其对人体的刺激程度比 SO_2 更强。

1. 化学转化 指环境化学物质通过化学作用转化的过程。如光化学烟雾是汽车排出的尾气（碳氢化合物和氮氧化物等一次污染物）在强光照射下，发生光化学反应而形成的淡蓝色烟雾，包括过氧乙酰硝酸酯（主要成分）、臭氧、醛类等一系列氧化剂。美国“洛杉矶光化学烟雾事件”是一起典型的由光化学反应引起的大气污染公害事件。

2. 生物转化 指环境化学物质进入生物体内通过生物酶系统代谢转化的过程。化学物质在有关酶系统催化下，经各种生物化学反应，改变了化学结构和性质。大多数污染物经生物转化后毒性降低甚至消失，少数污染物毒性增强，或形成更难降解或更容易被生物吸收和蓄积的物质。如河流底质内的无机汞在微生物的参与下，能转化成剧毒的甲基汞。

化学物质在环境中的迁移和转化，往往是相互依赖和相互依存的一系列连续的复杂过程。二者既相互区别又相互联系：迁移为转化提供条件，转化为迁移赋予新意义。

（三）环境污染物的迁移和转化对环境因素暴露的影响

环境化学物和污染物通过在环境介质中的迁移和转化，会改变人群暴露的范围、途径、性质、剂量和危害。

1. 扩大暴露范围 环境污染物通过环境介质的迁移，扩大暴露人群范围，造成更加严重的后果。

如切尔诺贝利核泄漏事故，核反应装置爆炸时泄漏的放射性物质，导致周围30km范围成为“死亡区”，甚至随大气迁移到欧洲其他国家。可见环境问题和空气污染没有国界。

2. 增加暴露途径 环境污染物通过多种方式在环境介质间迁移，增加暴露途径。如金属汞升华后形成的汞蒸气，污染大气，随着水循环，大气中的汞进入土壤和水体，在微生物作用下，水体中的无机汞转化成毒性更大的甲基汞，被水生生物吸收，随着食物链和食物网，通过生物放大作用，污染物迁移到各级消费者体内。污染物最终经呼吸道（空气）、消化道（食物和水）、皮肤（土壤、水、空气）等多种途径暴露于人体，单一途径暴露很少。

3. 改变污染物性质和毒性 环境污染物的性质可经过生物和化学转化发生改变，甚至增强毒性。如溶解度小、毒性低的雄黄和雌黄，在土壤微生物作用下转化成有机砷，溶解度增大，毒性增强。

4. 影响暴露剂量 通常环境化学物质通过环境介质的迁移作用，浓度逐渐降低，但生物体间的迁移，由于生物放大作用，生物体内污染物浓度可能比环境介质高很多倍。如DDT是一种不易分解的农药，一般在海水中的浓度极低，但当通过食物链和食物网逐级到达不同营养级生物体内时，逐步累积，浓度不断升高。

二、暴露特征与反应

环境暴露决定健康有害效应的产生，暴露途径、暴露强度（剂量－反应关系）和暴露时间与效应关系密切。

（一）暴露途径与反应

环境有害物质进入环境后，分布在不同介质中，以多种暴露途径（如呼吸道、消化道、皮肤等）进入人体。影响有害效应的因素如下。

1. 总暴露量 暴露途径越多，总暴露量可能越大，产生的有害效应越明显。如汞及其化合物可通过水和食物经消化道摄入，破碎水银温度计挥发出的汞蒸气经呼吸道吸入，护肤品经皮肤吸收。暴露评价工作中，必须考虑多种暴露途径，确定总暴露水平。

2. 吸收率 暴露途径不同，吸收率也不尽相同，吸收率越高、吸收量越大时，产生的有害效应越强。如金属汞在胃肠道几乎不吸收，对人体危害小；但以汞蒸气吸入肺内，吸收率高，危害大，甚至致命。

3. 靶部位 暴露途径不同，到达的靶部位不同，作用机制也不同。如硝酸盐经消化道摄入后，在微生物作用下还原成亚硝酸盐，引起高铁血红蛋白症；对于经肝脏解毒的物质，由于肝脏的代谢解毒，到达靶器官后的毒性较低。

（二）剂量－反应关系

1. 剂量与反应 剂量概念较广泛，可指机体接触有害物质的量，该物质经吸收进入机体的量，靶器官或靶部位的量，其中与机体健康效应最密切的是物质到达靶器官或靶部位的量。但靶器官或靶部位中的剂量很难测定，因而在环境卫生实际工作中，常用外暴露量来反映人体的接触剂量。近年来，常通过测定生物材料（血液、尿液等）中污染物或其代谢产物的含量，确定机体的内暴露剂量。

机体接触某种有害物质时，可出现代谢紊乱、功能障碍、死亡等多种生物学效应。效应可以用数值定量表示，如红细胞数量等；统计学上属于定量变量（计量资料），又称为定量反应或量反应，如接触一氧化碳后，机体内碳氧血红蛋白饱和度升高。效应也可定性描述，常用出现效应的个体在群体中所占比例来表示，如发病率、死亡率等；统计学上属于定性变量（计数资料），又称为定性反应或质反应，如接触砷矿后，体内砷浓度增加，慢性砷中毒患病率也随之升高。随着有害物质暴露剂量的变化，产生某种反应（量反应或质反应）的数量随之改变的相关关系，称为剂量－反应关系。

2. 剂量－反应关系曲线及类型 以剂量为横坐标，以量反应强度的计量单位或质反应的百分率或比值为纵坐标，绘制散点图，连接各点得到的曲线，即剂量－反应关系曲线。产生某反应的临界剂量值，称为该反应的阈值。

（1）无阈值化合物 剂量－反应曲线的延长线通过坐标原点，认为这类化合物无安全剂量；即只要存在暴露剂量，均发生有害效应。如遗传毒性致癌物。

（2）有阈值化合物 除了遗传毒性致癌物，一般化合物都存在阈值，剂量－反应曲线多呈 S 形或 U 形。S 形曲线特点：环境有害物质在低剂量范围内，剂量增加，反应强度增加较慢；随着剂量继续增加，反应强度急速增加；当剂量增加到一定程度后，反应强度增加又变慢。大多数化合物的剂量－反应关系呈 S 形曲线。有些化合物有两个阈值，如必需微量元素，剂量－反应关系呈 U 形曲线。

（三）暴露时间与反应

环境有害因素可以是短时间内一次性暴露，也可以是长时间内多次暴露或无限期内持续暴露。环境污染物通常是长期低剂量重复暴露。重复暴露的时间由暴露频率和暴露持续时间决定。通常情况下，暴露频率越高，污染物达到有害作用水平所需的时间越短；相反，暴露频率越低，污染物达到有害作用水平所需的时间越长，甚至永远达不到。

影响体内靶部位蓄积的重要因素，除暴露频率和时间外，还有化合物的生物半减期（即生物代谢转化过程中，环境污染物在机体或器官内的量减少到原有量的一半所需要的时间）和摄入量。化合物生物半减期越长，达到有害作用水平的时间越短；而生物半减期短的化合物，长期暴露也不一定会造成损害。理论上，化学污染物进入机体经历 6 个生物半减期后，可能达到体内最大蓄积量，摄入量与排出量趋于平衡。

三、环境多因素暴露与联合作用

环境有害因素的种类繁多、数量庞大，包含物理性、化学性和生物性因素。目前已知化合物有数百万种，存在于各种环境介质中，甚至发生复杂的交互作用，使毒性发生改变。进入人体的污染物从来不是单一的，而是多种物质同时存在。两种或两种以上的化学物，同时或短期内先后作用于机体引起的毒效应，称为化学物的联合作用。可分为以下几类。

1. 相加作用 两种或两种以上的化学物结构相似或为同系物，或以相似方式作用于相同靶部位，机体的总效应等于各化合物单独效应的总和。如两种有机磷农药同时进入机体时，抑制胆碱酯酶的作用常是相加作用。

2. 独立作用 两种或两种以上的化学物作用于机体，各自作用的受体、部位、靶细胞或靶器官等不同，引发的生物效应互不干扰，机体的总效应表现为化合物各自的毒效应，称为独立作用。

3. 协同作用 两种或两种以上的化学物作用于机体，化学物之间发生交互作用，引起毒性增强，机体的总效应大于各化合物单独效应的总和。如马拉硫磷与苯硫磷的联合作用为协同作用，原因是苯硫磷抑制肝脏降解马拉硫磷的酯酶。

4. 增强作用 一种化学物本身无毒，但与另一种化学物同时或先后暴露时，引起毒效应增强，称为增强作用。如异丙醇对肝脏无毒，但与四氯化碳同时进入机体，毒效应增强。

5. 拮抗作用 两种或两种以上的化学物作用于机体，化学物之间发生交互作用，引起毒效应减弱，机体的总效应小于各化学物单独毒效应的总和。如多个化学物竞争同一种代谢酶。

四、人群健康效应谱与易感人群

（一）人群健康效应谱

机体暴露于环境有害因素时，可引起不同程度的健康效应，不同级别效应在人群中的分布，称为健康效应谱，有冰山现象之称。效应从弱到强可分为5级：①有害因素导致机体负荷增加，未发生生理功能和生化代谢改变；②有害因素导致机体负荷进一步增加，发生某些生理功能和生化代谢改变，多为生理代偿性，非病理学改变；③有害因素引起机体发生某些生化代谢或生理功能的异常改变，但无明显临床症状，机体处于病理性代偿状态，可视为准病态（亚临床状态）；④有害因素导致机体处于失代偿状态，出现临床症状，发展为疾病；⑤有害因素导致机体出现严重中毒，甚至死亡。环境有害因素作用于人群时，由于个体年龄、性别、健康状况、遗传易感性不同，且暴露特征存在差异，导致出现不同级别的效应。每种级别效应在人群中的比例不同：最强、危害最严重的死亡，所占比例较少；最弱的生理负荷增加，所占比例最大。环境有害因素引起的不同级别效应，在人群中的分布模式，构成了类似于金字塔形的健康效应谱（图2-2）。

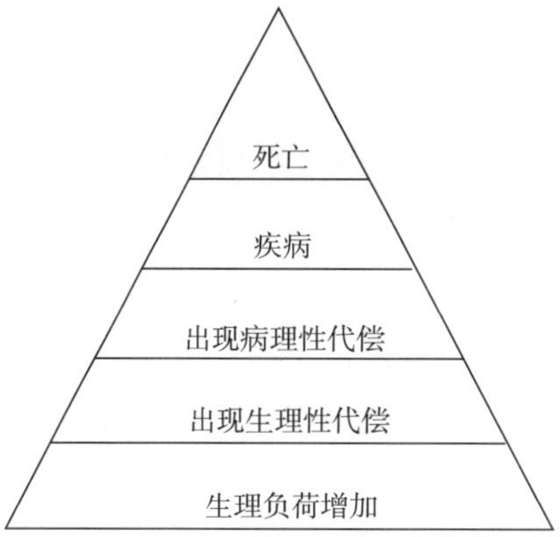

图2-2　人群健康效应谱

（二）易感人群

从人群健康效应谱可以看出，大多数人在环境有害因素作用下出现机体负荷增加或生理性代偿，只有少数人出现临床疾病、中毒，甚至死亡。通常把对环境有害因素反应更为敏感和强烈的人群，称为易感人群或敏感人群，如老、弱、病、残、幼，甚至胎儿等；他们是抵抗力最弱，最容易受到环境有害因素伤害的人群。与普通人群相比，易感人群可能会在极少暴露剂量下出现不良反应；或相同作用条件下暴露于同一环境有害因素，易感人群中出现不良反应的比例更高。

影响人群易感性的因素很多，包括遗传因素和非遗传因素。

1. 非遗传因素　主要包括年龄、健康状况、生活习惯、职业、心理状态、防护措施等。不同年龄段的人群易感性差异较大。如婴幼儿由于解毒酶系统尚未发育成熟，血清免疫球蛋白水平低；随年龄增长，身体机能水平下降，老年人DNA损伤的修复能力随之降低。因此，婴幼儿和老人对环境有害因素的易感性更高。

2. 遗传因素　年龄、健康状况、营养状态和行为习惯等非遗传因素相似的人群中，性别、种族、遗传缺陷和环境应答基因的多态性等遗传因素不同，不同个体有害因素的易感性仍有差异。如着色性干皮病、先天性全血细胞减少症、DNA损伤修复缺陷的患者，对紫外线和某些致癌物的敏感性更高；红细胞6-磷酸葡萄糖脱氢酶缺陷者，对硝基苯类化合物及多种氧化物的敏感性更高。由于人体许多功能基因都可能是环境因素作用的靶，所以环境应答基因十分广泛。环境应答基因的多态性引起相应蛋白质或酶活性的改变，有害效应的程度不同，产生易感性差异。

第四节　自然环境与健康

一、自然环境中物理因素与健康

（一）自然灾害对人类健康的影响

地震、火山爆发、台风、泥石流、高温热浪、寒潮等灾害，在自然界中常以物理形式存在，造成严重的健康损害、经济损失，甚至危及生命。

1. 地震灾害　是由于地球内部能量快速释放而引起地面强烈震动的一种自然现象。地球上板块与板块之间相互挤压碰撞，造成板块边沿及板块内部产生错动和破裂，是引起地震的主要原因。地震常常造成房屋倒塌、山体滑坡、海啸等，引起人员的严重伤亡，还能引发火灾、水灾、毒气泄漏、瘟疫等次生灾害。

2. 火山灾害　火山爆发是地壳运动的一种表现形式，是地球内部热能在地表的一种强烈显示。火山喷发是在高温高压作用下，地球内部呈熔融状态的岩浆物质，从地壳岩层断裂处喷出地表的过程。火山喷发期间产生的岩浆、火山灰和爆炸等，都可能对人类造成伤害或死亡；火山喷发还可能释放有毒气体和颗粒物，导致人体出现呼吸系统疾病、皮肤过敏等。火山喷发还会对社会经济产生负面影响；如农作物和渔业受损、旅游业受挫等，影响当地居民的生计。

3. 气象灾害　常见的气象灾害有台风、暴雨（雪）、冰雹、大风、沙尘、大（浓）雾、高温、低温、寒潮、干旱、干热风、热浪、洪涝、积涝等。我国发生的各类自然灾害中，约70%是气象灾害。

（1）台风　指形成于热带或副热带26℃以上广阔海面上的热带气旋。台风过后，洪水冲刷污染了生活用水和居住地，蚊蝇的大量滋生繁殖、老鼠的迁移，造成了生活环境的严重污染；长期阴雨、室内受淹，食品容易发霉变质。这些都可能给人体健康带来危害，特别容易引起肠道传染病的暴发流行。

（2）极端天气　主要指超常的高温、寒冷等天气。极端气候主要包括高温热浪和寒潮等。我国气象学上，一般把日最高气温达到35℃以上的天气，称为高温天气；把持续3天以上的高温天气，称为高温热浪。高温使人体感到不舒适，可能威胁公众健康和生命安全，引起热痉挛、热衰竭和热射病等热相关疾病，尤其是儿童、孕妇、老年人等敏感人群，及慢性基础性疾病患者和户外作业人员。冷空气侵袭某地后，若使当地24小时内降温10℃以上或48小时内降温12℃以上，且当天最低气温在5℃以下的强冷空气，称为寒潮。寒冷天气容易引发感冒、气管炎、心脑血管疾病等，还会使患者原有病情加重。长时间暴露于寒冷环境下，可能引起冻伤或大脑、心、肺等主要器官温度降低，导致身体失温，甚至死亡。

（二）特殊地理环境对人类健康的影响

高原地区的自然环境与平原地区不同，人们经受着与平原不同的气压、温度、紫外线等因素影响，最主要的是低氧环境。随着海拔的升高，空气越来越稀薄，氧含量随之下降。平均海拔高度4000m左右的青藏高原，有“世界屋脊”之称，是典型的低气压、低氧分压区。人们从平原移居到高原地区，可因低氧引起高原特有疾病，如急性高原反应、高原肺水肿、高原红细胞增多症、高原性心脏病等，还会导致神经系统、消化系统等出现一系列病理改变，使人的生活质量下降、寿命受到严重威胁。

二、自然环境中化学因素与健康

根据化学元素在人体内含量的不同，分为常量和微量元素。含量占体重0.01%以上的化学元素，称为常量元素，包括氧、碳、氢、氮、钙、磷、钾、硫、钠、氯、镁等 11 种元素；含量占体重 0.01% 以下的化学元素，称为微量元素，包括锌、铁、铜、锰、钴、铬、钼、镍、硒、氟、碘等。地球的演变导致地壳表面化学元素分布不均匀。

（一）必需微量元素的生物学效应

在微量元素中人体不能自身合成，必须通过外界摄取，且摄入不足会导致人体重要功能损伤的元素，称为必需微量元素，包括锌、铁、铜、钼、铬、锰、钴、碘、氟等。机体需要量很小，却是维持人体正常生理功能、促进生长发育和生殖繁衍必不可少的元素；机体摄入不足或缺乏时可导致组织损伤或引发疾病。如锌与 80 多种酶的活性有关，能增加精子的稳定性，缺锌可导致睾丸发育不良及性功能低下；碘是甲状腺激素合成的重要原料，缺碘可导致甲状腺肿大和克汀病；三价铬是葡萄糖耐量因子的重要组成部分，缺铬不利于血糖控制；铜对胎儿器官发育非常重要，可能也具有促进垂体释放生长激素、促甲状腺素、促肾上腺皮质激素和黄体生成素的作用。但摄入过量也会造成机体损害，尤其是安全范围较窄的微量元素，易引发中毒。

（二）地球化学因素与疾病

地球地质环境的演变造成了地壳表面某些化学元素分布的不均匀性；空气、水、土壤等环境介质的迁移、转化，气候等自然因素也影响化学元素的分布。如由于雨水冲刷造成水土流失，山区碘含量低于平原；氟在山区和内陆干旱的盆地含量较高。地球上不同地区的土壤、水体和植物中化学元素的种类和含量千差万别；人体通过饮水、食物等途径摄入的元素过多或过少，引起特异性疾病，称为生物地球化学性疾病，如碘缺乏病、地方性氟中毒和地方性砷中毒等（详见第七章）。

三、自然环境中生物因素与健康

（一）生物性有毒有害物质对人类健康的影响

1. 动物毒素 陆生和水生有毒动物本身具有或产生的有毒物质，称为动物毒素。有些毒素由动物的毒腺制造，通常以毒液形式注入其他动物体内，如蛇毒、蜂毒、蝎毒等，以及海洋动物产生的扇贝毒素、海兔毒素等。现代研究发现，海兔毒素与细胞癌变有关，具有强促癌作用。有些毒素可引起食物中毒，主要指水产鱼贝分泌的动物性毒素。人体摄入含有毒素的内脏或肌肉，可引起中毒，如鲀毒、胆毒、卵毒、肉毒及组胺含量较高的鱼类。

2. 植物毒素 天然存在于植物中对人或动物有毒的化学物质，称为植物毒素。如茄碱也称龙葵素，主要存在于发芽土豆和未成熟西红柿中，大量食用会引起食物中毒，出现头晕、呕吐、恶心等症状；植物凝集素主要存在于豆角等豆类中，进食前需清水浸泡并彻底煮熟，否则会导致腹痛、呕吐、腹泻等；氰苷主要存在于竹笋、木薯、苹果、杏等水果种子中，水解后会产生有毒的氢氰酸，大量食用会导致头晕、精神恍惚、呕吐、昏迷甚至死亡。婴幼儿及儿童对氰苷尤为敏感。某些藻类含有软骨藻酸，具有神经毒性；藻类肝毒素（微囊藻和节球藻毒素）具有致癌性。

3. 变应原 包括植物变应原及尘螨等。接触植物的根、茎、叶、花、果汁液以及花粉，引起接触性皮炎，表现为红斑、肿胀、丘疹、水疱甚至大疱。有些植物的花粉或种子还可引起过敏症，如只能靠风传花粉的杨树、法国梧桐、松柏以及飘飞的柳絮、悬铃木絮等。尘螨主要滋生在卧具和衣物中，是诱发哮喘、过敏性鼻炎和湿疹等过敏性疾病的重要变应原，儿童、青少年以及有家族过敏史的人群，更容易出现尘螨过敏。

（二）自然环境生物因素与疾病

病原体能够寄生的宿主是在长期进化过程中形成的，人类和家养畜禽、野生动物等其他脊椎动物，由共同病原体引起的传染性疾病，称为人兽共患病，多以动物为传染源。某些疾病病原体由于该地区存在该病的动物传染源、传播媒介及易感动物而长期存在，人类进入该地区时可能被感染，这些疾病称为自然疫源性疾病，这些地区称为自然疫源地。自然疫源性疾病一般在动物中传播，人进入该地区时才会被感染。自然疫源性疾病的主要宿主为兽类、鸟类、家畜、家禽等，媒介主要有蚊、蜱、螨类等。

自然疫源性疾病具有一定的地区性、明显的季节性以及受人类活动影响的特点。该病病原体以野生动物为宿主，只在特定的生物群落中循环，只存在于特定的自然地理环境中。自然疫源性疾病的传播媒介主要是蚊、蜱、螨等节肢动物，它们数量的消长和活动状态，受自然因素（如温度、湿度、降水量等）的季节性影响。自然疫源性疾病受人类活动的影响比较显著，如兴修水利、植树造林等活动，可能使病原体赖以生存的宿主、媒介和环境发生改变，导致自然疫源性疾病的增强、减弱或消失，甚至引入新的自然疫源性疾病。全球气候变暖有利于病原体和媒介生物繁殖；滥捕、滥杀、滥吃野生动物不仅会干扰自然疫源地，还会增加人畜共患病的发病风险；环境污染会引起病原体变异，引发新的传染病，给预防工作带来困难。目前一些严重的传染病，几乎均属于自然疫源性疾病，如艾滋病和SARS可能来源于动物。

第五节　环境污染与健康

环境污染（environmental pollution）是指进入环境污染物的量超过了环境承载能力，造成环境质量下降和恶化，直接或间接影响人体健康。通常严重的环境污染对公众和社会造成的危害，称为公害。严重环境污染引起的地区性疾病，称为公害病，如日本的水俣病、痛痛病，它们具有医学和法律双重意义，一般由国家立法确认。

进入环境后使环境的正常组分发生变化，造成环境污染的物质，称为环境污染物。环境污染物的来源包括工业性污染（如工业生产形成的废水、废渣、废气等）、农业性污染（如农药、化肥的不合理使用以及农药薄膜，禽畜粪便的不合理处置等）、交通运输污染（如汽车尾气、噪声等）、生活性污染（如日常生活及医疗活动中产生的垃圾、污水、粪便等）和其他污染（如自然灾害或意外事故产生的气体和烟尘及放射性物质等）。环境污染物的转归指污染物进入环境后发生的迁移、转化，环境化学物质进入环境后，会在空间位置、形态特征等方面发生一系列复杂的改变，即环境污染物的转归。其中的自净作用指少量污染物短时间内进入环境，在各种自然因素作用下浓度降低、毒性减轻，甚至消失的过程。环境自净能力是有限的，当污染物的量超出限度，就会发生环境污染。自净作用主要有三种方式，即物理作用、化学作用和生物作用。物理自净作用主要通过环境污染物的稀释、扩散、挥发、沉淀等方式完成；化学自净作用主要通过环境污染物的氧化、还原、分解等方式完成；生物自净作用主要通过微生物降解，特别是水中异养微生物对有机物质的氧化分解来降低环境污染物浓度。

一、环境污染对人群健康影响的一般特征

1. 长期性　环境污染物可长期危害人体，即使污染源已消失，但毒害作用仍然存在。

2. 广泛性　环境污染物不受国家、地域限制，可危及包括胎儿的全人群，但损害效应的强弱存在个体差异。

3. 潜伏性　人群多处于低水平长时间暴露状态，早期无明显健康损害，很难找到敏感且特异的反应指标。

4. 复杂性　环境污染物种类繁多，经物理、化学、生物等作用，不断形成新的污染物，并以多种途径进入人体；多种污染物同时存在的状态下，可通过相加、拮抗和独立作用等联合作用方式，表现出

不同的健康损害；人群健康效应存在个体差异。

二、环境污染对人群的急性危害

急性危害指环境污染物在短时间内大量进入机体，可使暴露人群在较短时间内出现不良反应、急性中毒，甚至死亡。主要包括以下类型。

（一）大气污染烟雾事件

在20世纪，由于工业生产的高速发展，大气污染烟雾事件的发生频率较高。如1930年比利时马斯河谷烟雾事件，1952年英国伦敦烟雾事件，1940—1960年期间的美国洛杉矶光化学烟雾事件，1961年日本的四日市哮喘事件等。大气污染烟雾事件的发生除大气严重污染外，还同时存在不利于污染物扩散的气象条件或特殊的地形条件。光化学烟雾的产生还需要日照强烈的天气。煤烟型烟雾事件主要表现为肺和心血管系统疾病患者病情加重，甚至死亡；光化学烟雾事件可导致大量居民出现眼睛和上呼吸道的刺激症状，如眼睛红肿流泪和咽喉肿痛。

（二）人为或意外事故导致过量排放引起的环境污染事件

由于工业生产设计不合理、生产超负荷、管理不力、违规排放和意外事故等原因，使有害的工业废气、废水或事故性泄漏的有毒有害物质大量进入环境，导致排放源附近及整个污染区的居民发生急性中毒。1984年12月3日凌晨，印度中央邦首府博帕尔市贫民区附近，一所农药厂发生异氰酸甲酯泄漏。2021年嘉陵江“1·20”甘陕川交界断面铊浓度异常事件，是由甘肃省某企业日常性铊排放量增加，叠加枯水期水环境容量减少，造成的一起跨省级行政区域影响的重大突发环境事件，周边用水受到不同程度影响。

（三）核泄漏事故

由于核设施（如核反应堆、核电站、核燃料生产厂等）发生意外，造成放射性物质外泄，致使工作人员和公众受到放射损伤、环境受到放射性污染。1979年美国的三哩岛核事故，1986年苏联的切尔诺贝利核事故，2011年日本的福岛核事故，是人类历史上最严重的三大核泄漏事故。由于放射性核素半衰期长，核事故不仅造成了巨大的经济损失，还给当地居民甚至整个人类留下了无法弥补的健康危害，如放射病，增加癌症、畸变、遗传性疾病的发生率，影响几代人的健康。通常，机体接受的辐射能量越多，放射病症状越严重，致癌、致畸风险越大。

（四）急性传染病

由于饮用或接触受病原体污染的水而引起的一类传染病，称为介水传染病，如霍乱、伤寒、痢疾、肝炎。介水传染病的流行波及面广，危害较大。如1854年伦敦霍乱流行，在宽街水井半径约250m的居住区内，10天内500多人死于霍乱；经调查证实，该井被宽街40号住宅坑厕与阴沟污水污染。1909年彼得堡霍乱流行，患者20835人，约4000人死亡；经调查证实，由于自来水管网被霍乱弧菌污染，输入居民区时，又未经消毒处理。此外，目前已知能引起呼吸道感染的病毒有200多种；经空气传播的传染病，如流行性感冒、麻疹等，在通风不良、人员拥挤的密闭场所更易发生。

三、环境污染对人群的慢性危害

机体长时间反复接触低浓度环境有害物质产生的危害，称为慢性危害。慢性危害的产生与环境有害因素的暴露剂量、暴露时间、生物半减期、性质及机体反应特性等有关。产生慢性危害的根本原因是长期反复接触低浓度环境有害物质，在机体内产生物质或功能蓄积。环境污染的慢性危害呈现非特异性的、渐进的弱效应；若早期未察觉或不够重视，一旦出现了较为明显的临床表现，往往已造成不可逆的损伤。环境污染物的慢性危害主要有以下类型。

1. 非特异性损害 通常不具备某种典型的临床表现，长期接触环境污染物后，机体各项生理功能对有害物质的抵抗力减弱，敏感性增加，机体免疫力下降，常见病和多发病的患病率、死亡率增加，儿童生长发育迟缓，劳动能力下降等。

2. 引发慢性疾患 长期接触低浓度大气污染物，对机体呼吸系统和心血管系统产生慢性影响，可增加哮喘、支气管炎、慢性阻塞性肺疾患等呼吸系统疾病及高血压、冠心病、脑卒中等心血管疾病的发病和死亡风险。如在生产环境中长期吸入含石英粉尘（游离二氧化硅粉尘）后引发的硅沉着病。

3. 持续性蓄积危害 有些污染物在环境中浓度较低，但长期接触，能在机体组织器官产生持续性蓄积。机体处于疾病、妊娠等异常生理状态下，环境污染物可能从蓄积的组织器官中动员出来，造成机体损害。有些环境污染物还可通过胎盘屏障危及胎儿。引起持续性蓄积危害的常见环境污染物有铅、汞等重金属及其化合物，二噁英、多氯联苯（PCBs）、DDT 等脂溶性强、难降解的有机化合物。这些能长距离迁移，长期存在于环境中，具有生物累积性，对人类健康和环境造成威胁的化合物，称为持久性有机污染物。

知识链接

“最危险的污染物”

“持久性有机污染物”（persistent organic pollutants，简称 POPs）被联合国称作世界上“最危险的污染物”，它们来源广泛、性质稳定，对人造成持续性蓄积危害，甚至产生致癌、致畸、致突变等严重后果。1962 年出版的《寂静的春天》，揭示了 DDT 等有机氯农药对鸟类造成的危害。它通过干扰鸟类的钙代谢使得鸟的蛋壳变薄，鸟自身体重就能将蛋壳压碎，导致美国国鸟白头海雕数量锐减、濒临灭绝。

2001 年 5 月，国际社会共同签署了《关于持久性有机污染物的斯德哥尔摩公约》，2004 年在中国生效。20 多年来，国际 POPs 履约工作取得了巨大进展：绝大多数的有机氯农药、多氯联苯等基本消失；二噁英等副产物类 POPs 的减排工作也在推行中。总之，环境保护需要全人类的共同努力。

四、环境污染对人群的远期危害

（一）致癌作用

环境中导致动物或人类发生恶性肿瘤的作用，称为致癌作用，具有致癌作用的物质，称为致癌物。大量研究表明，肿瘤的发生除了与遗传因素有关，环境因素在所有致癌因素中占 90%。环境致癌物质包括物理性、化学性和生物性三大类，其中化学性致癌因素占 90%。人类对化学致癌物的研究，可追溯到 18 世纪。1775 年，英国医生 Pott 发现，伦敦烟囱清扫工人阴囊癌发病率较高，可能是由于经常接触煤烟。这是最早把环境化学因素与癌症联系起来的研究。2019 年，世界卫生组织国际癌症研究机构（International Agency for Research on Cancer，IARC）在专题报告中对致癌物分类进行了更改，将原来的四类五组（1 类、2A 类、2B 类、3 类和 4 类）简化为三类四组（1 类、2A 类、2B 类和 3 类）。IARC 根据新提交的研究资料，于 2020 年更新公布了 1023 种致癌物，见表 2 – 1。

表 2－1　致癌物类别、定义和分类标准

类别	定义	分类标准
1 类（121 种）	对人具有致癌性	有足够的证据证明对人类具有致癌性；人类暴露有强有力的证据，同时在实验动物中显示出重要的致癌物特征和足够的致癌性证据
2A 类（89 种）	对人很可能致癌	进行至少两次下列评价，包括至少一次涉及人体和人体细胞或组织的评价：①人类致癌性证据有限；②实验动物有足够的致癌证据；③强有力的证据显示具有致癌物质的关键特征。这类物质或混合物对人体致癌的可能性较高，在动物实验中发现充分的致癌性证据，对人体虽有理论上的致癌性，但实验性的证据有限
2B 类（315 种）	对人可能致癌	该类别存在下列评价之一的情况：①人类致癌性证据有限；②动物实验中有足够的致癌证据；③强有力的证据表明具有致癌物关键特征（无论是暴露于人类还是人体细胞）
3 类（498 种）	对人的致癌性尚无法分类	不属于以上任何类别的因素，通常被放在这个类别中。动物实验和人类致癌性证据均不足时，通常放在此类别；强有力的证据表明在实验动物中有致癌性机制，但不能在人类身上起作用，人类身上的证据还不够时，也可放在此类别中

污染大气的致癌物主要是多环芳烃化合物（PAH），以苯并[a]芘（BaP）含量最多，具有强致癌性，该物质主要来源于煤和石油的不完全燃烧。我国云南省宣威地区肺癌发病率较高，是全国乃至世界肺癌的高发区。研究发现，宣威地区室内空气污染状况较为严重，燃煤产生致癌物质，如 PAH 和二氧化硅颗粒等；无烟囱火塘是起因，PAH 污染室内空气是宣威肺癌的主要原因。

（二）致畸作用

先天畸形属于人类出生缺陷中的一部分疾病，指胎儿先天性的外观或体内器官的结构异常。Wilson 认为，影响出生缺陷的因素中，遗传因素（染色体异常及基因遗传病等）占 25%，遗传与环境因素相互作用及原因不明者占 65%。20 世纪 60 年代，美军在越南使用 1900 万加仑“橙剂”（含有剧毒的二噁英），导致当地畸形婴儿出生率明显增加。世界上首次发现因水体污染导致的出生缺陷是先天性水俣病，由于水体受甲基汞污染，母体在孕期摄入受甲基汞污染的水、食物等，对胎儿中枢神经系统造成不可逆的影响。某些药物、化学除草剂、病毒等，也可导致胎儿畸形率升高。

（三）致突变作用

致突变作用指环境污染物等引起生物体细胞遗传信息发生突然改变的作用。可分为基因突变和染色体畸变两类，染色体畸变包括染色体结构或数目的改变。若突变发生在生殖细胞，可导致流产或胚胎早死等；若突变发生在体细胞，可导致癌症。具有致突变作用的物质称为致突变物。环境中常见的致突变物有亚硝胺类、甲醛、铅、DDT、敌敌畏、百草枯、黄曲霉毒素 B_1 等。

五、环境内分泌干扰物对人群健康的危害

环境内分泌干扰物（endocrine disrupting chemicals，EDCs）指人类活动释放到环境中，影响体内环境稳态，并干扰机体正常激素的生成、释放、转运、代谢、结合、效应的一类外源性物质。主要来源于激素类药物、农药、添加剂、化妆品等的生产和使用过程。通常以受干扰的内分泌器官和组织进行分类，如雌激素干扰物、雄激素干扰物、甲状腺素干扰物、糖皮质激素干扰物、生长激素干扰物等。已被证实或疑为具有内分泌干扰作用的环境化学物质有邻苯二甲酸酯类、多氯联苯类、有机氯杀虫剂、烷基酚类、双酚化合物类、植物和真菌激素、重金属类等，高达上百种。内分泌干扰物可能导致出生缺陷，儿童精神性和行为性异常，影响精子数量和质量，也与某些癌症（如乳腺癌、睾丸癌、卵巢癌等）的发生有关。

第六节　环境与健康标准体系

我国环境与健康标准体系可分为环境保护部门牵头制定的环境保护标准体系和卫生行政部门牵头制定的环境卫生标准体系。环境保护标准体系以保护人群健康及其生存环境，保证环境资源合理利用为目的，针对环境污染物或有害因素容许含量，而制定的具有法律效力的技术标准。环境卫生标准体系以保护人群健康为直接目的，运用环境毒理学和环境流行病学手段，针对环境中与人群健康有关的有害因素，以法律形式规定的限量要求和为实现这些要求提出相应措施的技术规定。环境保护标准体系和环境卫生标准体系，既相对独立又紧密联系；健康效应中，环境污染造成的健康损害判定标准等，属于环境卫生标准体系；环境保护标准体系只是对环境健康风险的预测、评价和管理。

一、基准与标准

基准（criteria）是通过大量科学实验和调查研究而确定的，随着科学技术发展和人们认知水平的提高而改变。环境质量或卫生基准指环境有害因素对特定对象（人或其他生物等），不产生不良或有害影响的最大剂量或浓度，是依据科学研究获得的剂量－反应（效应）关系和一定安全系数而确定的，不考虑社会、经济、技术等因素，也不具有法律效力。标准（standard）是由国家管理机构颁布，以基准为科学依据，综合考虑社会、经济、技术条件等因素而制定的规则，具有法律强制力和约束力。二者既有区别又有联系。基准是标准的核心和科学依据，基准的数值决定了标准的基本水平。原则上标准值应小于或等于相应基准值。标准会随基准的变化而变化，应国家的政治、社会、经济、技术、行业要求及生态环境保护和人群健康需求，不断修订。

二、环境保护标准体系

我国环境标准体系可分为三级六类。三级标准指国家标准、地方标准和行业标准。六类标准指环境质量标准、污染物排放标准、基础标准、方法标准、环境标准样品标准及环保仪器、设备标准。环境质量标准是该体系的核心，地方标准是国家标准的补充。按照效力可以分为强制性环境标准和推荐性环境标准。强制性生态环境标准必须执行；推荐性标准仅具有行业指导意义，不具有法律的强制力和执行力。1973 年，我国颁布第一部环境质量标准《工业“三废”排放试行标准》（GBJ 4—73），迄今为止，不同环境保护领域制定或修订国家级环境质量标准数千项，涉及水、空气、土壤、声与振动、固体废物与化学品、生态、核与电磁辐射等方面。新的《生态环境标准管理办法》已于 2020 年 11 月 5 日由生态环境部部务会议审议通过，自 2021 年 2 月 1 日起施行。

（一）环境质量标准

环境质量标准（environmental quality standard）是为了保护人体健康、维持生态平衡、保证资源充分利用，而在一定时间和空间范围内，对环境有害物质或因素所做的限制性规定。《中华人民共和国环境保护法》规定，国家环境质量标准由国务院环境保护行政主管部门制定；省、自治区、直辖市人民政府对国家环境质量标准中未作规定的项目，可以制定地方环境质量标准；对国家环境质量标准中已作规定的项目，可以制定严于国家环境质量标准的地方环境质量标准，并报国务院环境保护行政部门备案。我国现有空气、地表水、土壤、噪声等多种环境质量标准。

现行《环境空气质量标准》（GB 3095—2012）于 2016 年 1 月 1 日施行，新标准规定了环境空气功能区分类、标准分级、污染物项目、平均时间及浓度限值、监测方法、数据统计的有效性规定、实施与监督等内容。

现行《地表水环境质量标准》（GB 3838—2002）于2002年6月1日施行，新标准按照地表水环境功能分类和保护目标，规定了水环境质量应控制的项目和限值，及水质评价、水质项目的分析方法和标准的实施与监督。

现行《土壤环境质量　农用地土壤污染风险管控标准（试行）》（GB 15618—2018）于2018年8月1日实施，新标准规定了农用地土壤污染风险筛选值和管制值，以及监测、实施与监督要求。

现行《声环境质量标准》（GB 3096—2008）于2008年10月1日实施，新标准是对《城市区域环境噪声标准》（GB 3096—93）和《城市区域环境噪声测量方法》（GB/T 14623—93）的修订，规定了五类声环境功能区的环境噪声限值及测量方法。

现行《电磁环境控制限值》（GB 8702—2014）于2015年1月1日实施，新标准是《电磁辐射防护规定》（GB 8702—88）和《环境电磁波卫生标准》（GB 9175—88）的整合修订，参考了国际非电离辐射防护委员会（ICNIRP）《限制时变电场、磁场和电磁场（300GHz及以下）曝露导则，1998》，以及电气与电子工程师学会（IEEE）《关于人体曝露到0～3kHz电磁场安全水平的IEEE标准》，考虑了我国电磁环境保护工作实践。该标准规定了电磁环境中控制公众暴露的电场、磁场、电磁场（1～300GHz）的场量限值、评价方法和相关设施（设备）的豁免范围。

现行《低、中水平放射性固体废物包安全标准》（GB 12711—2018）于2019年3月1日实施，规定了低、中水平放射性固体废物包安全基本要求，包括低、中水平放射性固体包装容器、外包装（辐射屏蔽）容器和集装容器的安全基本要求。

（二）污染物排放标准

我国《环境保护法》规定，国家污染物排放标准由国务院环境保护主管部门根据国家环境质量标准和国家经济、技术条件来制定，是对全国范围内污染物排放控制的基本要求。地方污染物排放标准是为进一步改善某行政区域的生态环境质量和优化经济社会发展，提出的国家污染物排放标准补充规定或更加严格的规定。省、自治区、直辖市人民政府对国家污染物排放标准中未作规定的项目，可以制定地方污染物排放标准；对国家污染物排放标准中已作规定的项目，可以制定严于国家污染物排放标准的地方污染物排放标准，并报国务院环境保护主管部门备案。排放标准的制订，本质上是通过总量控制、质量控制和风险控制，保证环境质量达到一定要求，同时以质量控制为核心，总量控制要符合质量控制。

污染物排放标准按适用范围分为综合污染物排放标准和行业污染物排放标准。综合污染物排放标准适用于各个行业，规定一定范围内普遍存在的各种污染物容许排放量；行业污染物排放标准只对该行业有约束力，规定某一行业排放的各种污染物容许排放量，因此同一污染物在不同行业中的容许排放量可能不同。现行污染物排放标准包括大气污染物排放标准、水污染物排放标准、固体废物污染控制标准、环境噪声排放控制标准和放射性污染防治标准等。

现行《大气污染物综合排放标准》（GB 16297—1996）规定了33种大气污染物的排放限值，指标体系为最高允许排放浓度、最高允许排放速率和无组织排放监控浓度限值。

现行《麻纺工业水污染物排放标准》（GB 28938—2012）、《缫丝工业水污染物排放标准》（GB 28936—2012）和《毛纺工业水污染物排放标准》（GB 28937—2012）于2013年1月1日首次发布实施，新标准分别规定了麻纺、缫丝、毛纺工业企业生产过程中水污染物排放限值、监测和监控要求。其中《麻纺工业水污染物排放标准》和《毛纺工业水污染物排放标准》还规定了水污染物特别排放限值。

为贯彻《中华人民共和国环境保护法》和《中华人民共和国环境噪声污染防治法》，防治噪声污染，改善声环境质量，2008年至今，我国修订了铁路边界、工业企业厂界、社会生活环境、建筑施工场界等环境噪声排放标准。

（三）其他标准

为规范和统一环境标准工作中的设备、术语、方法、符号等，增加测量和监测等数据的可靠性，最终科学准确地揭示环境质量状况，制定了基础标准、方法标准、环境标准样品标准以及环保仪器、设备标准，如《地下水环境监测技术规范》和《甲醇中溴苯溶液标准样品》等。

三、环境卫生标准体系

环境卫生标准（environmental health standard），是国家为保护居民健康，保障良好的生活条件，而对环境中有害因素做出的限量（最高容许浓度或剂量），以及为实现这些限量而制定的相应措施和技术法规。最高容许浓度指环境有害物质以此浓度短期或长期、直接或间接作用于人体时，不会引起健康损害或精神疾患；或在当代或后代人群中，以现代医学检查方法无法检出超过生理适应性反应变化的浓度限量。

环境卫生标准体系包括环境卫生专业基础标准和环境卫生单项标准。各类单项环境卫生标准是直接为卫生监督和卫生管理服务的，它是环境卫生标准体系的核心和主体，也是法律法规实施的技术保证，而专业基础标准和方法标准是制订和实施环境卫生标准的技术支撑。以下仅介绍环境卫生单项标准。

（一）室内空气污染物卫生标准

制定该标准是为引起人们对室内空气污染物的重视，提高室内空气质量，科学评价室内空气污染状况及各种防护措施的效果，从而保护人体健康。我国现行的室内空气污染物卫生标准包括《室内空气中溶血性链球菌卫生标准》（GB/T 18203—2000）、《室内空气中二氧化碳卫生标准》（GB/T 17094—1997）、《室内空气中可吸入颗粒物卫生标准》（GB/T 17095—1997）、《室内空气中二氧化硫卫生标准》（GB/T 17097—1997）等。

（二）饮用水卫生标准

水是人类赖以生存的重要资源，该标准是保证水质能直接饮用，开展饮水卫生工作和评价水质净化消毒效果的依据。2022 年 3 月 15 日，国家市场监督管理总局和国家标准化管理委员会联合发布《生活饮用水卫生标准》（GB 5749—2022），代替《生活饮用水卫生标准》（GB 5749—2006），自 2023 年 4 月 1 日起实施，新标准规定了生活饮用水水质要求、生活饮用水水源水质要求、集中式供水单位卫生要求、二次供水卫生要求、涉及饮用水卫生安全的产品卫生要求、水质检验方法，适合于各类生活饮用水。总体看，新标准更能反映我国当前的饮用水水质状况，体现了污染物健康效应的最新研究成果，提高了城乡一体化的饮用水水质评价要求，进一步强化了“从水源到水龙头”全过程全链条的管理。

（三）公共场所卫生标准

良好的公共场所卫生环境能减少各种传染病的发生，为消费者提供健康安全的消费环境。公共场所系列卫生标准由《公共场所卫生检验方法》（GB/T 18204）、《公共场所卫生管理规范》（GB 37487）、《公共场所卫生指标及限值要求》（GB 37488）、《公共场所设计卫生规范》（GB 37489）和《公共场所卫生学评价规范》（GB/T 37678）共 5 项标准组成。《公共场所卫生指标及限值要求》（GB 37488—2019）是公共场所系列卫生标准的基础，也是公共场所卫生管理、疾病预防控制、卫生监督、卫生学评价的重要技术依据。它和《公共场所卫生管理规范》（GB 37487—2019）于 2019 年起正式实施。这两项标准部分代替了 1996 年版旅店业、公共娱乐场所、公共浴室等（GB 9663 ~ 9673—1996）和《饭馆（餐厅）卫生标准》（GB 16153—1996）系列标准，成为我国各类公共场所卫生指标限值的统一国家标准。与1996年版系列标准相比，新标准卫生要求提升的指标有新风量、细菌总数、可吸入颗粒物（PM_{10}）、甲醛、人工游泳池水、沐浴用水。

（四）其他标准

卫生防护距离标准已广泛应用在我国建设项目选址、环境影响及卫生学评价等领域；为保障人民身体健康、促进国民经济可持续发展起到了积极作用。如2021年新实施的标准《大气有害物质无组织排放卫生防护距离推导技术导则》（GB/T 39499—2020）代替了以往的《炼焦业卫生防护距离标准》（GB 11661—2012）、《油漆厂卫生防护距离标准》（GB/T 18070—2000）、《农副食品加工：屠宰及肉类加工业卫生防护距离标准》（GB 18078. 1—2012）等标准。其他标准包括土壤卫生标准、工业企业噪声卫生标准、化妆品卫生标准等。

四、环境卫生标准的制定

（一）制定原则

以剂量－反应关系为依据，通常用“最高容许浓度”来表示。制定标准时，具体要求如下。

1. 保障居民不发生急性中毒、慢性危害及远期危害 空气及饮用水卫生标准中应包括敏感人群，并考虑居民昼夜呼吸空气和长期饮用等特点。

2. 对主观感觉无不良影响 污染物最高容许浓度限值应低于引起眼睛、口腔、上呼吸道黏膜刺激作用的阈值浓度。此浓度下，人们感觉不到明显的异臭、异味、异色，甚至刺激。

3. 对人体健康无间接危害 灰尘能降低大气透明度，影响日光和紫外线强度，削弱人体免疫力，还能污染环境，影响人类开窗换气等日常生活。

4. 选用最敏感指标 应从有害物质对机体多方面的有害作用中，选择对人群最敏感的指标或特异性的指标作为限制指标，以阈下浓度作为最高容许浓度。

5. 经济合理和技术可行 以保护人群健康为出发点，适当考虑经济负担和技术发展水平。

（二）制定方法

通过环境毒理学、感官性状检查、环境流行病学调查等方法，选取人体最敏感的观察指标的阈剂量，按照“最敏感”原则，选择最低阈浓度，作为最高容许浓度的依据。

1. 环境毒理学方法 环境有害物质对机体的危害可通过毒理学实验（急性毒性实验、亚慢性毒性实验、慢性毒性实验等）确定其作用特点及阈剂量；若研究特殊毒作用，还需进行致癌、致畸和致突变实验，为制定该污染物在环境中的最高容许浓度提供毒理学依据。由于人与动物存在种属差异，因此动物实验结果外推到人，需考虑一定的安全系数，结合遗传毒理学才能得到更可靠的限值标准。

2. 感官性状检查 考虑环境有害物质对感官刺激的影响，需要确定它们对眼睛、口腔、上呼吸道的刺激作用阈及不同介质中的异常颜色、气味阈浓度。

3. 环境流行病学调查 由于人类与环境之间关系错综复杂，许多因素在实验条件下无法重现，因此需要通过环境流行病学中的横断面调查方法、病例对照研究方法和定群调查方法，实验性研究及数学模型研究等，分析环境有害因素与健康效应的相关程度，进一步验证总摄入量与反应的关系。

此外，还包括志愿者实验等其他研究方法。总之，制定环境卫生标准时，要充分利用世界各国已有的环境卫生限值，综合分析我国的环境浓度、人群暴露特点及社会、经济、技术等因素，最终提出适合我国国情的环境卫生标准。

第七节　环境与健康关系的研究方法

一、环境流行病学研究方法

环境流行病学（environmental epidemiology）是应用传统流行病学的原理与方法，研究环境因素与人群健康之间关系的一门学科。

（一）环境流行病学研究的基本内容和方法

1. 环境流行病学研究的基本内容

（1）研究已知环境暴露因素与人群健康效应谱　通过调查和分析，描述环境暴露因素不同级别健康效应在人群中的分布，即除了研究疾病的发生，还研究发病前机体生理、生化及结构功能等的改变。

（2）探索未知损害健康的环境有害因素　通过流行病学调查与研究，提供环境病因学线索，阐明健康损害与可疑环境有害因素之间的因果关系。

（3）暴露剂量—反应关系的研究　主要指人群暴露剂量与群体中某种健康效应间的频率关系，是制定环境卫生标准，进行环境危险度评价的重要依据。

2. 环境流行病学研究的基本方法　与传统流行病学方法相同，主要包括以下方面：现况研究（横断面调查）、生态学研究等描述性研究；分析性研究（病例对照研究和队列研究）；实验性研究（现场试验、临床试验等）。依据环境流行病学研究内容选用不同流行病学方法，如探索未知损害健康的环境有害因素，可通过现况研究和分析性研究，获得暴露因素与健康效应之间的联系，找到主要危险因素，再通过实验性研究加以证实。

（二）环境暴露测量与健康效应测量

1. 暴露测量　人体接触环境介质中某种环境有害因素的过程，称为暴露（exposure）。通过一定方法，测定环境有害因素的浓度或剂量，称为暴露测量，包括环境暴露测量、内暴露剂量测量和生物有效剂量测量。

（1）环境暴露测量　即测量外暴露剂量（external dose）。外暴露剂量是指人体接触的环境介质中某种环境因素浓度或含量。通常根据人体接触特征（如接触时间、途径等），估计个体暴露水平，是研究环境因素对人群健康影响的基础。由于个体差异及所处环境不同，通常很难精确估计污染物进入个体的实际暴露剂量。环境流行病学调查中还需考虑多种暴露途径，估计总暴露量。

（2）内暴露剂量测量　内暴露剂量（internal dose）指机体经吸收进入人体内的污染物量。通过测定生物材料（血液、尿液等）中污染物原型或其代谢产物的含量来确定，如血铅、血汞含量分别代表铅和汞的暴露剂量。内暴露剂量不仅能反映多种途径暴露的总水平，还考虑了个体吸收率差异的影响。

（3）生物有效剂量测量　生物有效剂量（biologically effective dose）指机体经吸收、代谢转化，最终到达靶部位的污染物量。如致癌物与DNA或血红蛋白形成的加合物含量。生物有效剂量与有害效应直接相关，但在检测方法和样品采集上存在困难。

2. 健康效应测量　环境流行病学调查应根据研究目的和实际需求等，选取适当的调查对象和健康效应指标。

（1）对象选择方法

1）直接筛选出高危人群：高危人群即出现某一效应风险较大的人群，包括易感人群、高暴露人群和具备某种促进发病因素的人群，如营养不良的人群等。在这类人群中最容易观察到环境因素的健康效应。

2）通过抽样获得人群：抽样调查是根据研究目的从研究总体中随机抽取部分研究单位组成样本进行的调查，通过样本来推断和估计总体。

（2）健康效应测量　主要包括疾病频率和生理、生化功能测量。常用疾病频率测量指标有患病率、死亡率、各种症状与疾病的发生率及各种专率等。生理、生化功能测量涉及生理、生化、血液学、免疫学、分子生物学等。

3. 暴露与健康效应关系评价　暴露与健康效应测量的结果，应选用恰当的流行病学和卫生统计学方法进行分析；在设计和资料收集、分析阶段注意混杂因素的控制；探索未知的引起健康损害的环境有害因素，确定暴露与疾病因果关系时，需参照关联强度、稳定性、时序性、分布的一致性、医学及生物学合理性、剂量－反应关系等进行判断。

（三）生物标志与环境流行病学

1. 生物标志的种类　生物标志物（biomarker/biological marker）是生物体内与发病机制有关联的关键指示物，是机体接触各种环境因素所引起器官、细胞、亚细胞的生化、生理、免疫和遗传等任何可测定的改变。生物标志分为暴露生物标志（biomarker of exposure）、效应生物标志（biomarker of effect）和易感性生物标志（biomarker of susceptibility）。暴露生物标志指机体内可测得的外源化学物质或代谢产物，或与内源性物质的反应产物，如血铅、尿汞等；包括内剂量和生物有效剂量生物标志，生物有效剂量标志比内剂量标志更具有生物效应意义。效应生物标志指机体内可测定的生理、生化、行为，或其他能引起确定或潜在健康损害或疾病的改变，如致突变物质引起的染色体畸变。易感性生物标志是能够指示机体接触某种特定环境因子时反应能力的一类生物标志，如谷胱甘肽硫转移酶的基因多态性。

2. 生物标志在环境流行病学中的应用　生物标志是环境流行病学与分子流行病学的有机结合，能加强暴露、效应和易感性的测量，为病因联系提供更有说服力的证据。可用来精准测量暴露剂量；揭示早期生物效应；判定宿主易感性。

二、环境毒理学研究方法

（一）环境毒理学研究的基本内容

探索未知毒效应环境有害因素的毒性、作用靶部位等基本毒理学特征，评价其致癌、致畸、致突变性等特殊毒性；研究特定环境有害因素的剂量反应关系，为制定卫生基准和环境危险度评价提供依据；研究毒作用机制，探索环境有害因素在机体反应中出现的特异、敏感的指标，即生物标志物；通过环境流行病学调查提出已造成健康损害的可疑致病因素，建立动物模型确证病因；应用于环境生物监测。

（二）一般毒性实验方法

一般毒性作用指机体对环境有害物质的非特异性毒性反应，是与特殊毒性（致癌、致畸、致突变等）相对应的概念。按接触时间长短可分为急性毒性、亚急性毒性、亚慢性毒性和慢性毒性作用。

（三）遗传毒性研究方法

遗传毒理学试验 200 多种，按检测终点分成 4 类：反映原始 DNA 损伤的试验、反映基因突变的试验、反映染色体结构改变的试验和反映非整倍体性试验。主要用于致癌性筛选。被列入常规筛选试验组的方法主要有 Ames 试验、微核试验、染色体畸变分析、SCE 试验、显性致死试验等。

（四）致癌性和致畸性测试

动物致癌试验包括短期诱癌和长期致癌试验。目前鉴定致癌物最可靠、使用最广泛的方法是长期致癌试验。致畸性测试方法主要是实验动物三段试验及体外致畸试验。

（五）环境生物监测方法

目前利用毒理学方法进行的环境生物监测主要有两类。

1. 现场生物监测 直接监测植物、动物或微生物的细胞遗传学或分子毒理学。

2. 环境样品的生物监测 通过收集空气（大气、室内空气）、水体（水源水、饮用水、生产和生活污水等）和固体样品，进行毒理学测试。

三、健康危险度评价

健康危险度评价（health risk assessment，HRA）是按一定的准则，对有害环境因素作用于人体产生的有害效应，进行综合、定量/定性评价的过程。健康危险度评价的主要特点：①转变健康保护观念，即以可接受的危险水平代替安全性，因为绝对安全是不存在的；②把环境污染对人体健康的影响量化，即定量阐明危害程度。

（一）健康危险度评价的基本内容和方法

1. 危害鉴定 属于定性评价，是健康危险度评价的首要步骤。通过环境流行病学和毒理学的研究资料，确定某环境有害因素是否能造成人体健康损害。健康有害效应一般分为4类，包括致癌（体细胞致突变）性、致生殖细胞突变、发育毒性（致畸性）和器官/细胞病理学损伤。前两类有遗传物质损伤，属无阈值毒物效应；后两类属于有阈值毒物效应。

2. 剂量－反应关系的评定 属于定量评价，是健康危险度评价的核心。有阈值化学物一般采用NOAEL或基准剂量（BMD）法推导出参考剂量；无阈值化学物通过数学模型外推低剂量范围。美国EPA《致癌物危险度评价指南》推荐使用线性外推法进行剂量－反应评定，常用致癌强度系数（CPF）表示化学致癌物剂量与致癌反应率间的定量关系。

3. 暴露评价 是健康危险度评价中的关键步骤。通过确定暴露人群特征和环境有害物质暴露剂量，可测量或估计人群对某一环境有害物质的暴露特征，也可预测新型化学物进入环境可能造成的暴露。

4. 危险度特征分析 是危险度评定的最后步骤。通过综合剂量－反应关系评定和暴露评价的结果，分析判断人群发生某种健康效应的可能性，并指出各种不确定因素。

（二）健康危险度评价的应用

健康危险度在保护环境及人群健康，制定卫生标准，进行卫生监督，为国家环保及卫生行政部门提供决策等方面起着重要作用。如在特定环境有害因素暴露下，预测暴露人群的终生发病率或死亡率；制定环境有害物质的卫生标准等。

练习题

答案解析

一、单选题

1. 生态平衡是（ ）

A. 动态的相对平衡　B. 静态的相对平衡　C. 绝对的平衡

D. 永久的平衡　E. 持久的平衡

2. 人与环境之间的关系是（ ）

A. 人类改造环境　B. 环境制约人类活动　C. 辩证统一

D. 无关系　　E. 因果关系

3. 下列对生态系统的描述不正确的是（　）

A. 在一定空间范围内，借助各种功能流（物质流、能量流、物种流和信息流）所联结的稳态系统

B. 是维持物质循环和能量流动的一个功能单位

C. 健康的生态系统处于动态平衡

D. 构成生物群落的生物是生态系统的主体

E. 生态系统是一个封闭的系统

4. 下列不属于环境因素联合作用的是（　）

A. 相加作用　　B. 独立作用　　C. 协同作用

D. 累积作用　　E. 拮抗作用

5. 生物转化可使毒物（　）

A. 降低　　B. 增加　　C. 不变

D. 可能降低，也可能增加　　E. 不确定

6. 随着人体接触 CO 的浓度不断升高，机体碳氧血红蛋白饱和度随之增加，其二者的关系是（　）

A. 正比例关系　　B. 剂量－效应关系　　C. 剂量－反应关系

D. 辩证统一关系　　E. 无明显关系

7. 必需微量元素的剂量－反应曲线呈（　）

A. 抛物线形　　B. S 形　　C. 非 S 形

D. U 形　　E. 直线形

8.（　）是健康危险度评价的核心

A. 危害鉴定　　B. 剂量－反应关系的评定　　C. 暴露评价

D. 危险度特征分析　　E. 危险度评价

9. 下列关于次生环境的说法正确的是（　）

A. 自然形成的环境，未受人类活动影响

B. 包括政治环境、经济环境、法治环境、文化环境等

C. 由于人类活动（生产、生活和社会交往）形成的环境

D. 地方病与次生环境密切相关

E. 未开发的原始森林

二、多选题

1. 人类自然环境的构成包括（　）

A. 大气圈　　B. 水圈　　C. 土壤岩石圈

D. 生物圈　　E. 非生物环境

2. 环境污染对人群健康的急性危害包括（　）

A. 伦敦烟雾事件　　B. 事故引发的环境污染事件

C. 核泄漏事故　　D. 急性传染病

E. 致癌作用

3. 环境污染对人群健康影响的一般特征包括（　）

A. 长期性　　B. 广泛性　　C. 潜伏性

D. 复杂性　　E. 遗传性

三、简答题

1. 简述人与环境的辩证统一关系。
2. 简述人群健康效应谱。
3. 简述环境污染对人体健康的影响。

（鲁　飞）

书网融合……

本章小结　　微课　　题库

第三章　大气卫生

PPT

学习目标

知识目标

1. 掌握　大气的特征及其卫生学意义；大气污染及大气污染物的转归；大气污染物对人体的直接和间接危害。

2. 熟悉　室内空气污染的来源和特点、室内空气化学性污染物的种类、来源及危害；室内空气质量标准的主要内容；大气污染物对健康影响的调查和监测。

3. 了解　室内物理性、生物性和放射性污染物的种类、来源及健康危害。

能力目标

具备运用大气卫生知识识别大气污染物，预防大气污染对人体健康危害的能力。

素质目标

通过本章学习，增强大气环境保护意识；养成低碳、节俭的生活方式，自觉履行大气环境保护义务。

情境导入

情景：近年来，印度空气污染日益严重。从世界卫生组织（WHO）2014 年 5 月发布的数据看，全球 20 个最差城市空气质量排名中，印度有 11 个城市上榜，且都位居前列，其中新德里的空气质量是全球空气质量最糟糕的城市之一。该城市 2014 年 $PM_{2.5}$ 年平均浓度值超过了 160mg/m^3，这个数值超过了当年 WHO 规定最低量的 16 倍。严重的雾霾导致新德里及其周边地区医院的就诊人数激增，新德里各大医院迎来了呼吸道疾病就诊的高峰，就诊率超过了平时的 200%。印度空气污染的成因极为复杂，并不是某个单独因素造成的：①在印度北部农村地区，每年冬季均有大规模烧荒习俗，烧荒过程中会向空气排放大量的氮氧化物及其他雾霾颗粒物。②印度大中城市街道上行驶着大量年代久远本该被淘汰的汽车。因为印度政府没有严格的汽车年限淘汰规定，特别是近年来中小城市民众收入增长，所以他们大量购买大城市民众淘汰下来的二手汽车，这些汽车尾气排放严重超标。③印度工业污染日渐凸显，如火力发电厂和大型燃煤发电站遍布全印度。

思考：

1. 请简要分析造成印度首都新德里空气污染的来源有哪些。
2. 大气污染会对机体健康造成哪些危害？

大气圈是指围绕地球周围的空气层，可以保护地球上生命体避免遭受外层空间短波紫外线和宇宙射线等有害因素影响。人类通过呼吸作用吸入氧气，呼出二氧化碳；植物需要二氧化碳作为光合作用的原料。因此，大气对于维持地球上生命体的生存必不可少。大气卫生的研究内容是识别大气污染来源和污染物组成，评估健康危险，进而评估大气质量。

第一节　大气的特征及其卫生学意义

一、大气的结构

大气层的物理和化学性质随着距地面高度的不同，变化很大。大气层按气温垂直变化特点自下而上分为对流层、平流层、中间层、热成层和逸散层。

1. 对流层　是大气圈最接近地面的一层，平均厚度约 12km，该层集中了几乎全部水蒸气和大气总质量 75% 的空气。对流层特点如下：①该层大气不能直接吸收太阳辐射的热能，但可吸收地面能量，因此该层气温随着高度的增加而降低；②近地表空气接受地面辐射后温度升高，与高空冷空气形成对流，导致该层空气具有强烈的对流运动。人类活动排出的污染物大多聚集于对流层。因此，对流层对人类生活的影响最大，与人类关系最密切。

2. 平流层　位于对流层之上，上界延伸至 5km 处。在平流层上层（30 ~ 35km 以上），温度随高度增加而升高。在平流层 30 ~ 35km 以下，温度随高度增加而变化不大，气温稳定，该亚层又称同温层。平流层的空气以水平运动为主，该层高 15 ~ 35km 处有厚约 20km 的臭氧层；臭氧层能吸收太阳短波紫外线和宇宙射线，保护地球生物免受射线危害，从而能够生存繁衍。

3. 中间层　位于平流层顶至 85km 处的范围，气温随高度增加而降低。

4. 热成层　位于 85 ~ 800km 高度之间，气体被宇宙射线电离后，能强烈吸收太阳短波辐射，引起空气温度迅速升高；该层能反射无线电波，对人类无线电通讯具有重要意义。

5. 逸散层　又称外层大气，指 800km 以上的区域，该层大气稀薄、气温高，地球对分子吸引力小，导致气体及微粒子飞出地球引力场进入太空。

二、大气的组成

自然状态下大气是由混合气体、水汽和气溶胶组成。大气中的水汽，随时间、地域和气象条件的不同，差异很大。大气气溶胶是由固体或液体微粒均匀地分散在气体中，形成相对稳定的悬浮体系。自然条件下，大气气溶胶主要来自岩石风化、火山爆发和海水喷溅等。除去水汽和气溶胶的空气称为干洁空气。在 21℃ 和 1 个大气压下，干洁空气的主要成分及容积百分比分别为：氮（78.1%）、氧（20.93%）、二氧化碳（0.03%）、氩（0.93%）、氖（0.0018%）、氦（0.0005%）。

三、大气的物理性状

大气物理性状主要有太阳辐射、气象条件和空气离子等。

1. 太阳辐射　是产生各种天气现象的根本原因，是地球表面上光和热的源泉。紫外线（ultraviolet radiation，UV）具有色素沉着、红斑、抗佝偻病、杀菌和免疫增强等作用；强烈的紫外线可导致日光性皮炎和光电性眼炎，甚至皮肤癌等；紫外线还参与大气中某些二次污染物的形成，如光化学烟雾和硫酸雾等。按生物学效应不同，紫外线可分为 UV－A（400 ~ 320nm）、UV－B（320 ~ 290nm）和 UV－C（290 ~ 200nm）；其中 UV－A 能穿透大气层到达地面，UV－B 具有较强的穿透皮肤的能力，而 UV－C 几乎全部被大气平流层的臭氧层所吸收。可见光作用于机体的高级神经系统，能提高视觉和代谢能力，平衡兴奋和镇静，调节免疫功能，提高情绪和工作效率等。红外线的生物学基础是热效应，适量红外线可促进人体新陈代谢和细胞增殖，具有消炎和镇静作用；过强红外线能引起日射病和红外线白内障。

2. 气象条件 极端气象条件能引起人体健康危害。气象条件剧烈变化（如酷暑、严寒等），超过人体代偿能力，引起心血管疾病、呼吸系统疾病和关节病等；还与居民的超额死亡有关，患者主要是心脑血管疾病患者和65岁以上的老人。

3. 空气离子 是大气中带电荷物质的统称。根据空气离子的大小和运动速度，可将它们分为轻离子和重离子。轻离子和空气中的悬浮颗粒或水滴结合形成重离子。新鲜的清洁空气中轻离子浓度高，污染的空气中轻离子浓度低。空气中重离子总数与轻离子总数比值 <50 时，称为清洁空气。一般认为，空气阴离子对机体有多种有益作用，如镇静、催眠、镇痛、镇咳、降压等；阳离子则不利于机体健康，能引起失眠、头痛、烦躁、血压升高等。因此，人体长期处于空气不流通、温度适宜的空调房中，会感觉头晕；人体处于森林、瀑布、海滩等空气阴离子含量较多的环境中，感觉神清气爽。

第二节 大气污染及大气污染物的转归

一、大气污染的来源

大气污染，又称为空气污染，是由于人类活动或自然过程引起某些物质进入大气中，排放的大气污染物，超过其自净能力，对生态环境和人类健康造成不良影响。大气是开放的环境介质，易受到自然来源和人为来源污染物的污染。自然来源的污染主要包括自然原因导致的污染事件，如火山爆发、沙尘暴、森林火灾等。每年世界各地的火山爆发将灰烬冲入大气层，并最终形成尘埃颗粒进入大气、土壤和水环境。人为来源的污染主要是指人类生产、生活活动造成的污染，主要来源于石油、煤等化石燃料的燃烧，包括固定污染源（工业排气管和烟囱等）和流动污染源（如火车、汽车等交通工具）。本节主要阐述人类活动引起的大气污染。

（一）工农业生产

大气污染的主要来源和大气卫生工作防护的重点是各种工业企业污染。各种工业企业排入大气的污染物，来源于燃料的燃烧和生产过程中废气排放；交通运输业排入大气的污染物，主要来源于石油、煤炭等化石燃料的燃烧；农业生产排入大气的污染物，主要来源于农药的喷洒、化肥的施用、秸秆的焚烧。

1. 燃料的燃烧 是大气污染的主要来源。目前，煤炭和石油分别位列我国工业燃料的第1位和第2位。火力发电站、冶金、机械、化工和建材等部门的用煤量巨大，煤消耗量占总消耗量的70%以上。煤的主要杂质是硫化物，还包括砷、氟、镉、铁、钙等元素及其化合物。硫化物和氮化物是石油燃烧的主要杂质，还包括少量的有机金属化合物等。

燃料燃烧时产生污染物的种类、含量与多种因素有关，如燃料所含杂质的种类、含量、燃烧是否完全等。燃料完全燃烧时产生的污染物主要是二氧化碳、二氧化硫、二氧化氮、水汽和灰分；燃料不完全燃烧时产生的污染物主要是一氧化碳、硫氧化物、氮氧化物、醛类、碳粒、多环芳烃化合物等。

2. 工业生产的排放 工业生产的各个环节都能产生和排放污染物，且污染物种类与生产原料的种类及生产工艺有关。更值得关注的是工业废气的排放，其成分复杂，主要包括烟尘（含有铅、锌、镉、铜等各种元素）、二氧化硫、一氧化碳、硫化氢、氰化物、烃类、氮氧化物、砷等。

3. 农业生产 秸秆等生物物质的焚烧，会产生大量温室气体、大气颗粒物、微量气体和热量，造成区域空气质量和能见度的显著下降；不仅危害人体健康和交通安全，还对气候变化造成不利影响。目前，我国利用卫星遥感技术，可以对秸秆焚烧火点的空间分布、范围等情况，进行有效监测。

（二）生活炉灶和采暖锅炉

采暖锅炉和各种燃煤小炉灶是采暖季节大气污染和居民区大气污染的重要原因。采暖锅炉以煤炭或石油为原料，生活炉灶以煤、液化石油气、天然气等为燃料。

（三）交通运输

飞机、火车、轮船、汽车和摩托车等交通工具，以汽油、柴油等石油产品为主要燃料，这些交通工具燃烧后，能产生大量颗粒物、氮氧化物、多环芳烃、一氧化碳和醛类。2022 年中国生态环境状况公报数据显示：2022 年我国机动车保有量达 4.17 亿辆，尾气排放氮氧化物量巨大，已成为我国大气污染的重要来源。近年来，印度首都新德里的空气污染越来越严重，汽车尾气是引起空气污染的罪魁祸首。

（四）其他

土壤、固体废弃物、地面尘土被大风刮起，导致重金属、多环芳烃、农药和病原微生物（如结核杆菌等）等污染物转入大气。土壤和水体中的挥发性化学污染物，能迁移到大气环境；车辆轮胎在行驶过程中与沥青摩擦，可导致多环芳烃和石棉等污染物进入大气环境。火灾、工厂爆炸事故、毒气泄漏等意外事件，均能导致严重大气污染，危害严重。

二、大气污染物的种类及其存在的形式

大气污染物分为物理性、化学性和生物性三类。物理性污染物包括电离辐射、噪声、电磁辐射等；化学性污染物包括重金属、各种有机化合物等；生物性污染物包括植物花粉和经空气传播的病原微生物。大气中的污染物依据存在状态分为气态和气溶胶。

（一）气态污染物

气态污染物包括蒸汽和气体，主要分为以下 5 类。

1. 含硫化合物　主要包括二氧化硫、三氧化硫、硫化氢。

2. 含氮化合物　主要包括一氧化氮、二氧化氮和氨气等。

3. 碳氧化合物　主要包括一氧化碳、二氧化碳。

4. 碳氢化合物　主要包括烃类、醇类、酮类、酯类以及胺类。

5. 卤素化合物　主要包括含氯化合物和含氟化合物。

（二）与“雾霾天气”有关的概念

1. 气溶胶　是由固体或液体小质点分散并悬浮在气体介质中形成的胶体分散体系，又称为气体分散体系，这里所述的固体或液体小质点，大小为 0.001 ~ 100μm。天空中的云、雾、霾等，都是气溶胶的具体实例。

2. 雾　是由大量悬浮在近地面空气中的微小水滴或冰晶组成的气溶胶系统，也就是上面提到的“液体小质点”浮游在空中，使水平能见度小于 1km 的天气现象。

3. 霾　是大量极细微的干尘粒等均匀地浮游在空中，使水平能见度小于 5km 及以下的空气浑浊现象。这里的干尘粒就是上面提到的“固体小质点”。

“雾霾”现象：一般情况下，能见度在 1 ~ 10km 时，可能既有固体小质点（霾的贡献），也有液体小质点（轻雾的贡献），且不易区分，所以就被称为“雾霾”现象。

（三）大气颗粒物

大气颗粒物是指大气气溶胶体系中各种不同粒径微粒的总称，其形状多种多样，如球形、方形、菱形等。粒径是大气颗粒物的最重要性质，大小与颗粒物体积、质量和沉降速度等性质密切相关，还可影

响气候效应和光散射性质。大气颗粒物的大小常用空气动力学等效直径表示。

1. 按粒径大小分类 大气颗粒物分为以下4类。

（1）总悬浮颗粒物 是指悬浮于空气中的粒径≤100μm的液体、固体或以两者结合形式存在的颗粒物。

（2）可吸入颗粒物 又称飘尘，是指空气动力学直径≤10μm的颗粒物。它既能进入呼吸道，又能长期漂浮于空气中。

（3）细颗粒物 又称$PM_{2.5}$，是指空气动力学直径≤2.5μm的颗粒物。细颗粒物比可吸入颗粒物在空气中悬浮时间更长，不但能通过呼吸作用沉积于终末细支气管和肺泡，还能穿透肺泡进入血液循环，达到远端器官和组织（如心脏、肝脏和肾脏等）。细颗粒物粒径小，比表面积大，其表面容易附着多种毒性成分，如重金属离子（铅、镉、铬等）、碳组分（元素碳和有机碳）、各种有毒有机物（多环芳烃）、水溶性离子（硝酸盐、硫酸盐、铵盐）等。

（4）超细颗粒物 又称$PM_{0.1}$，是指空气动力学直径≤0.1μm的颗粒物，对人体危害较大，其主要来源是汽车尾气。超细颗粒物既可由污染源直接排入大气，也可由气态的一次污染物经日光紫外线或化学反应生成。

2. 按形成过程分类 大气污染物可分为一次污染物和二次污染物。

（1）一次污染物 是指由污染源直接排入大气环境，理化性质未发生变化的污染物，包括二氧化硫（SO_2）、一氧化碳（CO）、一氧化氮（NO）等气体，以及蒸汽、颗粒物、碳氢化合物等。

（2）二次污染物 是指由污染源排入大气的污染物，在物理、化学因素作用下，形成与一次污染物理化性质不同的新污染物。二次污染物对环境和人体健康的危害性一般要比一次污染物大。常见的二次污染物包括硫酸（大气中二氧化硫遇水形成）、臭氧、醛类、各种过氧酰基硝酸酯类化合物（由汽车尾气中的氮氧化物和挥发性有机物在日光紫外线照射下，发生一系列光化学反应形成）。

三、影响大气中污染物浓度的因素

（一）污染源的排放情况

1. 污染物的排放量 排放量是决定大气污染严重程度的根本因素，与燃料的消耗量、种类、燃烧方式、燃烧情况有关；工业企业的大气污染物排放量与企业规模、生产产品数量和工艺等有关。

2. 与污染源的距离 自烟囱排出后，烟气在风力作用下向下风侧扩散稀释，最终与地面接触，与地面接触的点称为烟波着陆点。有组织排放时，烟波着陆点至烟囱的距离，是有效排出高度的10～20倍，且近地面烟波着陆点的大气污染物浓度最高，烟波着陆点至烟囱间的大气污染物浓度非常低。

3. 排出高度 是指污染物通过烟囱排放时，烟囱高度和烟气抬升高度之和，即有效排出高度。一般认为，排出高度越高，污染物稀释时间越长。

（二）气象因素

1. 风和湍流

（1）风 是空气的水平运动，风吹来的方向是风向。在罗盘坐标上，可以将一定时间内各个风向出现的频率绘制成风向频率图，又称风玫瑰图。某地区一定时间内的主导风向和某一污染源对某地区影响的主要方位，均可通过风向频率图确定。大气污染物稀释程度和扩散范围由风速决定。风速越大，单位时间内污染物气团混入的空气量越多，污染物浓度越低。

（2）大气湍流 是指风速时大时小，并在主导风向下风向出现上下、左右的无规则摆动。大气湍流与垂直温度递减率、风速、地面起伏程度有关；风速高，垂直温度递减率大，地面起伏程度大，大气湍流强。

2. 温度层结 又称气温的垂直梯度，决定大气的湍流强弱和稳定程度。稳定的温度层结抑制大气湍流，不利于大气扩散；不稳定的温度层结，可以通过热力作用，增强大气湍流，利于大气扩散。通常情况下，用大气温度垂直递减率（γ）来表示对流层内气温随高度增加而逐渐降低的现象。γ 表示高度每增加 100m 气温下降的度数（一般为 0.65℃）。气温的垂直分布包括 3 种情况：①$\gamma > 0$，空气垂直对流良好，气温随高度递减，出现在晴朗风小的白天；②$\gamma < 0$，大气温度随高度增加而增加（逆温现象），多出现在无风、少云的夜晚；③$\gamma = 0$，气温不随高度变化，多出现在多云天或阴天，风速较大时。

根据发生的原因，逆温可分为辐射逆温、下沉逆温、地形逆温等类型。

（1）辐射逆温　是在无风、少云的夜晚，由地面长波辐射冷却形成。

（2）下沉逆温　是由上层空气下沉落入高气压团，导致空气压缩增温形成。

（3）地形逆温　是指在盆地和山谷中，夜晚寒冷空气形成滞止冷气团及其上层热气流，形成上温下冷的逆温层，这种情况会一整天或长时间存在。地形逆温在世界著名的马斯河谷烟雾事件和多诺拉大气污染事件中，均起重要作用。

3. 气压 海拔高度、空气温度、地理纬度都会影响气压。低气压时，周围高压气团流向中心，形成中心空气上升气流；此时天气多为大风或多云，利于大气污染物的扩散和稀释。高气压时，中心的空气向周围下降，形成反气旋；此时多为晴朗天气，风速小或无风，出现逆温层，不利于污染物向上扩散。

4. 气湿 是指大气的含水程度，用相对湿度（%）表示。气湿大，大气颗粒物会吸收水分增加重量，运动速度变慢，污染物扩散速度减慢，导致局部污染加重。二氧化硫等水溶性气体存在时，湿度高会促进酸雨形成。

（三）地形

地形可以通过影响局部气象条件，影响大气污染物的稀释和扩散。例如，山谷地形容易形成地形逆温，不利于大气污染物的扩散；峡谷和城市的高大建筑物，不利于近地面大气污染物的扩散。

热岛现象，也称“大气热污染现象”，是指人口密集的大城市气温比周边地区气温高，郊外气温逐渐降低，绘制的等温图上城区高温就犹如浮在海面上的岛屿。热岛现象发生时，城区的热空气上升，周围郊区冷空气向城市补充的同时，把污染物也带入城市，导致城市发生大气污染。日本的东京、大阪等大城市，因市区庞大、人口和建筑物密集，空调等排热机器繁多，导致城市热岛现象频发。

四、大气污染物的转归

（一）大气自净

大气自净是指在物理、化学和生物学作用下，大气中污染物逐渐减少到无害或消失的过程。大气自净的方式如下。

1. 扩散和沉降 是大气自净的主要方式。扩散能将大气中的污染物稀释或转移出去；沉降是指大气中污染物依靠自身重力作用，降落到水和土壤等环境介质中。

2. 氧化和中和反应 大气污染物发生氧化和中和反应，生成新的污染物。例如，二氧化硫（SO_2）可与碱性灰尘或氨发生中和反应，一氧化碳（CO）与氧气（O_2）发生氧化反应生成二氧化碳（CO_2）。

3. 被吸收和吸附 大气污染物能被一些植物吸收和吸附。例如，大花紫薇对总悬浮颗粒物吸附力强，人面子可吸收二氧化硫（SO_2），洋紫荆可吸收二氧化氮（NO_2），樱树叶对二氧化氮（NO_2）的吸收量可达 180mg/m^2。

（二）污染物转移

（1）向污染源下风侧转移。

（2）向平流层转移。一些大气污染物（如氯氟烃、甲烷和 CO_2 等）可直接上升进入平流层，或被超音速飞机直接带入平流层。

（3）转移至土壤和水等环境介质。

（三）形成二次污染和转化成二次污染物

一些大气污染物在某些条件下可重新进入大气环境，造成二次污染。例如，汽车尾气产生的一些颗粒物沉降在公路两旁，遇大风天气被重新吹入大气。大气中的一次污染物在化学作用下，转化成二次污染物。例如，二氧化硫（SO_2）和二氧化氮（NO_2）可转化成硫酸雾和硝酸雾。

第三节　大气污染对健康的影响 微课

大气污染一直以来是威胁人群健康的重要因素，可通过多种途径进入人体。呼吸道是大气污染物进入人体的主要途径；部分污染物可降落至食物、水体或土壤，通过进食或饮水途径，经消化道进入体内；儿童还可以食入尘土，经消化道摄入大气污染物。大气污染物中的一些脂溶性物质，可通过直接接触黏膜、皮肤进入机体。

一、大气污染对健康的直接危害

（一）急性危害

急性危害指短时间内，某区域内的大气污染物浓度迅速增加，导致当地人群吸入大量空气污染物引起急性中毒，主要包括烟雾事件和生产事故；短期暴露于高浓度大气污染所致的急性毒性效应。

1. 烟雾事件

（1）煤烟型烟雾事件　燃煤产生大量污染物排入大气环境，不良气象条件下，导致区域内的污染物不易扩散，污染物浓度迅速升高，造成人群急性中毒。19 世纪末，世界许多国家都发生过煤烟型烟雾事件，比较著名的有 1930 年 12 月发生在比利时的马斯河谷事件（污染物主要为二氧化硫）、1948 年 10 月发生在美国宾州的多诺拉事件（污染物主要为二氧化硫、硫酸雾）和 1952 年 12 月发生在英国伦敦的伦敦烟雾事件（污染物主要为二氧化硫、一氧化碳、烟尘）。

（2）光化学烟雾事件　汽车尾气中的氮氧化物（NO_x）和挥发性有机物（VOC）在日光紫外线的强烈照射下，发生一系列的光化学反应，生成含有臭氧（O_3）、醛类（甲醛、乙醛和丙烯醛等）和各种过氧酰基硝酸酯（过氧乙酰硝酸酯、过氧苯酰硝酸酯和过氧丙酰硝酸酯等）的浅蓝色烟雾，这些气体混合物统称为光化学氧化剂，具有强烈刺激性。光化学烟雾中臭氧约占 90%，过氧酰基硝酸酯约占 10%。

1943—1955 年间，美国洛杉矶曾发生过多次光化学烟雾事件。1955 年的洛杉矶光化学烟雾事件，持续了一周多，气温高达 37.8℃，导致哮喘和支气管炎等上呼吸道疾病流行，65 岁及以上人群死亡率显著增加。该事件发生的原因：汽车汽化器的汽化效率低，洛杉矶的 350 万辆汽车每天消耗 1600 万升汽油，将 1000 多吨挥发性有机物（VOC）排入大气，在夏季高温紫外线照射下，洛杉矶汽车尾气排放的氮氧化物（NO_x）和挥发性有机物（VOC）发生光化学反应，生成光化学烟雾，危害人群健康。

煤烟型烟雾事件和光化学烟雾事件的发生条件与污染物种类、气候和气象条件等因素有关，表 3－1 是煤烟型烟雾事件和光化学烟雾事件发生条件的比较。

表 3-1 煤烟型烟雾事件和光化学烟雾事件发生条件的比较

	煤烟型烟雾事件	光化学烟雾事件
污染来源	煤和石油制品燃烧	石油制品燃烧
主要污染物	SO_2、颗粒物、硫酸雾	VOC、NO_x、O_3、SO_2、一氧化碳、过氧酰基硝酸酯类
发生季节	冬季	夏秋季
发生时间	早晨	中午或午后
气象条件	气压高、气温低、风速低、湿度高、有雾	气温高、风速低、湿度低、天气晴朗、紫外线强烈
逆温类型	辐射逆温	下沉逆温
地理条件	易发生于盆地或河谷	易发生于南北纬60°以下地区
症状	咳嗽、咽喉痛、胸痛、呼吸困难等，死亡原因多为心脏病、支气管炎、肺炎	眼睛红肿、流泪、咳嗽、咽喉痛、喘息、呼吸困难、胸痛等，可出现心肺功能障碍或衰竭
易感人群	婴幼儿、老年人和有心肺疾病患者	心肺疾病患者

近年来，由于工业生产、化石燃料的燃烧及汽车尾气的排放等，造成我国中北部平原，长江三角洲和珠江三角洲地区经常频繁遭受空气污染（尤其是雾霾）的困扰，大气污染已经成为突出的环境卫生问题。2013 年 12 月，我国中东部地区出现大范围严重雾霾天气。为了治理大气污染，我国出台了一系列大气防治政策及措施。2013 年国务院发布《大气污染防治行动计划》，共十条措施；为加快改善环境空气质量，打赢蓝天保卫战，2018 年国务院印发了《打赢蓝天保卫战三年行动计划》，将京津冀及周边区域作为大气污染防治的重点区域，加大秋冬季节空气污染防治力度，并全面推进该区域内的能源、产业、交通运输结构的转型和调整。2022 年我国空气质量持续改善，地市级及以上城市细颗粒物浓度为 $29\mu g/m^3$，比 2021 年下降 3.3%，好于年度目标 $4.6\mu g/m^3$；优良天数为 86.5%，好于年度目标 0.9 个百分点。近年来，我国大气污染治理成效显著，将为世界其他国家大气污染治理提供“中国范本”和“中国经验”。

2. 生产事故引发的急性危害事件 国内外由生产事故引发的急性危害事件有印度博帕尔毒气泄漏事件、苏联切尔诺贝利核电站爆炸事件、日本福岛核泄漏事件、天津港“8·12”爆炸事件等。由事故导致的大气污染急性危害事件，后果十分严重。

（1）印度博帕尔毒气泄漏事件 印度中央邦首府博帕尔人口约 80 万，在其北部人口稠密区建有美国联合碳化物公司印度博帕尔农药工厂。1984 年 12 月 2 日深夜至 3 日凌晨，该厂的储料罐爆炸，41 吨异氰酸甲酯毒气泄漏至居民区，造成约 5.2 万人暴露于毒气，导致 2500 人因急性中毒而死亡。大气污染事件发生后，当地居民的流产率和死产率显著增加。暴露事件发生 10 年后，一些暴露者仍有失眠、头痛、头晕、记忆力降低等神经精神系统症状。

（2）苏联切尔诺贝利核电站爆炸事件 1986 年 4 月 26 日凌晨，苏联切尔诺贝利核电站发生爆炸，造成周围 13 万居民急性暴露。放射性烟尘被风吹向北方，对白俄罗斯、波罗的海等欧洲地区大气造成污染。事故发生后 3 年间，距离切尔诺贝利核电站 80km 的地区，居民甲状腺癌、皮肤癌、口腔癌等的发病率激增。

（3）日本福岛核泄漏事件 地处日本福岛工业区的福岛核电站是目前世界上最大的核电站。2011 年 3 月 11 日，受日本东北海域强烈地震影响，福岛核电站的两个反应堆发生故障，发生爆炸和核泄漏事故。十多年过去了，福岛核泄漏陆续产生了上百万吨的核污水、数千万立方米的核废物，对全球环境安全造成巨大威胁。

（4）天津港“8·12”爆炸事件 2015 年 8 月 12 日晚，天津市滨海新区的瑞海国际物流有限公司危险品仓库发生火灾爆炸，共造成 165 人遇难，受灾住户达 9420 户。爆炸原因：危险品仓库集装箱内的硝化棉由于湿润剂散失出现局部干燥，在高温等因素的作用下加速分解放热，发生积热自燃，引起相邻集装箱内的硝化棉和其他危险化学品长时间大面积燃烧，导致堆放的硝酸铵等危险化学品发生爆炸。该事件造成不同程度的环境污染。

3. 短期高浓度大气污染导致的急性毒性效应 国内外流行病学研究发现，短期暴露于高浓度大气污染，会引起人体系统性炎症、氧化应激和自主神经功能障碍等；某些易感人群，如儿童、老年人和有慢性心肺疾病患者，易引发呼吸系统疾病、心血管疾病。值得注意的是，短期高浓度大气污染还能导致哮喘患者的哮喘急性发作。

（二）慢性影响

1. 呼吸系统的影响 大气污染物成分复杂，包括各种粒径的大气颗粒物、二氧化硫、氮氧化物、硝酸雾和硫酸雾等，可通过呼吸作用进入呼吸道，不同粒径颗粒物和携带的各种化学成分，可刺激呼吸道、肺泡等，引起机体免疫细胞分泌大量的促炎细胞因子、炎症因子、活性氧自由基等，导致炎症损伤和氧化损伤。长期暴露于大气污染环境，会反复刺激呼吸道，引起许多呼吸系统疾病，如慢性阻塞性肺疾病（COPD）、支气管炎、肺功能下降、肺炎、咽喉炎等疾病。国外研究发现，大气颗粒物（PM_{10}）浓度每增加 $10\mu g/m^3$，65 岁以上并患有 COPD 或哮喘的人群，入院率增加 1%；且大气中其他污染物（如二氧化硫、二氧化氮等）与慢性支气管炎发病率增加和肺功能降低有关。北京市的一项流行病学调查研究发现，大气中二氧化硫浓度增加 1 倍，COPD 患者的死亡率将增加 29%。

2. 心血管系统的影响 中国疾病预防控制中心对 2013—2018 年间监测的每日死亡病例的数据分析结果显示：短期暴露于细颗粒物（$PM_{2.5}$），对中国人口健康具有重大影响，特别是急性心血管死亡风险，明显随污染程度而升高。2019 年复旦大学的一项研究结果显示，可吸入颗粒物（PM_{10}）、细颗粒物（$PM_{2.5}$）短期暴露，可显著增加居民的死亡风险；短期内细颗粒物和粗颗粒物浓度的增加，与总死亡率、心血管死亡之间存在显著相关。该研究还表明，低于主要国际组织和国家的空气质量标准限值之下，暴露反应曲线呈近乎线性增加，且不存在明显阈值。研究发现，大气 $PM_{2.5}$ 能通过氧化损伤、炎症反应、内皮细胞功能失调、心肌细胞表型转化、心功能改变等机制，促进心血管疾病的发生发展。目前国内外公认的大气污染主要通过两条途径造成心血管毒性效应：①大气污染物通过呼吸作用进入肺部，导致肺部炎症和系统性炎症，细胞分泌的大量促炎细胞因子和炎性因子进入血液循环，进一步导致血管内皮功能障碍，启动凝血机制，血液黏稠度增加，促进动脉粥样硬化，导致心肌梗死、心功能障碍等。②大气污染物通过呼吸作用进入肺部，影响肺神经反射弧，干扰心血管自主神经传导系统，影响心率变异性，导致心律失常。

3. 生殖系统的影响 流行病学研究发现，大气污染与男性生育能力密切相关。动物实验研究表明，大气污染与实验动物的不良生育结局有关，如死产、流产、低出生体重、出生缺陷等，但相关分子机制尚不清楚。

4. 免疫系统的影响 各种大气污染物进入呼吸系统后，可刺激免疫系统发生免疫应答，产生过敏反应。一项关于儿童的出生队列研究发现，儿童在生命早期暴露于大气污染，会增加哮喘的发病风险。

5. 癌症的影响 大气颗粒物，尤其是 $PM_{2.5}$，可吸附多环芳烃类化合物（PAH）、重金属等多种人类致癌物，长期暴露，甚至会引起肺癌的发生。国内外流行病学研究发现，大气污染水平与肺癌的发生率密切相关。2021 年，我国学者研究发现大气 $PM_{2.5}$ 暴露对中国男性和女性癌症年发病率有显著影响。此外，二氧化硫（SO_2）和氮氧化物（NO_x）也能促进肺癌发生。过去 30 年间，在人群吸烟率总体下降的情况下，我国肺癌的死亡率增加了 3 ~4 倍，这与大气污染显著相关。

二、大气污染对健康的间接危害

（一）气候变暖

全球气候变化的典型表现之一是全球变暖，且世界热区由传统的热带、亚热带向温带等高纬度地区进一步扩大。热区一般简单地分为湿热地区和干热地区。湿热气候具有气温高、热期长、辐射强、湿度大、雨量多等特点。干热气候主要位于一些远离海洋、干旱少雨的内陆地区，如我国的西北部，夏季是典型的干热气候。2023 年 3 月，联合国政府间气候变化专门委员会（IPCC）发布了第六次评估综合报告《气候变化 2023》。该报告指出：一个多世纪以来，化石燃料燃烧和土地开发利用等人类活动，导致了全球变暖，使得当前全球平均温度比工业化前高出 1. 1℃，极端天气事件变得更加频繁和强烈，对全球每个地区的自然环境和人员都造成了越来越危险的影响。中国气象局气候变化中心发布《中国气候变化蓝皮书（2023）》（以下简称“蓝皮书”），从大气圈、水圈、冰冻圈、生物圈和气候变化驱动因子等方面提供我国和全球气候变化状态的最新监测信息。“蓝皮书”指出：全球气候系统变暖趋势仍在持续；中国升温速率高于同期全球水平，极端高温事件频发趋强。

大气层中二氧化碳（CO_2）、甲烷（CH_4）、氧化亚氮（N_2O）和氯氟烃（CFCs）等温室气体，能吸收地表热辐射，引起大气增温，称为温室效应。各种温室气体对温室效应的贡献率不同，其中 CO_2 贡献率最高（55%），其次是 CFCs（24%）、CH_4（15%）、N_2O（6%）。目前，大气 CO_2 的大量排放是导致全球气候变暖的主要原因。自工业革命以来，人类在生产、生活活动中大量燃烧化石燃料，向大气中排放温室气体，导致温室相应增强，引发全球气候变暖。我国温室气体的年排放量位居世界第二（仅次于美国），超过全球总量的 10%。

全球气候变暖的危害如下。

1. 导致冰川消融 全球海冰和大部分陆地冰川均在减少。

2. 海平面升高 冰川消融和海水热膨胀被认为是导致海平面升高的主要原因。数据显示，与 1993 年相比，2021 年海平面升高了 90 多毫米。

3. 危害生物多样性 气候变暖导致北极熊、海象、企鹅、珊瑚等生物大量死亡，威胁生物多样性。

4. 导致灾害事件频发 全球变暖导致极端气候、极端天气发生的频率和强度增加，引发严重气象灾害。例如，2021 年 7 月，河南郑州极端强降水引发严重城市内涝；2019—2022 年，澳大利亚极端高温干燥天气导致森林火灾频发，每年发生 2000 多起森林火灾。

5. 气候变暖对传染病的影响 疟疾是一种历史悠久、严重危害人类健康的传染病，其分布和传播与温度、湿度和降雨量等环境因素密切相关。疟疾的中间宿主按蚊的繁殖周期和蚊体内疟原虫的发育，受气温和降雨量影响。全球气候变暖将引起温度和降雨变化，影响疟疾的地区分布。在新出现疟疾的地区，增加了当地人群患疟疾的风险。某些昆虫受温度影响显著，如蚊类发育和活动的最适宜温度为 25～32℃；温度低于 10℃时，蚊类将停止繁育，进入越冬状态。温度在 25～32℃范围时，蚊虫体内的流行性乙型脑炎病毒迅速增加，毒力随之增强。因此，全球气候变暖将加快某些蚊虫繁殖速度，扩大一些传染病的流行强度和范围，危害人类健康。此外，气候变暖可增加暑热相关疾病的发病率和死亡率。

热浪是夏季影响人体健康最重要的因素之一。WHO 将日最高气温 >32℃持续 3 天以上的天气定义为热浪；中国气象局将日最高气温 >35℃定义为高温，将日最高气温 >35℃持续 3 天以上的天气定义为热浪。2022 年，北半球普遍遭遇热浪，中国、西班牙、葡萄牙、法国、英国等国多地均出现超 40℃高温热浪，突破历史极值。高温热浪可直接引起热疹、热水肿、热晕厥、热痉挛、热衰竭和热射病等热相关疾病。热浪能显著增加居民死亡人数，尤其是导致心肺疾病死亡人数增加。

高温可影响机体多个器官和系统，具体包括以下方面。

（1）影响机体体温调节和水盐代谢　长期处于高温环境会增加汗液排出，使机体丧失大量水分、电解质（主要是氯化钠、多种常量和微量元素）、蛋白质、生物活性成分（如水溶性维生素）、尿素氮、肌酐、葡萄糖和乳酸等。

（2）影响心血管系统　在高温环境下，心率加快、心输出量增加，心电图出现 T 波倒置、ST 段压低等。心率增加被认为是热环境下心血管系统紧张程度的指标。

（3）影响消化系统　在高温环境下，交感肾上腺系统受到刺激，抑制消化系统功能，会增加胃肠道疾病发病风险。

（4）影响呼吸系统　在高温环境下，机体呼吸频率和肺通气量代偿性增加，从而有助于气体交换和肺蒸发换热。

（5）影响泌尿系统　高温环境会导致排汗量增加，水和电解质丢失增多，引起尿液浓缩和尿量减少，加重肾脏负担。长期高温环境有时会导致轻度肾功能不全，出现尿中蛋白、管型、酮体、红细胞，甚至出现血尿。

（二）臭氧层破坏

臭氧层是指大气平流层中厚约 20km，臭氧浓度相对较高的部分，其主要作用是吸收太阳和宇宙的短波紫外线。当紫外线打击双原子的氧气，把它分为两个原子，然后每个原子和没有分裂的氧合并成臭氧。臭氧分子不稳定，紫外线照射之后又分为氧气分子和氧原子，形成一个臭氧氧气循环过程，产生了臭氧层。臭氧层能吸收 99% 以上对人类有害的太阳紫外线，保护地球上的生命免遭短波紫外线的伤害。所以，臭氧层被誉为地球上生物生存繁衍的保护伞。

研究认为，产生臭氧空洞的原因有以下两方面。

（1）人类的活动，特别是大量使用作为制冷剂和雾化剂的氟利昂，是产生南极臭氧空洞的重要原因。人类在生产和生活中泄漏到大气中的氟利昂在高层大气中经紫外线分解成氯原子，氯原子使臭氧产生了分解。在南极上空 20km 的高度，因温度非常低，易生成冰晶云，这种云加剧了氯的催化作用，使大量的臭氧被分解。目前确认能消耗臭氧的物质有 N_2O、CCl_4、CH_4、溴氟烷烃类（哈龙类）、CFCs，其中 CFCs 和哈龙类物质破坏作用最大。CFCs 主要用作制冷剂、发泡剂、氟树脂生产原料；溴氟烷烃类主要用作灭火剂、熏蒸剂等，可释放出溴，加速臭氧分解。

（2）温室效应使地球表面温度上升，而大气平流层变冷，从而导致臭氧层减少和臭氧空洞增加。

臭氧层被大量损耗后，吸收紫外线辐射的能力大大减弱，导致到达地球表面的紫外线 B 段明显增加，给人类健康和生态环境带来多方面的危害，具体如下：①太阳辐射中紫外线 UV－B 的增加对人类健康有严重的危害作用，潜在的危险包括导致和加重眼部疾病、皮肤癌和传染性疾病。已有研究证实，长期暴露于较强太阳光紫外线辐射下，会引起人体免疫系统的机能减退，导致人体抵抗疾病的能力下降；②臭氧层破坏导致太阳光紫外线辐射增加，加速建筑、喷涂、包装及电线电缆等所用材料，尤其是高分子材料的降解和老化变质；特别是在阳光充足和高温的热带地区，这种破坏作用尤为严重；③增加的太阳光紫外线会改变植物的生成和分解，改变大气中重要气体的吸收和释放，进而影响陆生生态系统。

过去 30 年，臭氧层减少和臭氧空洞增加是人类面临的一个重要环境安全挑战。面对臭氧层被破坏的严峻形势，在联合国环境规划署的组织协调下，国际社会于 1985 年制定了《保护臭氧层维也纳公约》，确定了国际合作保护臭氧层的原则。2023 年，由联合国支持的《关于消耗臭氧层物质的蒙特利尔议定书》科学评估小组发布了最新一期四年期报告。该报告显示：平流层上层的臭氧层显著恢复，能够大大减少人类暴露于来自太阳的有害紫外射线。

（三）酸雨

酸雨是指大气中 pH <5. 6 的雨、雪、雾、雹等形式的降水，是大气污染的一种表现。酸雨区是平均降水 pH <5. 6 的地区。大气中的二氧化硫、氮氧化物等污染物与空气中水蒸气结合，并以雨、雪等降水形式降落到地面，形成酸雨。二氧化硫、氮氧化物是酸雨的主要前体物质，其可被金属离子、强氧化剂或光化学反应产生的氧自由基转变为硫酸或硝酸。19 世纪英国化学家 Smith 发现：大气中硫酸和硫酸盐能导致雨水的 pH 降低，此后酸雨面积逐渐扩大。1972 年，关于酸雨对欧洲湖泊污染的报告引发国内外公众对酸雨的广泛关注。我国是燃煤大国，每年有大量燃煤产生的二氧化硫排入大气。20 世纪 70 年代以后，我国出现大面积酸雨，酸雨面积达 72. 9 万平方千米，占国土总面积的 7. 6% 。我国酸雨具有明显的地域特征：以长江为界，长江以北降水呈中性或偏碱性，长江以南多呈酸性。从 1992 年开始，中国气象局就将酸雨观测纳入气象台站的基本观测业务。目前，全国开展酸雨观测的气象台站已达 376 个，覆盖我国大陆地区及部分海岛地区。近年来，我国东南沿海地区酸雨日益严重，酸雨已成为我国严重的区域性污染问题。我国酸雨区是世界三大酸雨区之一——东亚酸雨区的一部分，酸雨类型为硫酸型，其主要由大气二氧化硫污染造成。酸雨对人类环境的影响和危害主要包括以下几方面。

1. 对森林植物的危害 酸雨能直接伤害植物表皮叶片，影响植物细胞对物质的选择吸收，干扰植物正常代谢过程；酸雨能侵蚀植物叶片，导致叶绿素合成减少，果实产量降低。酸雨还能导致土壤酸化，引起某些重金属活化，损害植物根系；引起盐基离子淋溶，造成养分缺失。野外调查研究发现，在降水 pH <4. 5 的地区，马尾松林、华山松等叶片变黄、脱落，甚至出现森林成片死亡。

2. 对水生生态系统的危害 酸雨可造成江、河、湖、泊等水体 pH 降低，引起水体微生物对有机物的分解代谢减弱，水生植物叶片损伤、叶绿素合成降低，鱼贝类大量死亡等。

3. 对土壤的危害 酸雨可抑制固氮菌、细菌、放线菌等土壤微生物的繁殖，降低土壤肥力，导致农作物产量下降。酸雨还可增加土壤中重金属的溶解，导致土壤重金属超标。

4. 对人体健康的危害 酸雨对人体的直接影响是刺激和损伤皮肤，引起哮喘等呼吸系统疾病。酸雨对人体健康的间接危害包括以下两方面。

（1）酸雨可将土壤中重金属冲刷进入河流、湖泊等，造成水体污染。

（2）酸雨会加速土壤中重金属溶解，向农作物、植物等转移，进入食物链，对人体健康造成危害。

此外，酸雨还可腐蚀金属设备、建筑物、名胜古迹、文物等，对工农业生产造成巨大损失。

三、大气卫生质量标准

（一）我国大气质量标准的制定

1956 年，我国制定的《工业企业设计暂行卫生标准》是我国第一部涉及大气环境质量的国家标准，其中对居住区 19 项大气有害物质最高容许浓度做出了规定。

1982 年，我国首次发布了《大气环境质量标准》（GB 3095—82），该标准制定了总悬浮颗粒物、飘尘、SO_2、NO_x、CO、光化学氧化剂（O_3）的浓度限值和污染物的三级标准。

1996 年，对《大气环境质量标准》进行了第一次修订。《环境空气质量标准》（GB 3095—1996）在原有 6 种污染物限值基础上增加了 NO_2、铅、氟化物、BaP 的浓度限值，将飘尘更改为可吸入颗粒物，将光化学氧化剂更改为 O_3。

2000 年，对《大气环境质量标准》进行了第二次修订。

为了贯彻《中华人民共和国环境保护法》和《中华人民共和国大气污染防治法》，保护环境，保障人体健康，防治大气污染，2012 年我国对《大气环境质量标准》进行了第三次修订。2012 年发布新修订的《环境空气质量标准》（GB 3095—2012），京津冀、长三角、珠三角等重点区域以及直辖市和省会城市共74个城市496个监测点位已按新标准开展监测，并于2013年1月1日开始实时发布数据。

（二）《环境空气质量标准》（GB 3095—2012）简介

该标准调整了环境空气功能区分类，将三类区并为二类区，即全国范围分为两类不同的环境空气质量功能区：一类区为自然保护区、风景名胜区和其他需要特殊保护的地区；二类区为居住区、商业交通居民混合区、文化区、工业区和农村地区。

该标准增设了颗粒物（粒径小于等于2.5μm）浓度限值和臭氧8小时平均浓度限值。

该标准调整了颗粒物（粒径小于等于10μm）、二氧化氮、铅和苯并[a]芘(BaP）等的浓度限值。

该标准调整了数据统计的有效性规定。

在该标准中每种污染物的浓度限值分为两级：一类区适用一级浓度限值；二类区适用二级浓度限值。

一级标准：为保护自然生态和人群健康，在长期接触情况下，不发生任何危害影响的空气质量要求。

二级标准：为保护人群健康和城市、乡村的动、植物，在长期和短期接触情况下，不发生任何危害的空气质量要求。

由于生产周期、排放方式、气象条件等因素的变化，会引起大气中有害物质浓度的变化。因此，《环境空气质量标准》（GB 3095—2012）规定了1小时平均浓度限值、24小时平均浓度限值、年平均浓度限值等不同形式的浓度限值。

1. 1小时平均浓度 是指任何1小时污染物浓度的算术平均值。其限值是指任何1小时内平均浓度的最高容许值。当污染物能使人畜或动植物在短期内出现刺激、过敏或中毒等急性毒性危害时，则需对该污染物制定1小时平均浓度限值。

2. 8小时平均浓度 是指连续8小时平均浓度的算术平均值，也称为8小时滑动平均。

3. 24小平均浓度 是指一个自然日24小时平均浓度的算术平均值，也称为日平均浓度。其限值是指任何一个自然日24小时平均浓度的最高容许值。

4. 月平均浓度 是指一个日历月内各日平均浓度的算术平均值。

5. 季平均浓度 是指一个日历季内各日平均浓度的算术平均值。

6. 年平均浓度 是指一个日历年内各日平均浓度的算术平均值。

为了防止污染物对人体产生慢性毒性危害和潜在性危害，对一些污染物制定了24小时平均浓度限值和年平均浓度限值。当污染物既能产生急性毒性危害，又能产生慢性危害，则需要制定出1小时平均浓度限值、24小时平均浓度限值和年平均浓度限值。

一类、二类环境空气功能区质量要求见表3－2和表3－3。

表3－2 环境空气污染物基本项目浓度限值

污染物项目	平均时间	浓度限值		单位
		一级	二级	
二氧化硫（SO_2）	年平均	20	60	μg/m^3
	24小时平均	50	150	
	1小时平均	150	500	
二氧化氮（NO_2）	年平均	40	40	
	24小时平均	80	80	
	1小时平均	200	200	

续表

污染物项目	平均时间	浓度限值		单位
		一级	二级	
一氧化碳（CO）	24 小时平均	4	4	mg/m^3
	1 小时平均	10	10	
臭氧（O_3）	日最大 8 小时平均	100	160	$\mu g/m^3$
	1 小时平均	160	200	
颗粒物（$PM_{2.5}$）	年平均	40	70	
	24 小时平均	50	150	
颗粒物（PM_{10}）	年平均	15	35	
	24 小时平均	35	75	

表 3－3　环境空气污染物其他项目浓度限值

污染物项目	平均时间	浓度限值（$\mu g/m^3$）	
		一级	二级
总悬浮颗粒物（TSP）	年平均	80	200
	24 小时平均	120	300
氮氧化物（NO_x）	年平均	50	50
	24 小时平均	100	100
	1 小时平均	250	250
铅（Pb）	年平均	0.5	0.5
	季平均	1	1
苯并[a]芘（BaP）	年平均	0.001	0.001
	24 小时平均	0.0025	0.0025

新《环境空气质量标准》和《环境空气质量指数（AQI）技术规定》的发布，在中国环境保护历史上具有里程碑意义，标志着环境保护工作的重点，开始从污染物控制管理阶段向环境质量管理和风险防范阶段转变，这为我国环境管理思想和理念将带来积极影响。空气质量新标准符合我国环境空气污染分布特征、经济发展水平和环境管理需求，主要表现在以下几个方面：①新标准的出台使我国由世界最宽松空气质量标准的国家之一，成为与发达国家和部分发展中国家同步开展 PM_{10}、$PM_{2.5}$ 监测的国家，特别是将 $PM_{2.5}$ 纳入新标准，对于我国环境空气质量逐步与国际接轨，落实环保为民，保护人体健康具有重要意义。②新标准引用 WHO 推荐值的新标准，监测的主要污染物与我国经济发展水平相适应，基本反映了当前我国大气污染的客观实际，为引导有关区域的各级政府和社会各界积极开展相应的大气环境保护工作，防控灰霾等重点大气污染问题，具有较大的作用。③提高了环境空气质量评价工作的科学水平，空气质量评价结果，特别是在重污染天气下与人民群众的切身感受基本一致，为公众健康出行提供科学指引，得到了广大人民群众的普遍认同。

第四节 大气中主要污染物对健康的影响

知识链接

大气污染治理的“中国范本”

WHO 的报告指出：中国空气质量持续改善，与 2020 年相比，中国 66% 的城市空气污染水平均降低；尤其是在“煤改气”减排政策的推动下，北京市及其周边大气污染水平连续 10 年持续下降。《2022 年中国生态环境公报》数据显示，全国空气质量稳中向好。地级及以上城市细颗粒物浓度为 29μg/m³，比 2021 年下降 3.3%，好于年度目标 4.6μg/m³；优良天数为 86.5%。2022 年北京冬奥会期间，“北京蓝”已成为北京大气质量好转的重要标志，也获得了联合国环境规划署的一致认同。党的十八大以来，着眼实现中华民族永续发展的根本大计，大力推进生态文明建设，推进生态文明体制改革。我国出台了治理空气污染的一系列政策、规划及措施，仅用 7 年时间就取得了发达国家 30 年的大气污染治理成就，实现经济快速发展和生态环境保护齐头并进，向世界提供了大气污染治理的“中国范本”。

一、大气颗粒物

（一）大气颗粒物的来源

大气颗粒物可来自自然界的风沙尘土、火山爆发、森林火灾以及海水喷溅等。沙尘天气是指沙粒、尘土悬浮在空气中，使空气浑浊、能见度降低的现象。根据沙尘天气发生时的水平能见度、风力大小，将沙尘划分为浮尘、扬沙、沙尘暴、强沙尘暴、特强沙尘暴 5 个等级。亚洲沙尘暴的 3 个主要源区为：蒙古国南部的沙漠和戈壁、以塔克拉玛干沙漠为主体的中国西部高沙尘沙漠区、以巴丹吉林 - 腾格里 - 乌兰布和沙漠构成的中国北部高沙尘沙漠区。沙尘暴在中国的源地主要来自中国约 170 万平方千米的沙漠，它们是地质时期形成的，每年春季伴随着大风就会形成沙尘暴天气。当然除自然分布的沙漠和沙地对沙尘暴的贡献外，亚洲沙尘暴一部分还来自主要由于人为活动新增的沙漠和沙地，也就是通常所说的沙漠化区域的贡献。但这些新增沙地只占中国原始沙漠约 6% 的面积，且逐年减少。沙尘天气在世界上很多国家和地区时有发生，我国是受沙尘危害严重的国家之一。在我国北方地区，春季的沙尘天气将导致大气中颗粒物浓度显著增加，有些地区的大气 TSP 浓度高达 1000μg/m³；并且沙尘中粒径小于 9μm 的颗粒物占总重量的 76.9%，其次是粒径小于 2.1μm 的颗粒物，占总重量的 16.1%。2010 年 3 月 19 ~ 21 日，一次强沙尘暴天气过程先后影响了我国 21 个省（区、市），沙尘一度蔓延到黄淮、江淮、江南北部等地，连我国的台湾省都受到了影响；内蒙古自治区呼和浩特、吉兰太等地出现了强沙尘暴；北京出现扬沙、浮尘。

人类在生产、生活活动中使用的各种化石燃料、液化石油气、天然气、煤气和石油等燃烧也会产生大量颗粒物。此外，水泥厂、钢铁厂、有色金属冶炼厂等工业生产过程中会产生大量颗粒物；建筑工地扬尘、公路扬尘也会产生大气颗粒物。

（二）大气颗粒物对健康的影响

1. 影响呼吸系统 呼吸系统被认为是受颗粒物影响的主要器官之一。流行病学研究发现，长期居住在严重颗粒物污染地区的居民，肺活量降低、肺功能异常、呼吸系统患病率增加、因呼吸系统疾病入院的频率和住院天数增加；颗粒物暴露还能增加儿童患急性呼吸道感染的风险；颗粒物暴露能增加实验动物对细菌的敏感性，降低呼吸系统对抗细菌的抵抗力。对我国武汉、重庆、广州和兰州4个城市的调查研究发现，大气 $PM_{2.5}$ 和 PM_{10} 浓度与儿童哮喘、呼吸道炎症的患病率呈线性正相关关系。研究证实，大气颗粒物通过人体呼吸作用进入呼吸道后，可对局部组织产生堵塞，降低支气管通气功能，临床表现为咳嗽、咳痰、呼吸困难等。长期大气颗粒物刺激，还能导致慢性阻塞性肺疾病、肺源性心脏病，影响正常心功能。由于颗粒物粒径较小、比表面积较大，可吸附大量的重金属、有毒化合物等，当大气颗粒物进入呼吸道后，能直接刺激、腐蚀肺泡和呼吸道，进而导致支气管炎和肺气肿等；还能通过氧化应激和炎症反应影响肺通气功能；通过刺激免疫系统诱发支气管哮喘等。

（1）氧化应激是机体氧化作用强于抗氧化作用的一种氧化失衡状态，目前被认为是颗粒物毒性效应的首要原因。研究发现，当颗粒物经呼吸作用进入呼吸道后，会引起呼吸道上皮细胞活性氧等氧化产物增多，导致细胞内氧化－抗氧化系统失衡，对细胞线粒体、溶酶体等细胞器产生损伤，影响细胞正常的生理生化过程，引起细胞功能障碍，最终导致呼吸系统疾病。国内外研究显示，颗粒物能引起人和实验动物呼吸道上皮细胞的抗氧化酶（如超氧化物歧化酶等）和核转录因子 Nrf2 的活性增加，这表明颗粒物导致了呼吸道上皮细胞的氧化损伤。

（2）呼吸道细胞受颗粒物刺激后引发的氧化应激，会引起巨噬细胞发生吞噬作用，释放白细胞介素6（IL－6）、白细胞介素8（IL－8）、白细胞介素1β（IL－1β）、肿瘤坏死因子α（TNF－α）等炎性细胞因子和促炎细胞因子，促进炎性细胞浸润和引发炎症反应，对呼吸系统造成损伤。研究发现，暴露于颗粒物的实验动物肺组织出现炎症细胞浸润，肺泡灌洗液中嗜酸性粒细胞、T细胞和肥大细胞等炎症细胞数量增加。

（3）长期暴露于颗粒物能刺激机体呼吸系统中的中性粒细胞，使机体的特异性抗体水平升高，诱发或加重哮喘等呼吸系统疾病。针对我国3～6岁儿童的研究发现，大气颗粒物可增加儿童过敏性鼻炎和喘息的风险。

2. 影响心血管系统 流行病学和毒理学证据表明，大气颗粒物，特别是大气细颗粒物 $PM_{2.5}$ 和大气粗颗粒物 PM_{10}，与人群心血管疾病的发病率和死亡率关系密切。大气 $PM_{2.5}$ 浓度的增加可诱发心律失常，加重心力衰竭、缺血性心脏病和动脉粥样硬化等心血管疾病。研究数据显示，北京市大气 PM_{10} 质量浓度每增加 $10\mu g/m^3$，医院当日门诊、急诊就诊人次增加0.4%，就诊率增加1.17%。由于 $PM_{0.1}$ 粒径较小，其可通过呼吸作用进入血液循环，导致全身系统性炎症，增加血液黏稠度。国外研究者对短期暴露于柴油机尾气的健康人群的研究发现，短期颗粒物暴露可减弱志愿者乙酰胆碱水平和缓激肽诱导的前臂血管舒张，引起全身系统性炎症和多种不良血管效应。值得关注的是，老年人、儿童和有心肺疾病的人群对颗粒物的毒性作用更敏感。

研究发现，实验动物短期或长期吸入 $PM_{2.5}$ 可明显损伤心血管系统。健康和患有慢性支气管炎的实验动物短期吸入高浓度 $PM_{2.5}$ 后，可明显降低肺血管腔与血管壁厚度之比，这表明 $PM_{2.5}$ 暴露可影响肺小动脉收缩功能。将动脉粥样硬化模型小鼠暴露于 $PM_{2.5}$，可明显增加小鼠主动脉巨噬细胞浸润，增加一氧化氮合成酶表达和活性氧水平，进而增加血管紧张度，导致血管炎症和血管动脉粥样硬化样改变。

颗粒物对心血管损伤的机制极其复杂，通过大量体内外实验研究认为，颗粒物可能通过以下机制影响心血管系统：①颗粒物作用于肺部神经或受体，干扰自主神经系统和心脏节律；②颗粒物，尤其是 $PM_{2.5}$ 和 $PM_{0.1}$ 及其组分能进入血液循环系统，直接或间接作用于血管内皮细胞或血细胞，影响内皮完整性及功能、干扰纤维蛋白原和凝血功能，诱发血栓形成；③颗粒物及其表面吸附的金属及有机化合物能作用于呼吸道上皮细胞，刺激呼吸道发生炎症，释放大量炎性细胞因子和促炎介质引起系统性炎症，损伤心血管系统。以上三条机制途径可能同时存在。

3. 致癌作用 2013年10月，国际癌症研究机构（IARC）宣布长期暴露于室外空气污染环境可导致肺癌，同时将室外空气污染列为确定的人类致癌物（Ⅰ类）。颗粒物是室外空气污染的主要成分，也被认为是确定的人类致癌物（Ⅰ类）。颗粒物，尤其是细颗粒物 $PM_{2.5}$ 表面吸附着大量的有毒有害化合物，这些有害物质可通过呼吸运动进入呼吸道并沉积在肺泡，甚至通过肺的换气进入血液循环，甚至到达肺以外的其他远端器官。$PM_{2.5}$ 可引起呼吸系统发生不同程度的病理改变和功能损伤。颗粒物的慢性危害主要是所吸附的重金属和多环芳烃等有机污染物造成的，明显升高机体致癌、致畸、致突变率，其机制可能以移码突变为主，可导致细胞染色体畸变、姐妹染色单体交换等。在我国，肺癌居于居民癌症死亡原因顺位的首位。颗粒物导致的癌症在呼吸系统以肺癌最为常见，长期颗粒物暴露可引起肺组织细胞的遗传毒性和表观遗传变异，导致细胞凋亡或诱导基因突变，增加癌变风险；颗粒物所携带的金属元素具有致癌活性，其致癌作用机制可能通过引起细胞氧自由基增加、DNA－蛋白质交联以及甲基化等作用损伤遗传物质。越来越多的流行病学证据显示，颗粒物污染与肺癌的发生和死亡风险呈正相关关系，并且颗粒物吸附的有害物质特别是多环芳烃化合物、持久性有机污染物，二噁英具有持久性、长距离迁移性和致癌、致畸、致突变等生物学毒性，被认为在肺癌发生发展中具有重要作用。

4. 影响生殖健康 颗粒物污染对男性生殖健康的影响主要反映在其对精液质量的影响。精液质量是反映男性生殖健康的关键指标，其中对精子活力、精子数量和精子正常形态率研究较多。此外，颗粒物污染还能影响精子数量。颗粒物污染可导致睾丸间质细胞结构和形态改变，减少睾丸支持细胞的数量。毒理学研究进一步发现，实验动物长期暴露于颗粒物能引起睾丸局部炎症反应、炎性细胞因子增多和血－睾屏障改变，最终导致无精子症。

颗粒物污染对女性生殖健康的影响主要是覆盖从卵泡发育至妊娠的全部过程。人群调查研究发现，高浓度 $PM_{2.5}$ 水平与女性窦卵泡数目减少相关。颗粒物吸附的大量有机物是环境内分泌干扰物，具有类似雌激素的作用，能导致女性月经周期紊乱，主要表现为月经期脱发和月经期缩短。动物实验研究发现，小鼠长期暴露于颗粒物后，其动情周期延长、窦卵泡数目减少等。

不良妊娠结局是指病理性妊娠及其相关并发症，包括流产、早产、低出生体重和出生缺陷等。孕妇妊娠期暴露于颗粒物能增加不良妊娠结局的风险。此外，颗粒物能降低孕妇肺功能，增加孕妇患呼吸系统疾病的风险，降低母体给胎儿输送氧气能力，导致新生儿低出生体重率显著增加。目前认为颗粒物污染对人类生殖健康的影响机制包括以下几个方面：①颗粒物吸附的有机化合物属于内分泌干扰物，能引起激素水平异常；②颗粒物能诱导生殖细胞的氧化损伤；③颗粒物能诱导生殖细胞的遗传物质发生改变；④颗粒物能通过表观遗传学修饰等途径影响生殖细胞发生过程。

（三）影响颗粒物毒性效应的因素

1. 颗粒物的粒径 与其在大气中的沉降密切相关。颗粒物粒径越小，其沉降速度越慢，越容易被吸入。颗粒物的粒径与其在呼吸道的沉积部位有关：①粒径大于 5μm 的颗粒物多沉积在上呼吸道，呼吸道上皮的纤毛可将该粒径的颗粒物推至咽部，或通过咳嗽和喷嚏排出体外，或被吞咽进入胃部；②粒径小于 5μm 的颗粒物多沉积在细支气管和肺泡；③粒径小于 2.5μm 的颗粒物 75% 沉积于肺泡；④粒径小于 0.4μm 的颗粒物大部分可自由出入肺泡，并随着呼吸作用被排出体外，较少沉积于呼吸道。

一般来说，颗粒物的粒径不同，所附着或吸附的有害物质含量也不同，因而颗粒物粒径与其毒性关系密切。研究报道，许多金属元素（如铅、镉、镍、锰、锌等）和多环芳烃类化合物主要吸附在粒径 2μm 以下的颗粒物上。此外，颗粒物在进入呼吸道过程中，可与水分结合，改变粒径大小。

2. 颗粒物的组成成分 颗粒物的化学成分复杂，多达数百种，主要分为有机组分和无机组分两类；此外，颗粒物还可吸附病毒、细菌等病原微生物。2022 年颗粒物组分自动监测结果显示：京津冀及周边地区有机物占比为 19.7%，硝酸盐占比为 31.2%，硫酸盐占比为 17.0%，氨盐占比为 16.2%，氯盐占比为 2.8%，元素碳占比为 2.3%，其他组分占比为 10.8%。颗粒物的毒性大小与所吸附的成分密切相关。

（1）颗粒物本身可直接刺激呼吸道、导致呼吸道上皮增生和肺组织纤维化。

（2）颗粒物的有机组分包括碳氢化合物，羟基化合物，含氧、氮、硫的有机化合物，有机金属化合物，有机卤素等。石油、煤炭等化石燃料的燃烧，石油、化工工业生产产生的颗粒物中，有机组分含量高。研究发现，颗粒物的有机组分中多环芳烃的毒性最大，最值得关注。颗粒物的有机成分具有致畸、致癌、致突变作用，还能诱发变态反应。

（3）颗粒物的无机成分包括各种元素及其化合物，例如金属氧化物、各种金属元素、无机离子等。自然来源的颗粒物所含的无机成分较多。此外，颗粒物的来源不同，其所含的无机成分也不同。例如，来自汽车尾气的颗粒物主要含有铅、钡、溴元素较多；燃煤所产生的颗粒物主要含有硅、铝、硫、氟、砷、硒等；来自土壤的颗粒物主要含铝、铁、硅等；燃油所产生的颗粒物主要含有硅、铅、硫、镍等。颗粒物中的金属元素及其化合物能通过增加活性氧自由基进而诱发氧化应激反应，引起炎症，导致DNA损伤，改变细胞膜通透性及中毒等；颗粒物含有的各种离子能改变金属的溶解性、损伤呼吸道黏膜。

（4）颗粒物可作为二氧化硫、二氧化氮、甲醛和酸雾等污染物的载体，携带这些污染物进入肺深部，加重颗粒物的肺损害。更重要的是，颗粒物所吸附的金属元素可作为催化剂，将其他污染物转化成毒性更大的二次污染物，危害人体健康。例如，亚硫酸盐转化成硫酸盐；二氧化硫转化成三氧化硫。颗粒物所吸附的过氧化物和各种醛类能导致下呼吸道损伤。

（5）颗粒物中的生物性成分，如病毒、细菌及其内毒素、真菌孢子和动植物屑片，可引起呼吸道传染病、过敏反应，改变呼吸道的免疫功能。

（四）防治措施

（1）减少对煤炭、石油等化石燃料的使用，大力发展和使用清洁能源。

（2）改革生产工艺，减少工业废气的排放。

（3）加强对汽车尾气排放的监督和管理，控制汽车尾气的排放。

（4）加强对建筑工地、道路扬尘的管理。

二、二氧化硫

（一）二氧化硫的来源

一切含硫燃料的燃烧均能产生二氧化硫（SO_2）。大气中 SO_2 主要来源于煤、石油等化石燃料的燃烧，其中70%来自火力发电厂，26%来自有色金属冶炼、钢铁、化工等。近20年来，我国城市大气 SO_2 水平逐年下降。2022年中国生态环境状况公报显示，我国339个城市 SO_2 年平均浓度在 $2\sim30\mu g/m^3$ 之间，平均为 $9\mu g/m^3$。

SO_2 在大气中可被氧化成 SO_3，溶于水汽后形成硫酸雾。SO_2 也可先溶于水汽中生成亚硫酸雾，然后再氧化成硫酸雾。硫酸雾是 SO_2 的二次污染物，对呼吸道的刺激作用更强。硫酸雾可在大气中形成大颗粒，最终形成酸雨。

（二）二氧化硫对健康的影响

SO_2 是水溶性的刺激性气体，易被上呼吸道和支气管黏膜的富水性黏液吸附。黏液中的 SO_2 转化为亚硫酸盐或硫酸盐后吸收入血，然后迅速分布全身。SO_2 可刺激呼吸道平滑肌细胞内的末梢神经感受器，使气管或支气管收缩，增加气道阻力和分泌物。SO_2 可降低实验动物对感染的抵抗力；影响动物对颗粒物的清除能力，干扰呼吸道黏膜纤毛的运动。吸附于颗粒物的 SO_2 是变态反应原，可诱发支气管哮喘。此外，SO_2 具有促癌作用，能增强苯并[a]芘（BaP）的致癌作用。

国内的一项回顾性队列研究显示，SO_2 浓度每升高 $10\mu g/m^3$，居民肺癌死亡率升高4.2%。SO_2 对人群的健康影响尚无阈值。在大气 SO_2 日平均浓度为 5 ~ 10μg/m³ 之间时，仍可观察到 SO_2 浓度升高与人群日死亡率增加的关联。

（三）防治措施

（1）改革生产工艺，使用低硫煤、燃料脱硫、排烟脱硫。

（2）在 SO_2 污染控制区和酸雨控制区，限制高硫煤的开采和使用，消减 SO_2 排放，加强监督管理。

三、一氧化碳

（一）一氧化碳的来源

一氧化碳（CO）是含碳物质不完全燃烧的产物，其无色、无嗅、无刺激性。大气中 CO 主要来源于机动车尾气、炼钢、焦炉、煤气发生站、采暖锅炉、固体废弃物燃烧产生的废气等。近年来的研究显示，大城市机动车尾气排放的 CO 对城市大气 CO 的贡献率为 70%。大气 CO 的本底水平在 0.06 ~ 0.14mg/m³ 之间。2022 年中国生态环境状况公报显示，全国 339 个城市 CO 日均值第 95 百分位数浓度在 0.5 ~ 3.1mg/m³ 之间，平均为 1.1mg/m³，与 2021 年持平。

（二）一氧化碳对健康的影响

CO 很容易通过肺泡壁、毛细血管壁以及胎盘屏障。吸收入血后，80% ~ 90% 的 CO 与血红蛋白结合形成碳氧血红蛋白（COHb）。CO 与血红蛋白的亲和力比氧大 200 ~ 250 倍，形成 COHb 后其解离速度比氧合血红蛋白慢 3600 倍，影响血液的携氧能力，引起组织缺氧。暴露于高浓度 CO 时，吸收入血的 CO 还可与肌红蛋白、细胞色素氧化酶以及细胞色素 P_{450} 结合。除职业 CO 暴露外，因取暖、使用燃气热水器和燃气灶时，门窗密闭通风不良，空气不足，燃烧不充分均会引起室内 CO 浓度过高，导致 CO 急性中毒。此外，发动汽车或开动车内空调后，在车上睡觉，也可引起 CO 中毒。

急性 CO 中毒主要表现为神经系统症状，其严重程度与血中 COHb 水平有关。CO 中毒的主要症状如下。

1. 轻度中毒 一般神志清醒，最初感觉头痛、头昏、恶心、呕吐、四肢无力，甚至出现短暂晕厥。脱离 CO 中毒环境，吸入新鲜空气后，症状逐渐消失。

2. 中度中毒 出现多汗、烦躁、皮肤苍白、意识模糊、昏迷等症状，皮肤呈现 CO 中毒特有的樱桃红色。

3. 重度中毒 神志不清、昏迷甚至死亡。流行病学研究发现，CO 暴露与人群心血管疾病的发病率和死亡率增加有关。低浓度 CO 暴露可诱发冠心病患者的心电图异常、心律不齐等。对上海、鞍山和太原三个城市的时间序列研究发现，CO 的 24 小时平均浓度每增加 1mg/m³，人群总死亡率和心血管疾病死亡率分别增加 2.89% 和 4.17%。研究还发现，大气 CO 暴露可导致早产、低出生体重等不良生殖结局。

（三）防治措施

（1）加强对 CO 健康危害的健康宣教。

（2）减少工业生产中 CO 的排放。

（3）冬季用煤炭取暖时，要加强通风换气。

四、氮氧化物

（一）氮氧化物的来源

大气中的氮氧化物（NO_x）主要指一氧化氮（NO）、二氧化氮（NO_2）、一氧化二氮（N_2O）、五氧化二氮（N_2O_5）等，其中 NO 和 NO_2 性质较为稳定，是常见的空气污染物。自然界的 NO_x 主要来源于火山爆发、森林火灾以及土壤微生物分解含氮有机物。此外，大气中的氮在雷电或高温作用下，易合成 NO_x。大气 NO_x 本底较低，其中 NO_2 自然本底年平均浓度为 0.4～9.4μg/m³。人为来源的 NO_x 主要来自汽车尾气、石油化工、矿物燃料的燃烧，以及氮肥、硝酸、炸药、染料等生产过程排放的废气。城市大气 NO_x 主要来源于汽车尾气，被认为是交通来源大气污染的指示物。2022 年中国生态环境状况公报显示，我国 339 个城市 NO_2 的年平均浓度在 5～40μg/m³之间，平均为 21μg/m³，比 2021 年下降 8.7%。京津冀及周边地区 NO_2 平均浓度为 29μg/m³，比 2021 年下降 6.5%；长三角地区 NO_2 平均浓度为 24μg/m³，比 2021 年下降 14.3%。NO_x 是光化学烟雾的前体物质，有刺激性，可与挥发性有机物（VOCs）在强烈日光照射下，形成 O_3 等光化学烟雾。NO_2 还是硝酸型酸雨的重要前体。

（二）氮氧化物对健康的危害

NO_2 较难溶于水，其毒性比 NO 高 4～5 倍。NO_2 主要作用于深部呼吸道、细支气管及肺泡；以亚硝酸根或硝酸根形式进入血液循环；亚硝酸根还能与血红蛋白结合形成高铁血红蛋白，导致组织缺氧。NO_2 对上呼吸道和眼睛的刺激作用较小。大气中 NO_x 可对呼吸系统产生急性或慢性影响。人群流行病学研究报道，NO_2 浓度水平与肺部感染的每日入院人数有关。大气中 NO_2 急性暴露对 2006—2009 年北京市居民每日呼吸系统疾病死亡人数的影响分析发现，北京市大气中 NO_2 浓度升高可能增加居民每日肺炎死亡人数。流行病学研究发现，孕期 NO_2 暴露与子代哮喘易感性增加具有相关性；动物研究进一步证实，实验动物孕期 NO_2 暴露能够增加子代哮喘易感性。

五、臭氧

（一）臭氧的性质和来源

臭氧（O_3，ozone）是大气中的一种微量气体，低浓度时无色；当达到 15% 体积浓度时呈现淡蓝色、并具有刺激性腥臭气味。自然界来源的臭氧包括平流层进入对流层的臭氧以及自然界中 NO_x 和生物排放的挥发性有机物（VOCs）反应生成。据 WHO 估计，全球自然背景下臭氧日 8 小时最大平均的年平均浓度为 80μg/m³。人类生产产生的臭氧由二氧化氮（NO_2）和挥发性有机物（VOCs，包括烃类、卤代烃、芳香烃和多环芳香烃等）在太阳紫外线作用下，经化学反应形成。臭氧是光化学氧化剂的主要成分之一，对呼吸道和眼睛具有强烈刺激性，属于二次污染物。臭氧是光化学烟雾的指示物，占光化学烟雾中光化学氧化剂的 90% 以上。由于机动车尾气是大气氮氧化物（NO_x）和挥发性有机物（VOCs）的主要来源之一，因此臭氧被认为是交通来源的大气污染物。臭氧具有强氧化性和高度的化学活性，能参与大气光化学反应，可对人体健康造成直接或间接损害。洛杉矶光化学烟雾事件时，大气中臭氧浓度高达 1500μg/m³。

（二）我国臭氧污染现状

近年来，我国许多大中城市臭氧普遍超标。中华人民共和国生态环境部历年发布的《中国生态环境状况公报》显示，自 2013 年起对京津冀、长三角、珠三角等重点区域及直辖市、省会城市和计划单列市共 74 个城市按照新标准开展监测，臭氧日最大 8 小时平均值第 90 百分位数浓度范围为 72～190μg/m³，平均质量浓度为 139μg/m³，达标城市比例为 77.0%。2014 年臭氧日最大 8 小时平均值第 90 百分位数浓度范围为 69～210μg/m³，平均为 140μg/m³，达标城市比例为 78.2%。2022 年，339 个城市臭氧日最大 8 小时平均值第 90 百分位数浓度在 90～194μg/m³之间，比 2021 年上升 5.8%。

臭氧浓度水平具有明显的时空变化特征。在空间分布上，南方城市的臭氧浓度普遍高于北方城市；同一城市的不同区域臭氧浓度存在差异。在时间分布上，夏季光照充足，易形成臭氧污染。

（三）臭氧对健康的影响

近10年来，我国在大气污染治理方面取得显著成果，空气质量总体改善向好。臭氧浓度的高低与居民健康关系密切。已有研究证据表明，温度的上升会影响臭氧的健康风险，这可能是由于高温会加快前体物生成臭氧的速度，增加臭氧浓度，最终增加死亡风险。随着氮氧化物（NO_x）和挥发性有机物（VOCs）排放量的增加，通过光化学反应产生的臭氧也显著增加。国内研究发现，在时间发展趋势方面，人群暴露特征结果表明，亚洲部分国家臭氧浓度呈现单调上升趋势，且臭氧浓度水平一直处于高位。短期或长期吸入臭氧可增加呼吸系统和心血管系统疾病的发病率和死亡率。国内一项研究采用两阶段多城市时间序列研究方法，结果发现：环境臭氧与心血管事件住院风险增加有关。在臭氧污染严重的日子，心血管事件的入院风险更大，为臭氧对心血管的有害影响提供了人群证据。国内的研究发现，臭氧污染水平与总死亡率和心血管疾病死亡率相关联；与24小时平均浓度相比，臭氧的8小时最大平均浓度和1小时最大浓度与死亡率的关联更强。研究报道，大气中臭氧质量浓度每增加$10\mu g/m^3$，人群的总死亡率增加0.40%，心血管系统疾病的死亡率增加0.45%，呼吸系统疾病的死亡率增加0.46%。

臭氧具有低水溶性和高反应性，被吸入的臭氧40%左右在咽部被分解，其余可通过呼吸运动进入呼吸道深部。人短期吸入高浓度臭氧，可引起咳嗽、胸闷、气短等呼吸道症状，肺功能降低，气道高反应性增加，以及呼吸道炎症。人长期吸入臭氧，可损害中枢神经系统，引起头痛、思维紊乱，还能影响机体代谢，加速衰老。

有研究结果发现，臭氧日平均浓度每升高$27\mu g/m^3$，人群每日总死亡率升高0.5%。时间序列研究发现，臭氧短期暴露能增加呼吸系统疾病和哮喘的入院率。人群研究显示，健康成人连续4~6小时在高浓度臭氧（$160\mu g/m^3$）环境下，可出现肺功能（如FEV_1）的下降；儿童等敏感人群连续8小时处于高浓度臭氧（$120\mu g/m^3$）环境下，肺功能指标出现明显降低。当大气中臭氧浓度在$210\sim1070\mu g/m^3$之间时，可诱发哮喘发作，加重上呼吸道疾病，刺激眼睛，使视觉敏感度和视力下降。当机体处于浓度为$2140\mu g/m^3$的臭氧环境下，可导致头痛、肺气肿和肺水肿等。动物实验研究显示，臭氧急性暴露可通过调控大鼠心肌细胞线粒体诱导心肌细胞凋亡，随臭氧暴露浓度升高细胞凋亡增多，心脏毒性增大，并出现剂量-效应关系；而臭氧亚慢性暴露可引起心肌细胞结构异常，心脏生理功能发生改变，呈现出时间累积效应。实验动物在低浓度臭氧环境下进行中低强度运动并不会诱导动物出现明显的心肌坏死，但能导致心肌炎性细胞浸润、组织结构异常、氧化应激和炎性细胞因子水平升高。臭氧暴露可增强由$PM_{2.5}$暴露引起的实验动物心脏自主神经系统紊乱和炎症反应，这表明臭氧暴露和$PM_{2.5}$暴露对心血管的毒性效应可能存在交互作用。值得注意的是，急性和慢性臭氧暴露均具有显著的健康危害，并且尚未观察到臭氧对健康影响的阈值。

臭氧对呼吸系统影响的机制十分复杂。臭氧可导致呼吸道细胞发生氧化应激反应，产生大量活性氧（ROS），影响细胞分化或生长因子启动子的表达；臭氧可直接导致细胞线粒体等细胞器损伤、DNA键断裂等，继而引发呼吸系统疾病。臭氧还能通过导致神经性炎症、氧化应激等途径损害中枢神经系统。此外，臭氧能损害巨噬细胞功能，降低实验动物对感染的抵抗力。臭氧还能损害机体内某些酶的活性、产生溶血反应等。

（四）防治措施

为降低臭氧的健康危害，需要控制和减少汽车尾气的排放，建立光化学烟雾发生的预警系统。

六、铅

（一）铅的来源

铅被广泛应用于冶金、化工、石油和电子等领域。目前，我国城乡大气铅主要来源于铅锌矿的开采冶炼、蓄电池厂等排放的含铅废气。含铅农药的使用是造成铅污染的另一个重要来源。含铅汽油是以前城市大气铅污染的主要来源之一，我国已于 2000 年 7 月 1 日停止销售和使用。含铅汽油燃烧后将随机动车尾气将 85% 的铅排入大气，其中 50% 的铅沉降在公路两侧百米范围内，剩余的 50% 以铅微粒形式漂浮在大气中。公路两旁的农田和农作物会受到铅污染，并可通过食物链进入人体，严重威胁人体健康。研究显示，2000 年以前，机动车尾气对大气铅污染的贡献率为 80% ~90%。我国环境空气质量标准规定：铅的季平均限值为 $1\mu g/m^3$，年平均限值为 $0.5\mu g/m^3$。

（二）铅对健康的影响

铅可通过皮肤、消化道、呼吸道等多种途径进入体内。

（1）铅及其化合物主要以烟雾、粉尘或蒸气形式经呼吸道进入肺，由肺泡弥散或被吞噬细胞吞噬吸收进入血液循环。

（2）含铅饮食可由消化道进入体内。

（3）除醋酸铅、油酸铅、环烷酸铅和四乙基铅可经皮肤吸收外，一般不能经完整皮肤被吸收。儿童可通过手－口途径将大气沉降的含铅尘土、室内墙壁、学习用品或玩具脱落的含铅油漆皮等摄入体内。孕妇孕期和哺乳期铅暴露可增加婴幼儿体内铅水平。吸收进入人体内的铅主要储存在骨骼（约占 90%）中，主要经尿排出（约占 75%），其次是粪。

铅对神经系统、造血系统、泌尿系统、消化系统、心血管系统、内分泌系统和免疫系统等均具有毒性。儿童胃肠道对铅的吸收率较高；1 ~3 岁儿童的胃肠道对铅的吸收率为 50% 左右，而成人胃肠道对铅的吸收率为 10% 左右。铅可选择性地蓄积在大脑的海马部位，损害神经细胞的形态和功能，损害儿童神经行为功能和智力。由于儿童神经系统发育不完善，因此铅对儿童神经系统毒性比成人更严重。儿童铅中毒表现为：注意力不集中、记忆力下降、抑郁、神情淡漠、学习能力降低、学习成绩低于同龄儿童。当儿童血铅浓度为 100 ~150μg/L 时，导致儿童认知功能受损；血铅浓度为 150 ~200μg/L 时，导致红细胞原卟啉升高；血铅浓度为 250 ~300μg/L 时，导致血红蛋白合成减少。

铅污染及其对健康的影响是社会关注及研究的热点问题之一。中国疾病预防控制中心环境与健康相关产品安全所等单位的研究人员，对孕妇、婴幼儿、学龄前儿童三类人群开展铅对婴幼儿健康损害的研究，并用动物实验探讨铅的健康损害分子机制；通过环境铅污染对婴幼儿健康影响的前瞻性研究观察，证实了孕妇血铅水平对其子代健康的影响；通过动物实验进一步证明，在妊娠早期母体铅水平可影响胎儿发育；通过研究铅对神经系统危害的研究发现，铅暴露对婴幼儿神经系统和认知功能具有危害。

研究报道，铅接触与胃癌、膀胱癌、肺癌等发病率增加有关。目前，铅被国际癌症研究机构（IARC）认定为很可能致癌物（ⅡA 类）。

（三）防治措施

（1）加强健康教育，保护孕妇、儿童等易感人群。

（2）减少在被铅污染的交通繁忙区、工业生产区逗留；减少在汽车密集的主干道路附近散步。

（3）从事铅职业接触的工人下班前必须按规定洗澡、更换衣物后才能回家。

（4）定期监测铅污染地区儿童的铅暴露水平，及时进行驱铅治疗。

七、多环芳烃

（一）多环芳烃的来源

大气中多环芳烃（PAH）主要来源于各种含碳有机物热解和不完全燃烧，如煤、木柴、烟叶和石油产品的燃烧，烹调油烟及各种有机废物的燃烧等。PAH 种类繁多，各同系物结构相似。尽管不同类型污染源产生的 PAH 种类不同，但不同地区大气中 PAH 谱差别不大。PAH 极难溶于水，易溶于有机溶剂，在自然界中难以降解，在环境中普遍存在。人类接触 PAH 的途径包括：①接触汽车尾气、烟草和石油等燃料不完全燃烧的烟气；②接触被煤烟、焦油或原油产品污染的土壤和水；③食用高温烹饪的食物；④接触不合格的玩具等消费品；⑤职业暴露。

（二）多环芳烃对健康的影响

大气中的大多数 PAH 吸附在颗粒物表面，其中颗粒物粒径小于 5μm 更易吸附 PAH，而粒径较大的颗粒物不易吸附 PAH。PAH 可与大气中的 NO_2 或 HNO_3 形成二次污染物硝基 PAH，其具有直接致突变作用。PAH 中有强致癌性的多为四环到七环的稠环化合物。

BaP 是唯一经吸入染毒实验被证实可引起肺癌的 PAH。苯并[a]芘（BaP）是 PAH 的典型代表，具有较强致癌性，也是第一个被发现的环境化学致癌物。BaP 占大气致癌性 PAH 的 1% ~20%。PAH 还具有免疫毒性、发育毒性和生殖毒性。机体同时暴露于香烟烟雾、石棉、颗粒物等，可增强 BaP 的致癌活性。BaP 需在体内经代谢活化才具有致癌作用。BaP 被摄入体内后，大部分被肝、肺线粒体中的细胞色素 P_{450} 氧化成环氧化物，只有少部分以原形从尿液或胆汁随粪便排出体外。

大气 PM_{10} 中多环芳烃的健康风险评价显示，采暖期大气 PM_{10} 中 PAH 对各类人群具有潜在致癌风险。流行病学研究表明，大气中 BaP 与肺癌死亡率正相关。动物实验显示，BaP 暴露可以促进心肌细胞缺氧及损伤，是柴油机尾气颗粒物作用于心肌缺血缺氧损伤的关键 PAH 组分；BaP 暴露通过结合氧感受器缺氧诱导因子脯氨酰羟化酶，抑制其对 HIF-1α 的羟基化作用，诱导 HIF-1α 积累，进一步调控心肌细胞无氧代谢增加，促进心肌细胞缺血缺氧损伤。流行病学研究显示，人体暴露于 PAH 后，可导致生育能力下降，子代生殖障碍，胎儿免疫功能损害，抑制胎儿生长，影响胎儿神经和牙齿发育等。妊娠期 PAH 暴露可能导致子代的不良出生结局，主要包括出生身长和头围减小、低出生体重。

八、二噁英

（一）二噁英的来源

二噁英是一类有机氯化合物，包括多氯二苯并二噁英（PCDD）和多氯二苯并呋喃（PCDF），共 210 种。一般将一些呈平面分子结构、毒性特征与二噁英类似的多氯联苯，即共面多氯联苯也列入二噁英类化合物的范围内。含铅汽油、煤、防腐处理过的木材、石油产品、各种废弃物，尤其是医疗废弃物在燃烧温度低于 300 ~400℃时易产生二噁英。大气中二噁英主要来源于城市和工业垃圾焚烧。大气中的二噁英多吸附在颗粒物上，沉降到土壤和水体，通过食物链富集作用进入人体。人类主要通过食物摄入二噁英，其主要来源有鱼贝类、肉蛋类、奶类；通过呼吸途径摄入的二噁英量很少。

（二）二噁英对健康的影响

二噁英是典型的环境内分泌干扰物，可与体内的一些激素受体结合，干扰内分泌系统。此外，二噁英还具有致癌性、致畸性和生殖毒性。动物实验表明，二噁英不但会导致雌性动物不孕、流产、卵巢功能障碍等，还可导致雄性动物精细胞减少、雄性动物雌性化等。

第五节 大气污染对健康影响的调查和监测

一、污染源的调查

了解并掌握各类大气污染源排放的主要污染物，排放量及排放特点；检查有关单位执行环境保护法规和废气排放标准的情况，废气回收利用和净化的效果；进一步分析该污染源对大气污染的贡献和对居民健康可能造成的危害。污染源可分为点源、面源和线源三种类型。

（一）点源污染

一个工厂或一座烟囱对周围大气影响的调查，主要内容包括：①地理位置及其与周围居住区和公共建筑物的距离；②生产性质、生产规模、投产年份、排放有害物质的车间和工序、生产工艺过程、操作制度和生产设备等；③废气中污染物的种类、排放量、排放方式、排放规律、排放高度；④废气净化处理设备以及效果、废气的回收利用情况；⑤锅炉型号，燃料的品种、产地和用量，燃烧方式，烟囱高度和净化设备等；⑥车间内外无组织排放情况。

（二）面源污染

整个城市或工业区大气污染源的调查，主要内容包括：①该地区的地形、地理位置和气象条件；②功能分区、工厂和锅炉烟囱等污染源的分布；③人口密度、建筑密度及人口构成；④民用燃料种类和用量、炉具的种类和型号、排烟方式、取暖方式等；⑤交通干线分布，机动车种类、流量和使用燃料种类；⑥路面铺设和绿化情况。

（三）线源污染

主要应调查该线路上交通工具的种类、流量和行驶状态，燃料的种类和燃烧情况，废气的成分等。

二、污染状况的监测

（一）采样点的选择

采样点的选择和布置与调查监测的目的和污染源的类型有关。

1. 点源污染监测 一般以污染源为中心，在其周围不同方位和不同距离的地点设置采样点，主要依据工厂的规模、有害物质的排放量和排放高度、当地风向频率和具体地形，并参考烟波扩散范围、污染源与周围住宅的距离和植物生长情况来布置采样点。可采用的布点方式有以下3种。

（1）四周布点 以污染源为中心，划8个方位，在不同距离的同心圆上布点，并在更远的距离或其他方位设置对照点。

（2）扇形布点 在污染源常年或季节主导风向的下风侧，划3～5个方位，在不同距离上设置采样点，在上风侧适当距离设置对照点。

（3）捕捉烟波布点 随烟波变动的方向，在烟波下方不同距离采样，同时在上风侧适当距离设置对照点。此方法采样点不固定，随烟波方向变动，可以每半天确定一次烟波方向。

2. 区域性污染监测 通常有3种设置采样点的方法。

（1）按城市功能分区布点 即选择具有代表性的地区布点，每个类型的区域内一般设置2～3个采样点，应设置清洁对照点。

（2）几何状布点 将整个监测区划分为若干个方形或三角形小格子，在交叉点或小格内布点。

（3）按污染源和人口分布以及城市地形地貌等因素设置采样点。

（二）采样时间

应结合气象条件的变化特征，尽量在污染物出现高、中、低浓度时间内采集。日平均浓度的测定：每日至少有 20 个 1 小时浓度平均值或采样时间，这样测定结果能较好地反映大气污染的实际情况。如果条件不允许，每天也至少应采样 3 次，包括大气稳定的夜间、不稳定的中午和中等稳定的早晨或黄昏。如计算年平均浓度，每年至少也有 324 个日平均浓度值，每月至少有分布均匀的 5～12 个日平均浓度值，每天的采样时间与测定日平均浓度时相同。

一次最大浓度应在污染最严重时采样，即在生产负荷最大，气象条件最不利于污染物扩散时，在污染源的下风侧采样。当风向改变时，应停止采样，采样时间一般为 10～20 分钟。

（三）监测指标

对点源进行监测时，应将所排放的主要污染物作为监测指标；对一个区域内进行监测时，应测定 TSP、SO_2、PM_{10}、$PM_{2.5}$、NO_2、CO 和 O_3等大气污染物。对线源进行监测时，测定 $PM_{2.5}$、NO_2和 CO。

（四）采样记录

采样时应记录好采样地点、采样时间、采气量、周围环境、天气状况和气象条件（如采样时气压和采样点气温）等。

（五）监测结果的分析与评价

（1）分别计算 1 小时平均浓度、日平均浓度、年平均浓度的均值（多计算几何均数）或中位数及标准差或 95% 可信区间。

（2）分别比较 1 小时平均浓度、日平均浓度和年平均浓度的最大值和最低值，并计算最大值的超标倍数。

（3）分别计算 1 小时平均浓度和日平均浓度的超标率。

（4）运用统计分析方法，比较各地区和各个时期的污染状态。

（5）计算大气环境质量指数，对环境质量进行综合评价，找出主要污染源和主要污染物。

（6）查明影响范围和污染规律。

三、人群健康调查

人群健康调查的目的是研究当地某些不明原因疾病或可疑症状与大气污染是否有关，并探讨病因；也可研究和评估暴露在各种不同类型大气污染环境中的人群健康的影响及危害程度。根据不同调查目的和大气质量资料，制订具有针对性的调查计划，包括调查内容、现场要求、研究范围、调查对象、测定指标、资料整理和分析方法等。应根据大气调查监测结果及有关资料选定调查现场。在选择调查对象时，应将暴露机会多的人群作为调查对象，也可将儿童、老年人等易感人群和患有某些疾病的人群作为调查对象。如果人群调查研究工作涉及伦理学问题，应在开展工作前获得所在机构或上级伦理委员会的批准。

（一）暴露评价

获得大气污染物暴露的方法包括收集大气监测资料、问卷调查、直接测量、个体暴露测定以及生物材料监测等。

1. 收集大气监测资料 大气污染监测能粗略地反映出人群暴露水平。室内和室外空气污染物的种类和浓度不尽相同，并且人们大部分时间在室内度过，因此大气监测资料并不能准确反映人体的大气污染物实际暴露水平。

2. 问卷调查 是研究健康领域常用的一种实证研究方法。目前主要采用的是直接询问法或被调查者自行填写的方法。直接询问法通过面对面的交谈获得研究对象的暴露史，其优点是能比较直观、快速地收集到所需信息，缺点是调查费用高、人力和物力花费大。被调查者自填式问卷的优点是节约费用，缺点是可能出现低应答率，漏答率高。自填式问卷设计时应本着简洁、问题明确具体、简单明了和通俗易懂、先易后难、敏感问题放在最后面的原则。

3. 个体暴露测定 在进行个体大气污染物暴露估计时，需借助微量采样仪或个体便携式采样仪评估个体大气污染物的暴露水平。同时还要考虑个体在家和在单位室内外活动模式以及交通出行过程中的暴露，计算个体时间加权污染物暴露浓度。室内暴露以室外大气污染物渗透进入室内进行估计（可基于渗透因子和土地利用回归模型预测的浓度）；个体活动模式包括运动类型、时间、地点和频率；交通出行过程中的大气污染物暴露，由在家和工作单位室外污染物平均浓度结合渗透因子和出行时间近似估计。目前，国内许多研究者在开展人群定组研究时，就应用便携式个体采样仪评估被调查者一段时间内的可吸入颗粒物的暴露水平。便携式 $PM_{2.5}$ 个体暴露采样仪，可以同时提供准确的膜称重 $PM_{2.5}$ 浓度数据和高频率的实时监测 $PM_{2.5}$ 浓度数据。

4. 生物材料监测 大气污染物在生物材料中的含量可以反映该污染物被吸收到体内的实际含量，即内暴露水平。在开展健康调查工作中可测定头发、血液、尿液等不同生物材料中污染物的浓度，污染物在生物材料中代谢产物的浓度，以及人体暴露该污染物后产生的生物效应等。在获取生物材料时，应做到知情同意。

（二）健康效应测定

1. 疾病资料 包括原始资料和二次资料。原始资料是指为某些特定目的，通过调查问卷或实施医学检查而专门收集的资料；二次资料是从现存的记录（如医院记录、疾病登记、医院出入院登记、死因登记、出生缺陷登记等）中所获得的资料。收集疾病资料的方法主要如下。

（1）发病率和死亡资料收集　主要通过查阅疾病报告、医院病历记录和死亡登记记录等获取相关信息。

（2）调查问卷　使用调查表获取大气污染对人群健康的影响资料。

2. 体检 通过对某一人群的健康体检能获得该人群的有关健康信息。研究大气污染物对健康的影响，除了测定血脂等代谢性指标和监测心电图外，还需评估肺功能，主要包括 FVC、FEV_1、PEF、MMEF（最大呼气中期流量）等。

3. 生物材料监测 是评价大气污染物影响健康效应的重要手段。大气污染物对健康影响研究中可利用的生物效应指标见表 3－4。

表 3－4　大气污染物的生物效应指标

生物材料	指标	意义
血液	溶菌酶升高	慢性支气管炎
	Ⅱ型原胶原氨基端前肽	肺纤维化
	淋巴细胞染色畸变、姐妹染色单体交换增加	遗传损伤
	嗜酸性粒细胞、IgE 增加	哮喘、过敏性炎症
呼出气	NO 增加	哮喘、慢性支气管炎
诱导痰	细胞因子、嗜酸性粒细胞阳离子蛋白、硝酸盐和亚硝酸盐增高	哮喘、COPD

续表

生物材料	指标	意义
支气管肺泡灌洗液	细胞学改变	各种类型的炎症
	组氨酸增高	过敏性炎症
	细胞因子和自由基分泌增加	肺纤维化
	细胞间质蛋白的 mRNA 增加	肺纤维化
	TNF 的 mRNA 增加	肺纤维化
DNA	K－ras 激活	细胞转化
	P53 突变	肿瘤抑制活性减弱

（三）资料统计分析

可应用卫生统计学和流行病学方法，对获得的指标进行分析。多因素分析除经典的逐步回归方法外，常采用条件或非条件 Logistic 回归模型进行多因素分析，分析暴露与健康结局间的相关性。Poisson 广义相加模型等方法也被用于健康资料分析。例如，分析某城市大气污染的健康效应时间序列研究资料，可通过建立该城市不同大气污染物与居民呼吸系统疾病、心血管疾病、死亡人数之间的 Poisson 广义相加模型，采用平滑样条函数，排除气温、星期效应等混杂因素的影响，由 AIC 最小原则，筛选出最终进入模型的自变量，同时研究了大气污染的滞后性。如要研究某城市大气污染对日均急救量的影响，需要收集该城市逐日居民日均急救个案、空气污染物（$PM_{2.5}$、PM_{10}、SO_2、NO_2、CO、O_3）和气象因素（气温、湿度、气压、降水量、风速、日照时数）的日均浓度资料，采用 Spearman 相关性分析空气污染物与气温、湿度、风速的相关性。控制星期效应、时间趋势、气象等混杂因素，采用广义线性模型（GLM），分析居民日均急救接诊人次受空气污染的短期影响。

第六节　大气卫生的防护措施、监督和管理

一、大气卫生的防护措施

大气污染程度受多种因素影响，包括能源结构、工业布局、交通管理、人口密度、地形、气象和植被等社会因素和自然因素。2015 年 8 月 29 日，《大气污染防治法》经第十二届全国人民代表大会常务委员会第十六次会议修订通过。新《大气污染防治法》规定了大气污染防治的基本原则，详细阐述了大气污染防治标准和限期达标规划、大气污染防治的监督管理、大气污染防治措施、燃煤和其他能源污染防治、工业污染防治以及重污染天气应对等。党的十九大报告要求“坚持全民共治、源头防治，持续实施大气污染防治行动，打赢蓝天保卫战”，中央经济工作会议要求进一步明显降低 $PM_{2.5}$浓度，明显减少重污染天数，明显改善大气环境质量，明显增强人民的蓝天幸福感。各地要深入贯彻落实党中央、国务院的决策部署，持续推动产业、能源、运输和用地结构调整，抓好重污染天气应对，继续深入开展大气污染防治工作，共同推动环境质量持续改善。大气污染必须坚持综合防治原则。

（一）加大综合治理力度，减少多污染物排放

1. 加强工业企业大气污染综合治理

（1）全面整治燃煤小锅炉　加快推进集中供热、“煤改气”“煤改电”工程建设。

（2）加快重点行业脱硫、脱硝、除尘改造工程建设　所有燃煤电厂、钢铁企业的烧结机和球团生产设备、石油炼制企业的催化裂化装置、有色金属冶炼企业，都要安装脱硫设施，每小时 20 蒸吨及以

上的燃煤锅炉，要实施脱硫。

（3）推进挥发性有机物污染治理　在石化、有机化工、表面涂装、包装印刷等行业，实施挥发性有机物综合整治，在石化行业开展“泄漏检测与修复”技术改造。

2. 深化面源污染治理

（1）综合整治城市扬尘　加强施工扬尘监管，积极推进绿色施工，建设工程施工现场应全封闭，设置围挡墙，严禁敞开式作业，施工现场道路应进行地面硬化。渣土运输车辆应采取密闭措施，并逐步安装卫星定位系统。推行道路机械化清扫等低尘作业方式。大型煤堆、料堆要实现封闭储存或建设防风抑尘设施。推进城市及周边绿化和防风防沙林建设，扩大城市建成区绿地规模。

（2）开展餐饮油烟污染治理　城区餐饮服务经营场所，应安装高效油烟净化设施，推广使用高效净化型家用吸油烟机。

3. 强化移动源污染防治

（1）加强城市交通管理　实施公交优先战略，提高公共交通出行比例，加强步行、自行车交通系统建设。

（2）提升燃油品质　加快石油炼制企业升级改造。

（3）加强机动车环保管理　环保、工业和信息化、质检、工商等部门联合加强新生产车辆环保监管，严厉打击生产、销售环保不达标车辆的违法行为；加强在用机动车年度检验，不达标车辆不得发放环保合格标志，不得上路行驶。

（4）大力推广新能源汽车。

（二）调整优化产业结构，推动产业转型升级

（1）严控高污染、高耗能的资源性行业新增产能。

（2）加快淘汰落后产能。

（3）压缩过剩产能。

（4）坚决停建产能严重过剩行业和违规在建项目。

（三）加快企业技术改造，提高科技创新能力

（1）强化科技研发和推广。加强灰霾、臭氧的形成机制、来源解析、迁移规律和监测预警等研究，为污染治理提供科学支撑。加强大气污染与人群健康关系的研究。

（2）全面推行清洁生产。

（3）大力发展循环经济。

（4）大力培育节能环保产业。

（四）加快调整能源结构，增加清洁能源供应

（1）控制煤炭消费总量。

（2）加快清洁能源替代利用。加大天然气、煤制天然气、煤层气供应。

（3）推进煤炭清洁利用。

（4）提高能源使用效率。

（五）严格节能环保准入，优化产业空间布局

（1）调整产业布局。

（2）提高环境监管能力。

（3）加大环保执法力度。

（4）实行环境信息公开。

（六）建立监测预警应急体系，妥善应对重污染天气

1. 建立监测预警体系 环保部门要加强与气象部门的合作，建立重污染天气监测预警体系。

2. 制定完善应急预案 空气质量未达到规定标准的城市，应制定和完善重污染天气应急预案并向社会公布；要落实责任主体，明确应急组织机构及其职责、预警预报及响应程序、应急处置及保障措施等内容，按不同污染等级确定企业限产停产、机动车和扬尘管控、中小学校停课以及可行的气象干预等应对措施。开展重污染天气应急演练。

3. 及时采取应急措施 将重污染天气应急响应纳入地方人民政府突发事件应急管理体系，实行政府主要负责人负责制。要依据重污染天气的预警等级，迅速启动应急预案，引导公众做好卫生防护。

二、大气卫生的监督和管理

（一）预防性卫生监督

向大气排放污染物的任何新建、扩建和改建项目，必须遵守国家有关建设项目环境保护管理的规定。在城市新建、改建或扩建规划阶段，应充分掌握城市功能分区，污染源的种类、数量和布局，居住区的位置，绿地分布等情况；必须掌握当地的气象和地形资料。

（二）经常性卫生监督

对于面源、点源和线源污染，应定期进行大气质量检测，积累有关资料，进行动态观察。对于主要污染源，应重点排查污染物排放设施、处理设施和在正常作业条件下排放污染物的种类、数量、浓度，并提供防治大气污染方面的有关技术资料；制定发生紧急事故的处理措施。对于居民区的局部大气污染，应加以管理。定期对居民和企事业单位进行环保和卫生知识的宣传和普及，及时向政府部门通报大气卫生监督和管理情况。

练习题

答案解析

一、单选题

1. 下列关于对流层的叙述，正确的是（　）

A. 气温不随高度变化　　B. 气温随高度增加而升高

C. 气温随高度增加而降低　　D. 能使地球生物免受射线损害

E. 能反射紫外线

2. 下列属于大气二次污染物的是（　）

A. 一氧化碳　　B. 臭氧　　C. 二氧化碳

D. 硫化氢　　E. 一氧化氮

3. 大气污染对健康的直接危害，不包括（　）

A. 急性中毒　　B. 慢性中毒　　C. 佝偻病

D. 肺癌　　E. 变态反应

4. 大气污染对健康的间接危害，不包括（　）

A. 温室效应　　B. 臭氧层破坏　　C. 酸雨

D. 免疫力下降　　E. 大气能见度降低

5. 光化学烟雾的成分，不包括（　）

A. 甲醛　B. 臭氧　C. 过氧苯酰硝酸酯

D. 过氧乙酰硝酸酯　E. 二氧化碳

6. 引起温室效应的气体，不包括（　）

A. 二氧化碳　B. 一氧化碳　C. 含氯氟烃

D. 甲烷　E. 氧化亚氮

7. 下列不属于有利于光化学烟雾形成条件的是（　）

A. 气温高　B. 气温低　C. 天气晴朗

D. 风速小　E. 紫外线强烈

二、简答题

简述煤烟型烟雾事件和光化学烟雾事件发生条件的比较。

（丁世彬）

书网融合……

本章小结　微课　题库

第四章　水体卫生

PPT

学习目标

知识目标

1. 掌握　水质的性质和评价指标；水体污染物的转归；水体污染调查、监测的方法和内容。

2. 熟悉　水体污染的主要来源、特点、危害及自净机制；水体的污染特点及自净机制；水体污染的危害。

3. 了解　水资源的种类及其卫生学意义；水体污染物的类型、污染物、污染标志和废水来源；水环境质量标准的类型及主要指标。

能力目标

在整体了解水体卫生的基础上，能够根据区域企业工厂的类型、生活方式等，综合分析水体污染的来源，区域水体环境可能对健康造成的危害，水质质量和相关指标的含义。

素质目标

通过本章学习，培养用辩证和发展的眼光看待问题的能力及科学严谨的求知作风；体现“绿水青山就是金山银山”的理念。

情境导入

情景：根据2022年1—4月国家监测数据显示，某河河口水质持续劣Ⅴ类，其中1月份总磷浓度达到了1.02mg/L，超考核目标1.6倍。2022年2月、3月连续两个月，成为全国唯一一个国控入海河流劣Ⅴ类断面。经调查发现，该河流域淡水养殖约4200万平方米、畜禽养殖约1149家，养殖种类以罗非鱼、文昌鸡和生猪为主。河道两岸部分养殖户长期非法侵占河道管理范围。养殖户在捕鱼和清塘时，将养殖尾水和未得到有效处理的底泥一并排入河道，造成河道水体严重污染。

思考：

1. 针对水体污染，应该如何进行现场水样采样布点？检测项目有哪些？评价标准有哪些？
2. 从保护居民健康的角度出发，你应该向当地政府决策部门提出哪些合理化建议？
3. 如何利用新技术、新方法实现经济与生态环境协同发展？

水是自然界的重要组成物质，是环境中最活跃的要素之一，在生态平衡中具有重要的作用。水是一切生命过程必需的基本物质，不仅是构成机体的主要成分，还有许多生理功能。

地球表面70%以上被水覆盖。陆地淡水资源总量只占地球上水体总量的2.53%，且大部分为主要分布在南北两极的固体冰川。目前技术条件下无法大规模利用。人类目前利用的淡水资源，主要是河流水、淡水湖泊水及浅层地下水。储量只占全部淡水总量的0.3%。全球淡水资源不仅短缺，且地区分布极不平衡。

2021年统计数据显示，我国水资源总量29638.2km^3，比多年平均值高7.3%；其中，地表水资源量28310.5km^3，地下水资源量8195.7km^3；地下水与地表水资源不重复量为1327.7km^3。我国淡水资源总量约占全球水资源的6%，仅次于巴西、俄罗斯、加拿大，居世界第四位；但我国是全球人均水资源最贫乏的国家之一，仅为世界平均水平的28%；我国的水资源时空分布不均匀，南北差异较大。

第一节　水资源的种类及其卫生学特征

一、水资源分布

水资源（water resource）指地球上具有一定数量和可用质量，能从自然界获得补充并可以利用的水；即目前人类能够真正利用的淡水资源，主要是逐年可以得到更新的淡水量。最能反映水资源数量和特征的是河流年径流量，它不仅包含降雨时产生的地表水，还包含地下水的补给。地球上天然水资源分为降水、地表水和地下水。

水资源在自然界中的时空分布不同。各大洲的年径流量，亚洲最多，其次为南美洲、北美洲、非洲、欧洲、大洋洲。人均径流量，大洋洲最多，其次为南美洲、北美洲、非洲、欧洲、亚洲。地区分布中，巴西、俄罗斯、加拿大、中国、美国、印度尼西亚、印度、哥伦比亚和刚果等9个国家的淡水资源占世界淡水资源的60%。同一地区中，不同时间水资源分布的差异性很大，一般夏多冬少。

随着人口增长和经济发展，水体污染和水资源浪费等原因，全球淡水资源供需矛盾突出，已难以满足人们日常生活、商业和农业对水资源的需求。因此，我们应加强保护水资源意识，加大保护水环境力度。

二、降水及其卫生学特征

降水（precipitation）是对雨、雪、雹、露、霜等现象的统称，水质较好、矿物质含量较低，但水量无保证。降水是地表径流的本源，亦是地下水的主要补给来源。我国降水量的地区分布极不平衡，季节分配也不均匀，不同年份差别较大。一般，东南部湿润多雨，向西北内陆逐渐递减，呈现明显的多雨区和干旱区。

降水水质主要受降水来源地影响。首先，降水过程中，大气中的物质会溶解在降水中。如大气环境质量优良，降水质量好；如大气被污染，降水水质也会受到相应的污染，若大气被SO_2、NO_x等污染，该地区降水中因含硫酸、硝酸等物质而形成酸雨。其次，降水水源地环境对降水水质也有一定影响，如沿海地区降水中会含有较多的盐分、碘等海水成分。

三、地表水及其卫生学特征

地表水（surface water）是降水在地表径流和汇集后形成的水体，主要有河流、湖泊、沼泽、冰川等。地表水以降水为主要补充来源，与地下水相互补充。按水源特征分为封闭型和开放型两种：封闭型地表水主要指湖泊和水库水等，开放型地表水主要指江水和河水等。

地表水水量受流经地区季节和气候因素的影响较大。根据水量大小和水位高低，可分为丰水期和枯水期。降水大量进入江河湖泊，水量达最大时称为丰水期；一年中水量最小、水位最低的时期称枯水期。

地表水水质受流经地区的地质状况和人为活动等因素影响。一般地表水水质较软，含盐量较少。地表水与当地土壤、岩石等长期接触，故土壤中的物质会溶解在地表水中影响水质。水质还受人类活动的影响，特别是人为污染，是影响地表水水质的最主要因素；如含汞污水大量排放，会出现汞中毒的公害病等。从利用角度来看，地表水不宜防护，容易污染；但其水量充足，取用方便。

四、地下水及其卫生学特征

地下水（underground water）是由降水和地表水经土壤地层渗透到地面以下而形成。地表水水质和地表土壤层环境会直接影响地下水水质。地表水是地下水的主要来源，流经地表土壤层时，一方面受土壤层的过滤和吸附作用，地表水获得净化，使污染物含量降低；另一方面地表水也会溶解土壤层中的矿物质，使地下水的矿物质增高。故一般地下水比地表水水质好，但矿化度高、水质较硬。

根据地下水与不同土壤层的关系，可分为浅层地下水、深层地下水和泉水（spring water）。

1. 浅层地下水 指在地表下第一个不透水层之上的地下水，水质物理性状较好，细菌数较少，硬度较高，是我国广大农村最常用的水源。

2. 深层地下水 指在第一个不透水层以下的地下水，水质较好，透明无色，水温恒定，细菌数很少。水量较稳定，常被用作城镇或企业的集中式供水水源。

3. 泉水 是地下水通过地表缝隙自行涌出的地下水。浅层地下水由于地层的自然塌陷或被溪谷截断而使含水层露出，水自行外流即为潜水泉；深层地下水由不透水层或岩石的天然裂隙中涌出，称为流泉。两者水质特点分别与浅层和深层地下水相似。

第二节 水质的性状和评价指标

水质的安全性，可直接或间接影响人体健康。水质是否符合卫生要求，是否受到污染及污染的来源、性质和程度，可根据以下水质性状指标结果做出评价，继而判断其对人体可能造成的危害。

一、物理性状指标

根据水的物理性状指标，可判断水质的感官性状是否良好，也可以说明水质是否受到污染。

1. 水温 是水的物理特性，可影响水中生物、水体自净和水的利用。水体在水平和垂直方向都存在温度差异，地表水温度随季节和气候条件的变化而改变，变化范围在0.1～30℃之间。地下水的温度和地温密切相关，地下水的温度较恒定，愈是深层地下水，水温愈恒定，一般变化范围为8～12℃。地下水温度如有剧烈变动时，表示有被污染的可能，可能是地面水大量流入。

2. 色 洁净水是无色的。天然水经常呈现的各种颜色是自然环境中有机物的分解、无机物的溶解以及浮游生物的种类和数量造成的。水中腐殖质过多时呈棕黄色，黏土使水呈黄色。水体由于藻类大量繁殖可使水面呈不同颜色，如硅藻呈棕绿色，蓝绿藻呈绿宝石色等。水体受工业废水污染后，可呈现该工业废水特有的颜色。不同的水体呈现出来的色度不同，多数清洁的天然水色度在15°～25°，湖泊水的色度可达60°以上，有时可高达数百度。水色还受天气、土壤和塘泥及周围环境等影响，因此水色不能作为唯一判断水质的根据。

3. 浑浊度 水浑浊度（turbidity）表示水中悬浮物和胶体物对光线透过时的阻碍程度，主要取决于胶体颗粒的种类、大小、含量、形状和折射指数。浑浊度标准单位是以1L水中含有相当于1mg标准硅藻土形成的浑浊状况为1个浑浊度单位，简称1度。

浑浊度常用来判断水是否遭受污染。地表水因流经地区的土壤和地质条件及不同季节而不同。地下水一般较清澈，若水中含有二价铁盐，与空气接触后会产生氢氧化铁，水呈棕黄色浑浊状态。必须强调的是，不浑浊的水不一定未受污染。水的浑浊度会影响水的感官性状，使人产生厌恶感，给水的利用增加困难。

4. 臭和味 水的臭和味是指水具有的异臭和味道，洁净水是无臭气和异味的。水的臭和味往往来自水中有机物质、无机物质、微生物等。如水中含有硫化氢时呈臭蛋味，硫酸钠或硫酸镁过多时呈苦味，含铁盐过多时有涩味。水中含适量碳酸钙和碳酸镁时使人感到甘美可口，含氧较多的水略带甜味。如水体受人畜粪便、生活污水或工业废水污染时，可呈现出异常的臭和味。水中的含气量、温度、pH等因素，也会影响水的味道。

二、化学性状指标

水质的化学性状复杂，需要较多的评价指标，阐明水质的化学性质及污染状况。

1. pH 纯水的pH等于7，天然水的pH一般在7.2～8.5之间。水体受大量有机物污染时，有机物因氧化分解产生游离二氧化碳，水的pH降低。大量酸碱工业废水排入水体时，水的pH发生明显变化。酸雨的发生，可造成水库、湖泊等水体酸化。

2. 硬度 水的硬度（hardness of water）指溶解于水中钙、镁盐类的总量，以$CaCO_3$（mg/L）表示。水的硬度一般分为碳酸盐硬度（钙、镁的重碳酸盐和碳酸盐）和非碳酸盐硬度（钙、镁的硫酸盐、氯化物等）；也可分为暂时硬度和永久硬度。暂时硬度是指水经煮沸后能去除的那部分硬度，永久硬度则指水煮沸后不能去除的硬度。水煮沸时，水中重碳酸盐分解形成碳酸盐而沉淀，但由于钙、镁的碳酸盐并非完全沉淀，故暂时硬度往往小于碳酸盐硬度。

天然水硬度因地质条件不同差异很大。地下水的硬度一般高于地表水。当地表水受硬度高的工矿废水污染，或排入水中的污染物使pH降低，导致地表水溶解力增大，均可使水的硬度增高。

3. 总固体 是指水样在105～110℃下缓慢蒸发至干后的残留物总量，是水中溶解性固体和悬浮性固体的总称，由有机物、无机物、各种生物体和土壤颗粒等组成。溶解性固体是水样过滤后，将滤液蒸干所得的残留物，主要取决于水中溶解的矿物性盐类和溶解性有机物的多少。悬浮性固体是水中不能通过滤器的固体物干重。

水中总固体（total solid）经烧灼后，有机物被全部氧化分解而挥发，剩下的为矿物质。烧灼后的损失量，可说明水中有机物的含量。总固体愈少、水愈清洁。水受污染时，总固体增加。

4. 含氮化合物 水的含氮化合物指水中所有含氮的有机物和无机物，主要包括有机氮、蛋白氮、氨氮、亚硝酸盐氮和硝酸盐氮。有机氮是有机含氮化合物的总称，蛋白氮是已经分解成较简单的有机氮，二者主要来源于动植物。当水中有机氮和蛋白氮显著增高时，表示水体新近受到有机物污染。

水中的含氮有机物，在有氧条件下，经硝化细菌分解形成最初产物氨氮、中间产物亚硝酸盐氮和最终产物硝酸盐氮。这三者作为硝化过程不同阶段的产物，可反映有机污染物无机化过程的不同阶段。根据水体中氨氮、亚硝酸盐氮、硝酸盐氮的含量变化综合分析，判断水质的污染状况。

5. 溶解氧 是指溶解在水中的氧含量，与空气中的氧分压、水温有关。同一地区的氧分压变化很小，故水温是主要影响因素，水温愈低，水中溶解氧（dissolve doxygen，DO）含量愈高。

清洁地表水的溶解氧含量接近饱和状态。一般水层越深，溶解氧含量愈低，尤其是湖泊、水库等静止水体更为明显。水中有大量藻类植物生长时，可使水中溶解氧呈过饱和状态。有机物污染水体或藻类大量死亡时，水中溶解氧可被消耗。若耗氧速度大于复氧速度，水中溶解氧持续降低，厌氧微生物繁殖，有机物腐败分解，水体发臭发黑。因此，溶解氧含量可作为评价水体有机性污染及其自净程度的间接指标。

6. 化学耗氧量 指在一定条件下，用高锰酸钾、重铬酸钾等强氧化剂氧化水中有机物所消耗的氧量。它是测定水体有机物含量的间接指标，代表水体被氧化的有机物和还原性无机物的总量。有机物越多，化学耗氧量（chemical oxygen demand，COD）越高。

7. 生化需氧量 指水中有机物在有氧条件下，被需氧微生物分解时消耗的溶解氧量，单位 mg/L。水中有机物愈多，生化需氧量（biochemical oxygen demand，BOD）愈高。生物氧化过程与水温有关，在实际工作中规定以 20℃培养 5 日后，1L 水中减少的溶解氧量为 5 日生化需氧量。它是评价水体污染状况的一项重要指标，水中有机物愈多，生化需氧量愈高。

8. 总有机碳和总需氧量

（1）总有机碳 指水中全部有机物的含碳量，表示水中有机物的相对含量，是评价水体有机物污染程度的综合性指标之一。

（2）总需氧量 指 1L 水中还原物质在一定条件下氧化时所消耗氧的毫升数，是评定水体被污染程度的一个重要指标。

由于目前生化需氧量测定时间长，不能迅速反映水体被需氧有机物污染的程度。因此，总有机碳和总需氧量的检测在实际工作中经常被使用。

9. 其他常用指标 有氯化物、硫酸盐、重金属和难分解的有机物（汞、镉、砷、铬、铅、酚、氰化物、有机氯和多氯联苯）等。

随着生产和生活方式的改变，排入水体的有害物质种类和数量也会发生新的变化，需要我们持续关注和研究。

三、微生物学性状指标

天然水常含有多种微生物，水体受人畜粪便、生活污水或工业废水污染时，水中细菌大量增加，所以细菌学，特别是指示菌检查，在水体卫生中具有重要意义。水中细菌总数和粪大肠菌群数在水质评价中常作为微生物学性状指标。

1. 细菌总数 指 1ml 水在普通琼脂培养基中，经 37℃培养 24 小时后，生长的细菌菌落数。它可以反映水体受生物污染的程度，水体污染愈严重，水的细菌总数愈多。但该指标只能说明这种实验条件下适宜生长的细菌数，不能表示水中所有的细菌数，更不能指出有无病原菌存在。因此细菌总数只作为水体被生物污染的参考指标。

2. 粪大肠菌群 总大肠菌群指在 37℃生长时能使乳糖发酵、24 小时内产酸产气的需氧及兼性厌氧的革兰阴性无芽孢杆菌。水体中广泛存在两种大肠菌群：一种是人和其他温血动物（牛、羊、狗等）肠道内存在的大肠菌群，称为粪大肠菌群，具有指示菌意义，在（44.5 ±0.2）℃环境中培养，能生长繁殖使乳糖发酵而产酸产气；另一种是土壤、水等自然环境中本来就存在的，44.5℃培养时，不再生长。

研究表明，某些肠道病毒对氯的抵抗力比大肠菌群强，故大肠菌群数符合规定，并不能完全代表水质在微生物学上足够安全。由于尚未找到可替代的指标，所以大肠菌群仍作为粪便污染的指示菌。

第三节 水体的污染源和污染物

水体污染（water pollution）指人类活动排放的污染物进入水体，超过了水体自净能力，使水和水体底质的理化特性，水环境中的生物特性、组成等，发生改变，影响水的使用价值，水质恶化，乃至危害人体健康或破坏生态环境的现象。水体污染的原因有两类：①自然因素，如特殊的地质条件使某种化学元素大量富集、岩石的风化和水解、火山喷发等；②人为因素，主要来自人类的生产或生活活动。一般来说，水体污染主要是人为因素造成的。

一、水体污染的主要来源

水体污染源通常指向水体排入污染物或对水体产生有害影响的场所、设备和装置。水体污染源根据不同的分类方法，可以有不同的分类形式：①按污染物的来源，可分为工业污染源、生活污染源、农业污染源和天然污染源；②按污染物的性质，可分为有机污染源、无机污染源、热污染源、噪声污染源、放射性污染源和混合污染源等；③按污染物排放空间，可分为点污染源和面污染源。

造成水体污染的原因是多方面的，主要来源有以下几方面。

1. 工业废水 是指工业生产过程中产生的废水和废液，有随水流失的工业生产用料、中间产物、副产品及生产过程中产生的污染物，包括生产废水、生产污水及冷却水等，是水污染的主要原因。工业废水的特点是水质和水量因生产品种、工艺和生产规模等，各不相同。除间接冷却水外，工业废水含有多种与原材料有关的物质，存在形态各异，且常为有毒物质。随着工业的迅速发展，废水的种类和数量迅猛增加，水体污染日趋广泛，严重威胁人类的健康和安全。因此，要合理处置工业废水，综合开发利用；需要根据废水中污染物的成分和浓度，采取相应净化措施处理后排放。

2. 生活污水 是人们日常生活的洗涤废水和粪尿污水等，含有大量有机物（蛋白质、淀粉、脂肪等）、无机物（氯化物、硫酸盐、磷酸盐等）和病原微生物（肠道病原体等）。近年来大量使用合成洗涤剂，污水中磷含量显著增加。受含磷、氮等污水污染造成水体中藻类大量繁殖，有机物增加，溶解氧下降，水质恶化的现象，称为水体富营养化。由于治理周期长，投入高，水质富营养化已成为我国淡水湖泊的重要污染类型。

3. 农业污水 指农牧业生产排出的污水，或降水、灌溉水流过农田，或经农田渗漏排出的水。主要有农田径流、饲养场污水、农产品加工污水。污水中含有各种病原体、悬浮物、化肥、农药、不溶解固体物和盐分等。农业污水数量大、影响面广；如高残留有机氯农药的使用，破坏全球水体环境。近年来，农村规模化养殖业引发抗生素的滥用，许多河流湖泊中出现了抗生素污染。

4. 其他 电子污染指电子产品对环境产生污染，这是一种新型污染。废弃的电子产品中常含有大量易溶于水的无机物、有机物及致病微生物等，雨水淋洗后进入地表径流而造成水体污染。海上石油开采、大型运油船只泄漏事故及航海船只产生的废弃物等，则是海洋污染的重要来源。

二、水体污染物

水体污染物指进入水体后，使水体的正常组成和性质发生恶化的有害物质，直接或间接危害人类健康。通过各种途径进入水体的污染物种类繁多，性质各异，一般分为物理性、化学性和生物性。

1. 物理性污染物 主要指热污染和放射性污染。水体热污染主要来源于工业冷却水。水中放射性物质可以来自天然放射性核素，也可以来自人为的放射性污染，包括核工业、核研究和核医疗等单位排放的废水、废气、废渣。

2. 化学性污染物 水具有很强的溶解能力，工业废水和生活污水未经有效净化即排入水体，尤其是工业废水中化学物质的种类和数量不断增加，使得化学性污染成为当今最主要的水污染。水体污染的化学物质包括无机物（铅、汞、氮、磷、氰化物及酸、碱、盐等）和有机物（苯、酚、石油及其制品等）两大类。

3. 生物性污染物 天然水体受生物性污染的范围较广，主要来源于生活污水、医院污水、水体富营养化（eutrophication）、畜牧和屠宰场的废水等，垃圾和地表径流也可能带有大量病原体和其他微生物。

三、我国水环境污染的概况

2022 年，全国 3641 个地表水国控断面（点位）开展了水质监测，3641 个国家地表水考核断面中，水质优良（Ⅰ～Ⅲ类）断面比例为 87.9%，同比上升 3.0 个百分点；Ⅳ～Ⅴ类水质断面占 11.4%；劣Ⅴ类断面比例为 0.7%，同比下降 0.5 个百分点。主要污染指标为化学需氧量、高锰酸盐指数和总磷。

主要江河水质状况：2022 年，地表水国控断面（点位）覆盖了长江、黄河、珠江、松花江、淮河、海河、辽河等七大流域及西北诸河、西南诸河和浙闽片河流水质优良（Ⅰ～Ⅲ类）断面比例为 90.2%，同比上升 3.2 个百分点；劣Ⅴ类断面比例为 0.4%，同比下降 0.5 个百分点。主要污染指标为化学需氧量、高锰酸盐指数和总磷。其中，浙闽片河流、长江流域、西南诸河、西北诸河和珠江流域水质为优；黄河、淮河和辽河流域水质良好；海河和松花江流域为轻度污染。

重点湖（库）水质状况及营养状态：2022 年，监测的 210 个重点湖（库）中，水质优良（Ⅰ～Ⅲ类）湖（库）个数占比 73.8%，同比上升 0.9 个百分点；劣Ⅴ类水质湖（库）个数占比 4.8%，同比下降 0.4 个百分点。主要污染指标为总磷、化学需氧量和高锰酸盐指数。204 个监测营养状态的湖（库）中，中度富营养的 12 个，占 5.9%；轻度富营养的 49 个，占 24.0%；其余湖（库）为中营养或贫营养状态。其中，太湖和巢湖均为轻度污染、轻度富营养，主要污染指标为总磷；滇池为轻度污染、轻度富营养，主要污染指标为化学需氧量和总磷；洱海和丹江口水库水质均为优、中营养；白洋淀水质良好、中营养。

第四节　水体的污染、自净和污染物的转归

一、各种水体的污染特点

水具有流动性，环境条件各异，河流、湖泊、水库、海洋等各种水体的污染特点不同，了解这些特点可以全面研究和评价水污染。

1. 河流　河流污染程度随径流量而变化。排污量相同的情况下，河流径流量愈大，污染程度愈低；径流量的季节性变化较大，故污染程度和时间上差异明显。河流的流动性大，污染物扩散快，污染范围不限于污染发生区，还可殃及下游地区，甚至影响到海洋。河水是主要的饮用水源，污染物通过饮水可直接毒害人体，也可通过食物链和灌溉农田间接危及人身健康。

2. 湖泊、水库　水面宽阔、流速缓慢、沉淀作用强、稀释混合能力较差、水交换缓慢等特点。湖泊、水库的污染物来源广、途径多、种类复杂；污染物进入后，不易被湖水充分混合稀释，但易沉入湖底；且难通过湖流的搬运作用，经出湖口河道向下游输送。湖泊的缓流水面使水的复氧作用降低，自净能力减弱。湖泊、水库水接纳过多含磷、氮的污水时，藻类等浮游生物大量繁殖形成水体富营养化，是湖泊、水库污染的主要现象。

3. 地下水　与地表水关系密切，地表水通过各种途径渗入地下成为地下水。一般地下水因地表土壤层的过滤、吸附等作用，污染物含量会低于地表水。但因地层复杂，地下水流动缓慢，一旦污染，则具有过程缓慢、不易发现和难以治理的特点；即使彻底消除其污染源，水质仍需较长时间才能恢复。

4. 海洋　海洋污染的特点是污染源多，持续性强，扩散范围广，防治难，危害大。

二、水体污染的自净及其机制

1. 水体污染的自净作用　指水体受污染后，污染物在水体的物理、化学和生物学作用下，使污染

成分不断稀释、扩散、分解破坏或沉入水底，水中污染物浓度逐渐降低，水质最终又恢复到污染前状况的过程。影响水体自净过程的因素很多，如地形、水文条件、微生物种类和数量、水温和复氧能力（风力、风向、水体紊流状况等），污染物性质和浓度等。

水体一旦受到污染就开始自净，由弱到强，直至水质逐渐恢复到正常状态。水体自净过程中，污染物的浓度逐渐降低，大多污染物在物理、化学和生物学作用下，转变为低毒或无毒的化学物；部分污染物，可随着环境的能量流动和物质循环进入食物链，影响人类健康。

2. 水体自净机制 包括稀释、混合、吸附沉淀等物理作用，氧化还原、分解化合等化学作用，生物分解、生物转化和生物富集等生物学作用。各种作用可相互影响，同时发生并交互进行。物理作用主要影响污染物的浓度，化学和生物学作用改变污染物的质和量。自净的前期以物理和化学作用为主，后期以生物学作用为主。

三、水体污染物的转归

水体污染物的转归指污染物在水环境中的空间位移和形态改变。前者表现为量的变化，后者是质的改变；这两种变化之间通常相互联系。

1. 污染物的迁移 迁移是指污染物从某一地点转移到另一地点，从一种介质转移到另一种介质的过程。它只是污染物空间位置的移动，改变污染物在不同地点和介质中的数量，但总量不变。表现为污染物向下游推移和搬运、沉入底泥、经食物链转移到生物体和挥发进入大气等。

（1）生物富集作用（bioenrichment） 指某些生物不断从环境中摄取浓度极低的污染物，在体内逐渐聚集，通过食物链，使该物质在生物体内达到相当高，甚至引起生物或人中毒的作用。

（2）生物放大作用（biomagnification） 是由于食物链上各级生物的生物富集作用，使高位营养级生物体内污染物浓度大大高于低位营养级生物的现象。

2. 污染物的转化 转化主要指污染物在水体中发生的物理、化学、生物学和光化学作用。通过这些作用，污染物的原有形态、分子结构、化学性质、毒性及生态学效应发生改变。

水体污染物的物理转化主要通过挥发、吸附、凝聚及放射性元素的蜕变等作用完成。化学转化主要通过水解、化合、氧化还原等作用实现。生物转化一般指水中某些有毒污染物在水中微生物作用下转变成无毒或低毒化合物。

第五节 水体污染的危害

水体中的污染物不仅影响水体质量，也影响生态环境和人群健康。

一、生物性污染的危害

天然水体受生物污染的范围很广，主要包括病原体污染、藻类及其毒素等，对生态环境和人群健康造成不良影响。本节主要论述由病原体等生物性污染导致的介水传染病和水体中的藻类毒素对健康的影响。

1. 生物性病原体的污染危害 水中病原体主要来源于人畜粪便、生活污水、医院废水、畜牧屠宰、皮革和食品加工的废水。水体中最常见的病原体主要如下：①致病细菌，如伤寒杆菌、副伤寒杆菌、痢疾杆菌、霍乱弧菌和致病性大肠埃希菌等；②致病病毒，如甲型和戊型肝炎病毒、人类轮状病毒、脊髓灰质炎病毒、柯萨奇病毒及腺病毒等；③寄生虫，如溶组织阿米巴原虫、蓝氏贾第鞭毛虫、隐孢子虫、血吸虫等；④其他，如沙眼衣原体、钩端螺旋体等。全球范围内，介水传染病事件时有发生，人们通过饮水、食物、洗涤和娱乐等活动，直接或间接接触被生物性污染的水体，可能会引起水中生物性污染相关疾病的发生和流行，给人群健康和社会稳定带来巨大威胁。大量数据表明，生物性污染依然是引起人群健康问题、导致健康危害的重要因素。

2. 水中藻类及其毒素的危害 水中藻类的危害是水体富营养化导致的结果。表现为：富营养化水体中，藻类大量繁殖聚集在一起，水质出现臭和味，影响水的感观性状；藻类产生的黏液黏附于水生动物的腮上，影响其呼吸，导致水生动物窒息死亡，如夜光藻对养殖鱼类的危害极大；赤潮藻大量繁殖时分泌的有害物质，如硫化氢、氨等，可破坏水体生态环境，使其他生物中毒及生物群落组成发生异常；藻类大量繁殖死亡后，细菌分解过程中不断消耗水中的溶解氧，使水中溶解氧含量急剧降低，引起鱼、贝类及其他水生生物缺氧而大量死亡。藻类的各种危害都会带来一定的经济损失。

水体中有些藻类会产生毒素，如腹泻性毒素、神经性贝毒等。藻类毒素对水体的污染已成为一个全球性环境问题。在富营养化淡水湖泊中生长的优势藻类是毒性较大的蓝藻，已知的产毒种属有40多种，铜绿微囊藻产生的微囊藻毒素和泡沫节球藻产生的节球藻毒素，是富营养化水体中含量最多、对人体危害最大的两类毒素。

二、化学性污染的危害

工业废水和生活污水未经有效处理排入水体，是化学性污染的主要原因。通常水体化学性污染对人群健康的影响表现为长期慢性危害。水体化学性污染的急性危害往往表现为水体环境和饮用水水源的影响。我国水体化学性污染形势严峻，水源水质污染是影响城市供水水质和饮水安全的重要问题。本节仅以酚和多氯联苯为代表，介绍水体污染物的危害。

1. 酚类化合物 指芳香烃中苯环上氢原子被羟基取代生成的化合物。自然界中存在的酚类化合物有2000多种。酚类化合物按其能否随水蒸气一起挥发，分为挥发酚和不挥发酚；根据苯环上羟基数目，分为一元酚和多元酚。酚类化合物有特殊臭味，易被氧化，易溶于水、乙醇等多种溶剂。

酚类化合物种类繁多，有苯酚、甲酚、氨基酚、硝基酚、萘酚、氯酚等，其中苯酚、甲酚污染最突出。天然水体中含有微量的酚类化合物，浓度高或突然增加，意味着水体存在酚类物质的污染。酚在炼焦、炼油、制取煤气、造纸及用酚作为原料的工业企业中广泛使用，伴随生产和使用进入水体，工业废水中的酚已成为水体中重要有机化学污染物。酚类化合物还广泛用于消毒、灭螺、除锈、防腐等。酚类化学物对人群健康的影响，主要来自水体污染突发事件和化学品不当使用。

酚在低浓度时使蛋白质变性，高浓度时使蛋白质沉淀。酚对皮肤黏膜有强烈的刺激腐蚀作用，也可抑制中枢神经系统或损害肝肾功能。水体中的酚可经皮肤接触或胃肠道吸收。进入机体的酚类化学物在肝脏代谢转化，代谢产物与葡萄糖醛酸等结合，毒性降低，随尿液排出。急性酚中毒者主要表现为大量出汗、肺水肿、吞咽困难、肝及造血系统损害、黑尿等。不断发现不同酚类化学物的有害效应，甚至是低剂量时即可对人群健康产生潜在危害。如一些酚类化合物（五氯酚、辛基酚、壬基酚和双酚A等）具有内分泌干扰作用，表现为激素合成、保存和释放、输送、清除异常；对受体的识别和结合异常；与受体结合后信号传导过程异常等。

水中的酚超过一定浓度时，会改变水的感官性状以及臭和味，甚至影响水生生物。我国《地表水环境质量标准》（GB 3838—2002）基本项目标准中，规定挥发酚的限值范围为0.002～0.1mg/L。

2. 多氯联苯 是由氯置换联苯分子中的氢原子而形成的一类含氯化合物。多氯联苯极难溶于水而易溶于脂肪和有机溶剂，且极难分解，化学稳定性随氯原子数的增加而升高。多氯联苯的物理化学性质极为稳定，高度耐酸碱和抗氧化，对金属无腐蚀性，具有良好的电绝缘性和很好的耐热性。多氯联苯用途很广，可作绝缘油、热载体和润滑油等，还可作为许多种工业产品（如各种树脂、橡胶、结合剂、涂料、复写纸、陶釉、防火剂、农药延效剂、染料分散剂）的添加剂。

多氯联苯对人类和环境造成严重危害，已经停止生产和使用几十年。但多氯联苯半减期长达数十年，世界各地的海水、河水、底泥、水生生物及土壤和大气等不同环境介质中，仍可检测出多氯联苯，提示多氯联苯污染是全球性问题。

尽管水中多氯联苯浓度极低，但其稳定性极高，残留时间长，具有生物蓄积性和高毒性，被认为是广泛存在的持久性有机污染物。多氯联苯具有生物富集和生物放大作用；研究表明，鱼类、奶制品和脂肪含量高的肉类中，均能检出高浓度的多氯联苯。因此，摄入被多氯联苯污染的食物，是人类暴露多氯联苯的主要途径。

多氯联苯是典型内分泌干扰效应的化学污染物，具有拮抗雄激素睾酮的作用。研究表明，多氯联苯能干扰和破坏体内雄激素和雌激素的代谢平衡，使雄性胎儿睾酮水平降低，导致胚胎期雄性性腺的分化发育障碍，引起生殖系统的结构改变。多氯联苯通过干扰雄激素的体内代谢，抑制雄激素生物学效应，使睾丸精曲小管的支持细胞和各级生精细胞发育迟缓，直接影响睾丸的生精功能。多氯联苯还可通过与雌激素受体结合，干扰雌激素的正常代谢，直接影响雌性生殖系统的发育和功能。

多氯联苯对健康危害的两起重要食品污染灾难性事件，即 1968 年日本的“米糠油中毒事件”和 1979 年我国台湾彰化县的“油症事件”。两起事件的受害者，均因食用被多氯联苯严重污染的米糠油而中毒，主要表现为皮疹、色素沉着、眼睑水肿、眼分泌物增多及胃肠道症状等。孕妇食用被污染的米糠油后，出现胎儿死亡、新生儿体重减轻、皮肤颜色异常、眼分泌物增多等，即所谓的“胎儿油症”。

多项研究发现，多氯联苯还可干扰甲状腺功能，通过改变甲状腺细胞的形态结构，导致其凋亡增加，影响甲状腺激素和甲状腺球蛋白分泌水平等多种不良效应，影响人群健康。多氯联苯还具有致癌作用，IARC 公布的致癌物清单中，多氯联苯被列入 I 类致癌物。

我国《地表水环境质量标准》（GB 3838—2002）集中式生活饮用水地表水源地特定项目标准中，规定多氯联苯的限值为 2.0×10^{-5}mg/L。

三、物理性污染的危害

1. 热污染 水体热污染主要来源于工业冷却水，特别是发电厂的冷却水。大量含热废水持续排入水体使水温升高，使水体发生物理、化学和生物学变化。

水温每升高 10℃，化学反应的速率约增加 1 倍，水中有毒物质、重金属离子等，对水生动物的毒性也随之增强。水温增加导致水中溶解氧含量下降和水氧饱和浓度降低；影响某些鱼的产卵和孵化，导致水域中原有鱼类的种群改变；加快水分蒸发，降低水的密度和黏度，加速水中颗粒物的沉降速度，影响河流携带淤泥的能力。一定温度范围内，水温升高使水中细菌分解有机物的能力增强，藻类和水生植物的生长繁殖加快，加剧水体富营养化等。

2. 放射性污染 水体中放射性污染分为天然和人为两类。天然放射性物质主要来自地层中的放射性元素及其衰变产物。人为放射性物质主要来源于各种与放射性核素相关的核试验、核战争、核燃料和核素应用产生的废水、废渣、废气。这些物质通过不同形式进入水体，再通过饮水或受污染的食物进入机体。人体接触高浓度放射性物质的水引起外照射，食用受放射性污染的水或食品可造成内照射。

进入机体的放射性物质可能均匀分布于全身，也可能相对集中于某器官组织，如^{131}I 主要聚集于甲状腺，^{222}Rn 主要分布于肺。放射性物质对人体健康的影响，除核素本身毒性外，主要是衰变过程中释放出的不同能量的 α、β、γ 射线或低能 X 线对组织器官产生的辐射损伤，导致某些疾病发生率增加或诱发人群恶性肿瘤发生。

放射性物质的内照射和外照射作用，影响水生生物的正常生长发育和繁殖。人体摄入受放射性物质污染的水生生物后可能影响机体健康。

四、水环境标准 微课

水环境质量标准指为控制和消除污染物对水体的污染，根据水环境长期和近期目标而提出的质量标准。水环境标准（water environment standard）是水质管理、水污染防治和水质保护的重要基础，其制定、审批、颁布与实施均遵循现行的各项法律法规和相关政策，具有法律约束性。

我国水环境标准已基本形成一套完整的管理体系，该体系可概括为“六类三级”，六类指水环境质量标准、水污染物排放标准、水环境卫生标准、水环境基础标准、水监测分析方法标准和水环境标准样品标准，三级指国家级标准、行业标准和地方标准。水环境质量标准、水污染物排放标准、水环境卫生标准属于强制性标准，其他的水环境标准为推荐性标准。本节重点介绍《地表水环境质量标准》和《水污染物排放标准》。

（一）地表水环境质量标准

我国的水环境质量标准是根据不同水域及其使用功能和控制对象分别制定的。其中《地表水环境质量标准》（GB 3838—2002）是应用最广泛的国家标准。该标准于2002年6月1日正式实施，适用于全国领域内江河、湖泊、运河、渠道、水库等具有使用功能的地表水水域。具有特定功能的水域，应执行相应的专业用水水质标准。

1. 标准制定的原则和方法 我国地表水环境质量标准的制定采取引进和制定相结合的原则：防止介水传染病的传播；防止急性、慢性或远期危害；保证感官性状良好；水体自净正常进行。在污染调查和潜在健康危害调查分析的基础上，通过用实验研究和环境流行病学调查相结合的方法制定标准。

制定标准还需兼顾经济、技术方面的可行性；判断每项指标是否具有可操作性、是否适应当下社会发展的需求，还要考虑地区的差异性。

2. 标准的主要内容 《地表水环境质量标准》（GB 3838—2002）分为地表水环境质量标准基本项目、集中式生活饮用水地表水源地补充项目和特定项目。

地表水环境质量标准基本项目适用于全国江河、湖泊、运河、渠道、水库等具有使用功能的地表水水域；集中式生活饮用水地表水源地补充项目和特定项目适用于集中式生活饮用水地表水源地一级保护区和二级保护区。地表水环境质量标准体现了以保证饮用水水源水质为中心，按水域功能区分水质要求。集中式生活饮用水地表水源地特定项目，由县级以上人民政府环境保护行政主管部门根据本地区地表水水质特点和环境管理的需要进行选择，其补充项目和选择确定的特定项目作为基本项目的补充指标。

本标准项目共计109项，其中地表水环境质量标准基本项目24项，集中式生活饮用水地表水源地补充项目5项，集中式生活饮用水地表水源地特定项目80项。

地表水环境质量标准基本项目包括水温、pH、溶解氧、汞、粪大肠菌群等24项。将硫酸盐、氯化物、硝酸盐、铁、锰调整为集中式生活饮用水地表水源地补充项目，修订了pH、溶解氧、氨氮、总磷、高锰酸盐指数、铅、粪大肠菌群等7个项目的标准值，增加了集中式生活饮用水地表水源地特定项目40项。本标准删除了湖泊、水库特定项目标准值。与近海水域相连的地表水河口水域，根据水环境功能，按本标准相应类别标准值进行管理；近海水功能区水域，根据使用功能，按《海水水质标准》相应类别标准值进行管理。批准划定的单一渔业水域，按《渔业水质标准》进行管理；处理后的城市污水、与城市污水水质相近的工业废水、用于农田灌溉用水的水质，按《农田灌溉水质标准》进行管理。

3. 水环境功能区划 根据地表水水域环境使用功能和保护目标，按功能将水域质量由高至低划分为五类功能区。

Ⅰ类：主要适用于源头水、国家自然保护区。

Ⅱ类：主要适用于集中式生活饮用水地表水源地一级保护区、珍稀水生生物栖息地、鱼虾类产卵场、仔稚幼鱼的索饵场等。

Ⅲ类：主要适用于集中式生活饮用水地表水源地二级保护区、鱼虾类越冬场、洄游通道、水产养殖区等渔业水域及游泳区。

Ⅳ类：主要适用于一般工业用水区及人体非直接接触的娱乐用水区。

Ⅴ类：主要适用于农业用水区及一般景观要求水域。

按水资源划定的功能区分为自然保护区、饮用水水源保护区、渔业用水区、工农业用水区、景观娱乐用水区、混合区、过渡区等管理区。各类功能区均设置其相应的水质标准，明确提出高功能水域高标准保护、低功能水域低标准保护思想。水域功能类别高的标准值严于水域功能类别低的标准值。同一水域兼有多类使用功能的，执行最高功能类别对应的标准值。

（二）水污染物排放标准

水污染物排放标准是根据受纳水体的水质要求，结合环境特点和社会、经济、技术条件，对排入环境的水污染物和有害因子制定的控制标准，即水污染物或有害因子的允许排放量（浓度）或限值；是判定排污活动是否违法的依据。污水排放标准可以分为国家排放标准、地方排放标准和行业排放标准三级体系。国家污水排放标准是国家环境保护主管部门制定并在全国范围内适用的标准；地方排放标准是由省、自治区、直辖市人民政府批准颁布的。污水排放标准按适用范围不同，可以分为污水综合排放标准和水污染物行业排放标准。污水综合排放标准规定全国范围内水体污染物的容许排放量或浓度，适用于各个行业。水污染物行业排放标准规定某一行业排放水体污染物的容许排放量或浓度，只对该行业有约束力。

《污水综合排放标准》（GB 8978—1996）是国家标准，用于控制水污染，保护地表水及地下水水质处于良好状态，保障人体健康，维护生态平衡，促进经济建设的发展，同时也为工程设计和环境管理提供依据。

标准适用范围上，明确综合排放标准与行业排放标准不交叉执行的原则，除医疗机构、城市污水处理、造纸工业、船舶、海洋石油开发工业、纺织染整工业、钢铁工业、磷肥工业等19个行业排放的污水，执行相应国家行业标准外，其他一切排放污水单位一律执行本标准。标准适用于现有单位水污染物的排放管理，建设项目的环境影响评价，建设项目环境保护设施设计、竣工验收及其投产后的排放管理。

《污水综合排放标准》按地表水水域使用功能要求和污水排放走向，向地表水水域或城市下水道排放的污水分别执行一、二、三级标准。按排放污染物的性质及控制方式分为两类。第一类指能在环境和动植物体内蓄积，对人体健康产生长远影响者，包括汞、镉、铬、砷、铅、镍、苯并[a]芘、铍等13种物质。含此类污染物的污水不分行业和排放方式，不分受纳水体的功能类别，一律在车间或车间处理设施排放口采样，最高允许排放浓度必须达到本标准要求。第二类污染物按年限（1997年12月31日之前和1998年1月1日起）分别执行不同的规定，1997年12月31日前的建设（包括改、扩建）单位的污水排放，本标准规定了26种有害物质或项目；1998年1月1日起建设（包括改、扩建）单位的污水排放，规定了56种有害物质或项目；并规定在排污单位排放口采样，其最高允许排放浓度必须达到本标准要求。此外，现行的《污水综合排放标准》还按年限对部分行业最高允许排水量做出了具体规定。

第六节　水体卫生防护及污染的卫生调查、监测和监督

水体卫生防护是保护城乡生活饮用水水源卫生状况及保证人群健康的重要基础。从源头控制污染物排放，保护水源水质，保护生态环境和饮水安全已成为全球共识。实现水体卫生防护的关键是通过关闭高污染、高能耗企业，提倡“清洁生产”，实施污染物源头控制处置方式，设置污水处理设施以有效去除废水中的污染物，增加废水处理后回用等方式，从而降低废水排放。

一、污染源控制

污染源控制指在污染源调查基础上，运用技术的、经济的、法律的以及其他管理手段和措施，对污染源进行监督，控制污染物的排放量，以改善环境质量。污染源控制是防止污染物扩散、引发生态环境恶化、对人群健康产生不良影响的重要基础。污染源的技术控制包括预防和治理两方面。预防指利用技术手段防止或减少污染物的产生，如利用无毒无害工艺代替有毒有害工艺；利用无毒无害（或低毒低害）原材料代替毒性高、害处大的原材料；研制新型设备代替陈旧设备；提高原材料的利用率；综合利用资源；从废弃物中回收可用资源。预防和治理两个方面相辅相成，应以预防为主、治理为辅，即贯彻“以防为主，防治结合”的方针。

二、工业废水的利用与处理

工业废水是指工业生产过程中产生的废水、污水和废液。通过有效处理措施对已使用过的工业用水进行有效处理，提高工业用水的重复利用率，是节约水资源、降低生产成本、实现清洁生产的重要表现。

工业废水处理的常用方法包括物理处理、化学处理、物理化学处理和生物处理。根据水质污染类型和特征选择适当有效的处理措施，既可增加水的利用率，也可节约生产成本，降低能耗，实现清洁生产。

1. 物理处理　也称污水的一级处理，利用物理作用处理、分离和回收废水中的污染物。

2. 化学处理　是利用中和、氧化还原等化学反应去除废水中溶解物或胶体物质的处理方法。

3. 物理化学处理　是通过物理和化学的综合作用使废水得到净化处理，主要是用来处理废水中的溶解性物质，常用吸附、萃取、离子交换和电渗析等技术。

4. 生物处理　是利用微生物的生化作用处理废水中的有机物。

三、生活污水的利用与处理

1. 城镇生活污水的利用与处理　生活污水指居民日常生活中排出的洗涤废水和粪便污水。生活污水常含有相当数量的氮、磷、钾等肥料成分，可将无害化处理后的生活污水用于农田灌溉，增加土壤肥力和水分，也使污水进一步得以净化。集中式污水处理厂收集处理生活污水，已成为目前有效解决城乡生活污水的最重要方式，处理方法与工业废水处理类似。

2. 中水回用　是污水资源化的重要举措，可有效解决水资源短缺问题。通过对城市生活或工业污水深度处理，达到一定水质要求，再次使用，称为中水回用。中水回用主要用于冲洗地面、厕所、城市绿化、喷洒及景观用水等，目的是达到节约水资源。

中水处理工艺一般分为3种类型：物理处理法、物理化学法和生物处理法。经过上述处理的污水，中水水质要满足《生活杂用水水质标准》（CJ/T 48—1999）的要求：①满足卫生要求。指标主要有大肠

菌群数、细菌总数、余氯量、悬浮物、COD、BOD_5、磷化物等；②满足人们感观要求，即无不快的感觉。指标主要有浊度、色度、臭味等；③满足设备构造方面的要求，即水质不易引起设备、管道的严重腐蚀和结垢。其指标有 pH、硬度、蒸发残渣、溶解性物质等。

知识链接

中水回用！绿了生态，美了城市

湖南湘湖污水处理厂中水回用工程，污水处理采用“A2/O+MBR”工艺，每日处理规模14万立方米，出水水质达到《地表水环境质量标准》Ⅳ类标准，中水可用于烈士公园年嘉湖补水，大幅度减少了污染物排入浏阳河。

嘉兴市海宁尖山污水处理厂中水回用项目，采用双膜法处理工艺，其核心是膜分离技术，做到水质净化处理，项目设计规模日处理能力为12000吨超滤产水、6000吨反渗透净产水，将当地小区居民生活污水，包括洗衣、厨房、厕所等污水，都集中处理，回用于小区绿化浇灌、车辆冲洗、道路清洁、补充河道用水等，开创性地将反渗透产水供应于尖山新区企业生产用水。

中水回用是落实国家污水处理与回用政策的体现，是落实循环经济，建设节水型城市和节约型社会的具体表现；同时也促进对城市的污水处理，改善周边现有城市居民的生活环境，有效地保护水资源环境，具有良好的社会效益和环境效益。

四、医疗机构污水的处理

医疗机构污水指医疗机构门诊、病房、手术室、各类检验室、病理解剖室、放射室、洗衣房、太平间等处排出的诊疗、生活及粪便污水。医疗机构其他污水与上述污水混合排出时，一律视为医疗机构污水。这些污水中含有大量有毒化学物质、致病微生物、放射性物质，如处置不当，会使人患病或引起传染病的暴发流行。

加强医疗机构污水、污水处理站废气、污泥排放的控制和管理，预防和控制传染病的发生和流行，保障人体健康，加强环境管理。2005 年 7 月，国家环保总局和国家质量监督检验检疫总局联合发布《医疗机构水污染物排放标准》（GB 18466—2005），并于2006 年1 月1 日起正式实施，并以此作为管理医疗机构水污染物排放的重要依据。

医院污水和污泥按照医疗机构水污染物排放标准的要求，严格消毒处理后方可排放。禁止向《地表水环境质量标准》（GB 3838—2002）规定的Ⅰ、Ⅱ类水域和Ⅲ类水域的饮用水水源保护区和游泳区，以及《海水水质标准》（GB 3097—1997）规定的一、二类海域，直接排放医疗机构污水。带传染病房的综合医疗机构，应将传染病房污水与非传染病房污水分开。传染病房的污水、粪便经过消毒后，方可与其他污水合并处理。采用含氯消毒剂消毒医疗机构污水时，应先进行脱氯处理，使总余氯小于0.5mg/L，再直接排入地表水体和海域。医院污水处理过程中生成的污泥，含有污水中病原体总量的70%～80%，应采用加热（蒸汽、高温堆肥等）或化学消毒彻底处理。

五、水体污染的调查

水体污染调查，指通过准确掌握水污染源的污水排放情况及废水中的污染物特性，认识水体的污染状况和时空变化规律，找出威胁水体环境和人群健康的潜在有害因素的种类和数量，为制定水污染防控和治理对策提供科学依据。依据水体类型，水体污染调查主要包括江、河、湖、海等地表水及浅层和深层地下水。根据调查内容，可分为污染源调查、水体污染调查以及水体污染对居民健康影响的调查。

污染源调查主要了解所在区域工业企业总体布局，企业生产产品类型，企业废水、废气和废渣等不同类型污染物的排放情况。水体污染调查主要包括：①调查水体基本状况；②选择代表性水体断面，定期调查水污染情况，了解水体中污染物的变化情况；③为深入开展某类特定污染类型或污染物而进行的针对性专门调查；④在水体发生严重污染事故时，对污染事故的原因、时间、可能造成的危害等情况调查。水体污染对居民健康影响的调查，主要是通过收集水污染地区水环境污染资料和居民患病率、死亡率及某些健康损害的资料，系统分析水体污染与居民健康之间的关系，寻找确认影响居民健康的主要因素，采取有效措施控制水体污染对人群健康的影响。

六、水体污染的监测

水体污染监测指监视和测定水体中污染物的种类、各类污染物的浓度及变化趋势，评价水质状况的过程。通过水体污染监测，可准确判断水污染对生态环境和人群健康可能造成的影响，评价污染防治措施的实际效果，为制定有关法律法规、污染物排放标准等提供科学依据。

（一）江河水系的监测

江河水系的监测是了解我国主要水体受污染状况和水质基本情况的基本手段。

1. 采样断面与采样点的选择 首先应了解沿河城市和企业分布情况、生产情况及污水排放情况。水质监测时，至少在有污染源的河段设置 3 个采样断面：①清洁或对照断面，设在污染源的上游，了解河水未受本地区污染时的水质状况；②污染断面，设在污染源的下游，了解水质污染状况和程度；③自净断面，设在污染断面下游一定距离，了解污染范围及河水自净能力。

各断面采样点数根据河道宽度选定，河道较宽的水体，可设 3 ~ 5 个采样点；较小的河流，可在河中心设 1 个采样点，重要的支流入口也应进行采样监测。采样深度一般为水下 0.2 ~ 0.5m。

2. 采样时间和频率 根据不同的调查目的和水质监管要求确定时间和频率。为了解不同时间和季节的水质情况，至少应在平水期、枯水期和丰水期各采样一次，每次连续 2 ~ 3 天。采样前数日及采样时应避开雨天，以免水样被稀释。

3. 水质监测项目 针对水体类型、监测内容、水体污染情况等，确定水质监测项目。

4. 水体底质的监测 底质指江河、湖泊、水库等水体底部的淤泥，是水体重要组成部分。底质中有害物质（尤其是重金属）含量的垂直分布一般能反映水体污染历史状况。通过水体底质监测，可以弄清有害物质对水体的污染状况及可能产生的危害。

5. 水生生物的监测 生物的种群、数量、群落组成和结构、生物习性、生长繁殖、遗传特性等发生改变，是水体污染的重要表现。因此，通过生物监测，可判断水污染状况和污染物毒性的大小。常用生物监测项目包括水生生物种群、数量及分布情况；生物体内毒物负荷；水中污染物对水生生物综合作用；水中大肠菌群和病原微生物。

（二）湖泊、水库的监测

根据湖泊、水库的自身特点，按不同水区设置监测断面和采样点，如进水区、出水区、深水区、浅水区、湖心区、污染源废水排入区等，同时以远离污染的清洁区作对照。监测项目与江河水系基本相似。因湖（库）水流动缓慢，沉淀作用较强，水体底质和水生生物的监测更有意义。湖水监测应增加磷、氮及藻类毒素的测定，监测水体富营养化问题。

（三）海域的监测

河口和港湾是海域污染常见场所，需要重点监测。河口的调查监测是以河水入海流量、流向、地形及污染程度等，确定调查范围。港湾的调查监测根据港湾的大小、地形、潮汐、航道、污染源分布情况等，设置若干横断面及纵断面采样监测。监测范围一般包括污染区、自净区和对照区。

（四）地下水的监测

地下水的监测应根据不同区域场所选择采样点，污水灌溉区、垃圾堆放场等，根据地下水流向，在地下水下游设立若干监测井，上游设置本底对照井，污水灌溉区内也可设置若干个监测井。采样时间依具体情况而定。水质检测项目与江河水系基本相同，根据需要增测碘、氟、砷、硫化物和硝酸盐等污染物指标。

七、水体卫生的监督和管理

根据我国水污染防治法规定，各级环境保护部门对水污染防治实行统一监督与管理，卫生行政部门协同环境保护部门实施卫生监督和管理。具体内容如下：开展水体污染与水体自净调查；加强医疗机构污水的管理处置；定期监测以污水进行农田灌溉或污水流入的养殖区；协同环境保护部门开展水污染防治的监督和管理；开展经常性卫生监督和管理。

练习题

答案解析

一、单选题

1. 判断水质是否受粪便污染的重要指标有（ ）
   A. 细菌总数　B. 总大肠菌群　C. 粪大肠菌群
   D. 厌氧芽孢菌　E. 以上均是
2. 来源于动植物体的最主要有机物为（ ）
   A. 有机氮　B. 蛋白氮　C. 氨氮
   D. 亚硝酸盐氮　E. 硝酸盐氮
3. 水环境污染物通过食物链迁移的重要介质是（ ）
   A. 水　B. 悬浮物　C. 颗粒物
   D. 生物体　E. 胶体
4. 有毒金属和有机污染的主要迁移介质是（ ）
   A. 水　B. 沉积物（颗粒物）　C. 细菌
   D. 底泥　E. 生物体
5. 地面水环境指数常用评价标准是（ ）
   A. 生活饮用水水质标准　B. 选用参数的最高容许浓度　C. 污水综合排放标准
   D. 农田灌溉水质标准　E. 医院污水排放标准

二、简答题

简述水质的性质和评价指标。

（刘福志）

书网融合……

本章小结　微课　题库

第五章 饮用水卫生

PPT

学习目标

知识目标

1. 掌握 介水传染病原因、主要病原体和流行特点；我国生活饮用水水质标准及制定原则；集中式给水水源选择原则；二次供水污染的健康问题；集中式供水水质处理的主要方法；水质处理器的卫生学要求。

2. 熟悉 生活饮用水的卫生学意义；饮用水的其他健康问题。

3. 了解 饮用水化学性污染危害；我国居民生活用水量标准；配水管网和供、管水人员的卫生要求；分散式给水的种类和卫生学要求；涉水产品存在的卫生问题及其卫生毒理学评价程序。

能力目标

在全面了解生活饮用水卫生的基础上，运用有关概念、卫生标准、基本原理和相关内容进行饮用水卫生监督监测工作；具备饮用水与健康关系的正确认知和理解能力。

素质目标

通过本章学习，树立关注饮用水卫生、保护生态平衡，降低环境相关性疾病的发生，维护健康的职业素养。

情境导入

情景： 某日早晨，某江沿岸江面上处处水花，一条条的鱼儿像是喝醉了酒，颠三倒四，乱蹦乱跳，一些大鱼还跳到了岸上，鱼鳃一张一合的。市民做早饭，打开水龙头就能闻到异味，水烧开后，异味更浓，“好像是硫黄味，又好像氨水的味道。” 市民皮肤过敏，露出红乎乎的一片疙瘩，喝了肚子也不舒服。该江有三条支流，其中一条河所流经的某地区是一个工业区，周围集中了化工集团、氮肥厂等几家大中型的化工企业。

思考：

1. 根据材料，分析江水的主要污染源和污染物是什么。
2. 如果以后遇到类似事件，你应该从哪几方面着手进行现场调查、样品采集、结果分析和评价？
3. 为了保护人体健康，应如何加强饮用水的卫生调查、监测和督导工作？

水是生命之源，饮用水是人类生存和发展的基本需求，关系到广大群众的身体健康，成人每日生理需水量为2.5～3L，饮水摄水量约占1/2，摄水量不足将导致机体内新陈代谢紊乱，严重者甚至危及生命。不安全的饮用水也是传播疾病的重要媒介。因此，饮用水卫生直接关系到人类健康与生命安全。

知识链接

渴了才喝水吗？

人体细胞的新陈代谢离不开水，只有让细胞有充足的水分，才能促进新陈代谢的运转，增强抵抗力与免疫力。水在体内还能将蛋白质、脂肪、碳水化合物、矿物质、无机盐等物质稀释，便于人体吸收。口渴是身体缺水的重要信号，不要等渴了再去喝水，正确习惯是经常喝一些饮用水，每次不要过多。

第一节 饮用水的卫生学意义

水是构成人体的重要成分，约占成人体重的70%，新生儿可达80%。水参与体温调节、营养物质输送、代谢产物排泄等所有生理生化活动。天然水中含有多种矿物盐类，饮水亦是人类矿物盐类，特别是微量元素的来源之一。人体需水量依年龄、气候、劳动强度和生活习惯等而异，如炎热条件下从事重体力劳动的成人，每昼夜需水可达8～10L，甚至更高。

水与人们的日常生活关系密切。水在保持个人卫生、改善生活居住环境和促进人体健康等方面起着重要作用。城市人均耗水量已成为衡量一个国家、城市经济发展和居民生活水平的重要标志。发达国家城市居民每人每天用水量达到500L以上，发展中国家仅200L左右。

水环境卫生面临严峻形势。饮用水资源的短缺和污染已成为世界重要问题。我国人均水量仅为世界的1/4，全国已有400多个大中城市存在供水不足的问题。饮用水中致病微生物、有机污染物、重金属、硝酸盐等化学物质超标问题，是威胁人类健康的重要因素；处理后的饮用水，在通过城市管网运输过程中，还可能发生二次污染。我国水质性和水源性缺水并存，还存在自来水大量浪费，阻碍了国家建设和发展，严重影响民众的身体健康。

知识链接

我国突发饮用水污染事件的特点和影响因素

根据我国发生的生活饮用水污染事件分析，发现污染物主要来源于生活污水（占51.9%）、工业用水和废水（占22.08%）；污染原因主要是水源选址不当和（或）缺失卫生防护（占35.4%）、输水管线混接、破损、渗漏（占36.7%）；诱发因素主要为事件发生前有降雨、停水、间歇供水（占44.8%）；影响突发饮用水污染事件的污染物来源、类型、污染原因、诱发因素是多方面的，它们相互联系、相互影响，有一定的内在规律。掌握这些特点和规律，对快速确定调查方案，及时、快速、有效实施调查，提出有针对性的预防控制措施等，都具有重要意义。日常工作中要善于发现水质异常的原因，对人体健康是否形成危害和可能危害的程度，引发人体疾病的种类、程度等，有充足的应对和调查处置能力。

第二节 饮用水与健康

饮用水水质卫生安全，确保饮用者终生安全，即每人每日摄入2.0L水，水中的物质限量确保饮用者70年安全。人类健康与日常饮用水水质和饮水习惯密切相关。

一、饮用水污染与疾病

世界卫生组织的调查显示，人类疾病80%与饮用被污染的水有关，水质不良可引起多种疾病。我国饮用水的生物性污染和化学性污染同时存在，以生物性污染为主；饮用水受病原体污染可引起介水传染病的流行，尤其是肠道传染病的暴发流行。饮用水化学性污染虽不占主导地位，但对人体健康的危害依然不可忽视，如工业性污染造成急性中毒及致畸、致癌和致突变等远期危害效应。随着我国社会经济的发展，水质受污染的危险性不断增加，饮用水污染对健康的影响应引起高度重视。

（一）介水传染病

介水传染病，指通过饮用或接触受病原体污染的水而传播的疾病，亦称水性传染病。

1. 介水传染病的病原体 主要有三类。

（1）细菌 如霍乱弧菌、伤寒杆菌、痢疾杆菌、致病性大肠埃希菌等。

（2）病毒 如甲型肝炎病毒、脊髓灰质炎病毒、柯萨奇病毒、轮状病毒等。

（3）原虫 如贾第鞭毛虫、溶组织内阿米巴、隐孢子虫等。它们主要来自人畜粪便，生活污水，医院、畜牧屠宰、皮革和食品工业等废水。

2. 发生原因 ①水源受病原体污染后，未经妥善处理和消毒；②处理后的饮用水在输配水和贮水过程中，由于管道渗漏、负压等原因，重新被病原体污染。

3. 流行特点 ①暴发流行，短期内突然出现大量患者，且多数患者发病日期集中在同一潜伏期内，若水源经常受污染，发病者可终年不断，病例呈散发流行；②病例分布与供水范围一致，大多数患者都有饮用或接触同一水源的历史；③一旦对污染源采取治理措施，加强饮用水的净化和消毒，疾病的流行即能迅速得到控制。

4. 危害 介水传染病类型多样，严重影响公众生命健康安全，不仅造成突发公共卫生事件和经济损失，而且产生严重的社会影响，冲击正常的生产生活。危害大的原因：①饮用同一水源的人较多，特别是集中式供水水源污染时，影响范围大，发病人数很多；②病原体在水中有较强的生存能力，一般能存活数日甚至数月，有的还能繁殖生长；③一些肠道病毒、原虫包囊不易被常规消毒杀灭。

据报道，有 40 多种传染病可通过水传播，以肠道传染病多见。如霍乱弧菌、伤寒沙门菌、甲型肝炎病毒、戊型肝炎病毒、大肠埃希菌 O157 和志贺菌等，可经饮用水传播疾病，甚至危及生命。不论是发达国家还是发展中国家，介水传染病都一直没有得到完全控制，仍然是严重影响人群健康的疾病。WHO 和联合国儿童基金会在《饮用水、环境卫生和个人卫生进展：2017 年最新情况和可持续发展目标基准》中指出，全球约有 1/3 的人口，即 21 亿人无法获得安全且易于获得的家庭用水；每年有 36.1 万名 5 岁以下的儿童因腹泻死亡。卫生条件差和受污染的水，也与霍乱、痢疾、甲型肝炎和伤寒等疾病传播有关。

常见水源性肠道原虫病有隐孢子虫病、贾第鞭毛虫病、环孢子虫病等。其感染阶段卵囊或包囊具有抵抗环境中各种物理和化学破坏的能力，对氯消毒有相当强的抗性，常规氯消毒无法将水中病原体杀灭。2011—2016 年全球暴发的 381 起水源性原虫病暴发事件中，隐孢子虫病占 62.73%，贾第鞭毛虫病占 37.27%。隐孢子虫病以腹泻为主要症状；隐孢子虫宿主范围非常广泛，除人外，还可寄生于哺乳类、禽类等 260 多种动物；患隐孢子虫病人畜粪便污染了水源或饮用水，可引起本病的流行。贾第鞭毛虫病以腹泻和消化不良为主要症状，该病曾在国际旅行者中流行，又被称为“旅行者腹泻”。

（二）化学性污染中毒

饮用水中的化学性污染物浓度普遍较低，对健康的影响主要是慢性中毒和远期危害（致突变、致癌和致畸）。低浓度化学污染物产生的危害往往是潜在的、累积的，容易被人忽视，长期饮用会对健康产生不良影响；高浓度化学性污染物一般会导致较为明显的急性中毒，大都由意外事故引起。

1. 氰化物 是一类剧毒物质。人体口服致死量：氰化氢（HCN）平均为 50mg、氰化钠（NaCN）约 100mg、氰化钾（KCN）约 120mg。

（1）污染来源 主要来源于人类的生产活动。氰化物是工业生产的原料或辅料，水源中的氰化物主要来自有色金属冶炼、炼焦、选矿、电子、化工、制革、制药等工业废水。

（2）毒作用机制 氰化物经口进入人体后，经胃酸作用形成氰化氢。游离氰离子与细胞色素氧化酶的 Fe^{3+} 结合，形成氰化高铁细胞色素氧化酶，使 Fe^{3+} 丧失传递电子的能力，造成呼吸链中断，细胞窒息死亡。

（3）危害　氰化物急慢性中毒主要表现为中枢神经系统损害。急性中毒主要表现为中枢神经系统的缺氧，严重者可突然昏迷死亡。慢性中毒主要表现为神经衰弱综合征、运动肌的酸痛和活动障碍等，长期饮用含氰化物的水，还可出现头疼、头晕、心悸等神经细胞退行性变。氰化物在体内酶的作用下可转变为硫氰酸盐，后者能抑制甲状腺聚碘功能，妨碍甲状腺激素的合成，引起甲状腺肿大。

2. 硝酸盐

（1）污染　来源于生活污水和工业废水、施肥后的地表径流和渗透、大气中的硝酸盐沉降、土壤中含氮有机物的生物降解等。

（2）危害　硝酸盐本身相对无毒，在自然界或机体内可转化为亚硝酸盐，亚硝酸盐与血红蛋白结合形成高铁血红蛋白，造成机体缺氧。婴幼儿对硝酸盐敏感，摄入过量易患高铁血红蛋白血症，也称蓝婴综合征。氯胺消毒可产生高浓度亚硝酸盐，后者再与胺合成亚硝胺。亚硝胺已被确认为致突变和致癌物质，对动物还有致畸作用。人类某些癌症，如胃癌、食道癌、肝癌、结肠癌等，都可能与亚硝胺有关。研究表明，硝酸盐是致甲状腺肿因子，还可能是环境内分泌干扰物质。

二、饮用水的其他健康问题

饮用水对健康的不良影响，除生物性和化学性污染的健康影响，还包括生物地球化学性疾病，如地方性氟病、碘缺乏病等；饮用水消毒副产物对健康的潜在不良影响；水体富营养化藻类大量繁殖引起水体感官性状的恶化，藻类毒素损伤肝脏等。此外，杀虫剂、除草剂导致饮用水内分泌干扰物污染，可能带来的健康危害问题也不容忽视。

（一）饮用水消毒副产物与健康危害

饮用水消毒是改善水质、提高居民饮用水安全的重要措施，在预防介水肠道传染病方面发挥极其重要的作用。但是，消毒过程中会产生对人体健康具有潜在危害的副产物（DBP）。目前，已检测到的饮用水消毒副产物多达700多种。

1. 氯化消毒副产物　氯化消毒作为经济有效的饮用水消毒方法，已被使用100多年，具有价格便宜、持续作用时间长的优点。氯化消毒剂包括氯气、漂白粉、漂白粉精和氯胺等。

氯化消毒副产物指在氯化消毒过程中，氯与水中有机物反应产生的卤代烃类化合物。

（1）种类　最常见的氯化消毒副产物有以下两大类。

1）挥发性卤代有机物：主要有三卤甲烷（THMs），包括三氯甲烷、一溴二氯甲烷、二溴一氯甲烷和三溴甲烷。

2）非挥发性卤代有机物：主要有卤代乙酸（HAAs），如二氯乙酸、三氯乙酸、溴乙酸、二溴乙酸等；卤代醛、卤代羟基呋喃酮等。其中三卤甲烷和卤代乙酸的含量占全部氯化消毒副产物的80%以上。三卤甲烷中以三氯甲烷为代表，二氯乙酸和三氯乙酸约占卤代乙酸的87%。

（2）影响形成的因素

1）有机前体物的含量：有机前体物指水中能与化学消毒剂形成消毒副产物的有机物，如腐殖酸、富里酸、藻类及其代谢物等。水中有机前体物的浓度和类型对氯化消毒副产物的形成有重要影响。地表水作为水源的饮用水，三卤甲烷产生量较高；富含腐殖酸的水比含富里酸的水产生的副产物多。

2）加氯量：有机前体物的含量一定时，加氯量越大，接触时间越长，生成的三卤甲烷越多。

3）溴离子浓度：水源水中溴离子浓度较高时，易生成各种溴代三氯甲烷。

4）pH：随着pH升高，三氯甲烷生成量增大；而卤乙酸随着pH的减小而增大。

（3）危害　一些氯化消毒副产物已被证实具有遗传毒性、致癌性、生殖发育毒性，对人群健康构成潜在危害。大量流行病学调查表明，氯化消毒副产物与膀胱癌、结肠癌、胰腺癌等消化系统肿瘤发生呈正相关关系。加拿大的病例对照研究显示，男性患结肠癌的危险性与饮用水中积累的三氯甲烷量相关，饮用三氯甲烷浓度为75μg/L的水35年以上的男性居民比暴露时间不足10年的男性居民，患结肠癌的危险性明显增加。美国、欧洲的病例对照研究显示，长期饮用含三卤甲烷（35μg/L·d）的水，居民患膀胱癌危险性明显增加，欧盟人口中有4.9%的膀胱癌病例归因于饮用水中的三卤甲烷暴露。许多氯化消毒副产物在动物实验中具有致突变性和（或）致癌性，有的还有致畸性和（或）神经毒性作用。氯化饮用水对生殖和生长发育也有一定的影响。

（4）预防措施 ①采用生物活性炭法除去或降低有机前体物含量；②通过混凝沉淀和活性炭过滤等净化措施，降低或除去氯化消毒副产物；③改变传统氯化消毒工艺，如避免预氯化和折点氯消毒，采用中途加氯法；④采用二氧化氯或臭氧消毒方法，减少氯化消毒副产物形成。

2. 二氧化氯消毒副产物 二氧化氯可直接氧化水中腐殖质等三卤甲烷的前体物，使三卤甲烷生成量减少90%。但与水中天然有机物和无机物接触时，可迅速分解为亚氯酸盐、氯酸盐和氯化物。氯酸盐对动物和人的影响尚无足够数据。

3. 臭氧消毒副产物 臭氧作为饮水消毒剂，能生成甲醛、溴酸盐等具有潜在毒性的副产物。饮水中甲醛主要由天然有机物（腐殖质）在臭氧氧化和氯化过程中形成，溴酸盐由水源水中溴化物被臭氧氧化后产生。吸入甲醛对人类致癌，但很少有证据表明甲醛可经口致癌，因此《生活饮用水卫生标准》（GB 5749—2022）将甲醛从常规指标调整为参考指标，规定饮用水中甲醛含量不得超过0.9mg/L。

（二）藻类及其代谢产物与健康危害

1. 水体富营养化 含有大量磷、氮的污水进入湖泊、水库、海湾等缓流水体时，可引起藻类及其他浮游生物迅速繁殖，导致水体溶解氧下降，水质恶化，鱼类及其他生物大量死亡，这种水质状况称为水体富营养化。水体富营养化与含磷、氮的污水污染及气象条件关系密切。

2. 危害

（1）藻类及其代谢产物是氯化消毒副产物的前体物质，饮用水消毒过程中可与氯作用生成三氯甲烷等多种有害副产物，增加水的致突变性。人类通过食用藻类毒素污染的鱼贝类，饮用藻类毒素污染的淡水或在其中洗浴、游泳，产生健康损害。海洋赤潮藻类毒素的发现，多起源于贝类或鱼类的污染，故称其为贝毒或鱼毒。

（2）藻类在代谢过程中产生藻毒素，蓝藻可产生40多种毒素，尤以铜绿微囊藻产生的微囊藻毒素（MC）最普遍；微囊藻毒素是肝毒性代谢物，能破坏肝细胞结构，也是一种促癌剂；流行病学调查表明，我国江苏海门、启东和广西扶绥地区，长期饮用含微量微囊藻毒素浅塘水和河流水的当地居民，原发肝癌发病率明显高于饮用深井水的当地居民。微囊藻毒素已经成为我国南方肝癌高发区的三大环境危险因素之一。

（3）国内部分地区水源藻类暴发时，饮用水中会出现臭味，这是因为蓝藻、放线菌和某些真菌等产生的2－甲基异莰醇和土臭素嗅阈值极低，水体中含量达到10ng/L时，饮用水出现极为敏感的臭味，影响水体感官。《生活饮用水卫生标准》（GB 5749—2022）规定，微囊藻毒素在生活饮用水中的限值为0.001mg/L，还新增了扩展指标2－甲基异莰醇和土臭素，限值均为0.00001mg/L。

3. 预防措施

（1）减少水华发生 控制废水处理系统和农业肥料造成的污染，减少湖泊和水库中的磷、氮积累。

（2）加强宣传教育 使工作人员及公众了解饮用高浓度蓝藻水，以及在其中洗浴或游泳的健康风险。

（3）加强水处理工艺 清除饮水中的藻类及其毒素。

（三）饮用水内分泌干扰物与健康危害

内分泌干扰物（EEDs）指存在于环境中，对人类和动物体内的激素产生影响，干扰机体正常内分泌物质的合成与代谢，影响体内环境稳定、生殖发育等的化学物质。初步证实的内分泌干扰物已达数百种，代表性内分泌干扰物有双酚 A、壬基酚和 β－雌二醇等。欧盟已将双酚 A 纳入新指令，限值为 2.5μg/L。我国城市饮用水中内分泌干扰物，以邻苯二甲酸酯类和壬基酚较为突出。标准规定饮用水中邻苯二甲酸二酯（2－乙基己基）限值为 0.008mg/L。

（四）高层建筑二次供水污染与健康危害

1. 高层建筑二次供水 是指用水单位将来自市政供水或自备井的生活饮用水，贮存在储水池或水箱中，再通过机械加压或凭借高层建筑的自然压差，二次输送至用户的供水系统，亦称高层建筑二次加压供水。

2. 二次供水水质污染的原因

（1）储水箱（池）设计不合理 如出水口高于水箱（池）底平面，水不能完全循环，形成死水，杂质沉淀、微生物繁殖、藻类滋生等。

（2）储水箱（池）容积过大 储水量远远超过用户需求量，水滞留时间较长，余氯耗尽，微生物繁殖。自来水在水箱中储存 6 小时余氯含量已很低，存储 12 小时后余氯含量为零。

（3）储水箱（池）材料不合格 如管道内壁防腐涂料不符合要求，涂料脱落，致使某些元素或有毒成分含量升高，水质恶化。

（4）储水箱（池）长期不清理 水箱、管道壁的腐蚀、结垢、沉积物沉积对水质造成污染。

（5）基础设施设计和安装不合理 如上水管设在污染水管下面；溢水管与污水管连接；无防倒灌措施，引起污水倒流等，使水质受到外来物质二次污染。

（6）日常卫生管理不善 如水箱无盖、无排水孔、无定期清洗消毒制度等。

3. 危害 二次供水水质污染对健康的影响取决于污染原因及污染物性质。据报道，二次供水的储水箱（池）水和末梢水浊度、细菌总数、大肠菌群数、铁及锰的含量，均较出厂水有所增加，有的增加 90%，有的高达 130% 以上，余氯明显下降。具体危害：①二次供水污染以生物性污染为主，占 85.7%。生物性污染通常会引起介水肠道传染病，如腹泻、痢疾等；饮用后可出现恶心、呕吐、腹胀、腹泻，严重者危及生命。②二次供水的输配水设备和防护材料中的有害物质（如铅、砷、汞、镉等）含量过高，可导致慢性危害。③有时出现异味、浑浊、红线虫和藻类生长等现象。

4. 预防措施

（1）加强对二次供水设施的设计、施工及所用涂料的审查。

（2）加强二次供水的卫生管理和防护。

（3）加强管理和经常性卫生监督，建立定期清洗、消毒、水质检验制度等，以防二次供水水质污染。

（4）加强供水设施的监管和优化。

第三节 生活饮用水标准及用水量标准

饮用水卫生安全与健康事关国计民生和社会稳定，安全饮用水指一个人终生饮用也不会对健康产生明显危害的饮用水，包括安全水质和安全水量。随着社会经济的发展，公众对生活饮用水的安全和质量越来越关注。

一、生活饮用水水质标准

饮用水卫生标准是评价饮用水水质安全，开展饮用水水质监督管理的重要依据。生活饮用水是指由集中式供水单位直接供给居民作为饮用和生活用水，水质必须确保居民终生饮用安全。

（一）国内外饮用水水质指南和标准

1. WHO 和其他一些国家的现行饮用水水质指南和标准

（1）WHO　包括中国在内的许多国家和地区，都以 WHO《饮用水水质准则》为蓝本制定水质安全标准和法规。2011 年，WHO 发布了第四版《饮用水水质准则》，呼吁世界各国和地区政府转变思路，以预防为主，加强饮用水质量管理，降低饮用水污染的风险。该版准则列出了 28 项致病微生物指标（细菌 12 项、病毒 8 项、原虫 6 项、寄生虫 2 项）、162 项具有健康意义的化学指标（90 项已建立准则值、72 项没有建立准则值）、2 项放射性指标和 26 项感官性状指标。2017 年，WHO 对第四版《饮用水水质准则》进行了修订，内容包括更新或修改部分指标的风险评估内容和部分指标准则值或健康指导风险，将水质指标分为微生物指标、化学指标、放射性指标和可接受指标四类，累计 249 项。

（2）美国　美国是世界上最早制定生活水质标准的国家之一，也是标准更新最频繁的国家；建立了污染物识别和筛选策略、动态更新的优先污染物筛选制度，确保饮用水从源头到末梢的全过程管理。美国饮用水水质标准分为一级标准（强制性标准）和二级标准（非强制性标准，用以控制感官影响的污染物），美国现行的饮用水水质标准（2006）中，一级标准给出污染物指标限值或处理技术指标 87 项（有机物 53 项、无机物 16 项、微生物 7 项、放射性 4 项、消毒副产物 4 项、消毒剂 3 项）；二级标准确定污染浓度限值的指标 15 项，主要针对会对美容（皮肤、牙齿）或感官（如色、嗅和味）产生影响的指标，包括氯化物、色度、铜、氟化物、味和 pH 等指标。

（3）欧盟　2020 年 1 月，欧盟发布了新版饮用水水质指令（EU）2020/2184，新指令共包括 28 项条款和 7 个附件，新指令增加了 8 项化学指标（涉及新污染物和消毒副产物等）和 2 项配水系统风险评估相关指标，调整了 5 项化学指标的限值，删除了 2 项放射性指标。水质检测指标包括：微生物指标 2 项（瓶装或桶装饮用水为 4 项）、化学指标 34 项、指示性指标 18 项，配水系统风险评估相关指标 2 项。新指令主要变化内容体现在 4 个方面：①水质指标及限值的变化；②全面引入 WHO 基于风险评估的水安全计划；③加强信息公开；④统一了 EU 关于涉水材料的管理。

2. 我国《生活饮用水卫生标准》的发展历程　我国政府一直十分重视饮用水卫生安全保障工作，多次制定和完善生活饮用水卫生标准。

（1）1956 年制定《饮用水水质标准》，共四类（微生物指标、感官性状和一般化学指标、毒理学指标、消毒剂指标）15 项指标，是我国第一部真正意义上的饮用水国家标准。

（2）1976 年制定《生活饮用水卫生标准》（JT 20—76），增至四类 23 项指标。

（3）1985 年颁布的《生活饮用水卫生标准》（GB 5749—85），增至五类 35 项指标，首次将放射性指标，与人类健康密切相关的三氯甲烷、六六六等有机化合物指标纳入标准。

（4）2006 年颁布的《生活饮用水卫生标准》（GB 5749—2006），常规检测指标为五类 42 项，非常规检测指标为三类 64 项，合计 106 项。

（5）2022 年颁布的《生活饮用水卫生标准》（GB 5749—2022），常规检测指标为五类（微生物指标、感官性状和一般化学指标、毒理指标、放射性指标、消毒剂指标）43 项，扩展检测指标为三类（微生物指标、感官性状和一般化学指标、毒理学指标）54 项，合计 97 项；其中，新增加了高氯酸盐、乙草胺、2－甲基异莰醇和土臭素 4 项指标，删除了耐热大肠菌群、三氯乙醛、硫化物、六六六、对硫磷和甲醛等 13 项指标，将检出率相对较高的一氯二溴甲烷、三溴甲烷、三卤甲烷和三氯乙酸等 6 项消毒副产物指标，从原先的“非常规指标”调整为“常规指标”。新标准更新内容涉及很多指标、限值及方法等，体现了国家对饮用水更高和更合理的要求，从继续保持对已知污染物的管控到加强对新发现污染物的管控，全方位合理修改了规范内容和限值等，使新标准更具科学性、合理性和国际性。

（二）制定饮用水水质标准的原则

①保证流行病学安全，即要求生活饮用水中不得含有病原微生物，防止介水传染病的发生和传播；②水中所含化学物质和放射性物质，不得对人体健康产生危害，不得产生急性或慢性及潜在的远期危害，包括致癌、致畸、致突变；③生活饮用水必须确保感官性状良好，能被饮用者接受；④生活饮用水应经消毒处理；⑤选择指标和确定限值时，要考虑经济技术上的可行性。

（三）我国生活饮用水水质标准制定依据及卫生学意义

《生活饮用水卫生标准》（GB 5749—2022）根据各项指标的卫生学意义，将97项饮用水水质指标分为常规指标和扩展指标。

1. 常规指标 是反映生活饮用水水质基本情况的指标。常规指标分为五类43项。微生物和消毒剂指标旨在保证饮用水流行病学上的安全性；感官性状和一般化学指标旨在保证饮用水感官性状良好；毒理学和放射性指标旨在保证饮用水对人体健康不产生毒性和潜在危害。

（1）微生物指标

1）总大肠菌群：是评价饮用水卫生质量的重要微生物指标之一，对指导和改善净水工艺具有极重要意义。总大肠菌群指一群需氧及兼性厌氧菌，在37℃培养24～48小时，能使乳糖发酵，并产酸产气的革兰阴性无芽孢杆菌。总大肠菌群不只来自人和温血动物粪便，也可来自植物和土壤。当水中检出总大肠菌群时，应进一步检验大肠埃希菌。标准规定每100ml水样中不得检出总大肠菌群。

2）大肠埃希菌：是判断饮用水是否遭受粪便污染的重要微生物指标。大肠埃希菌是人和动物肠道内的正常菌群，是一种条件致病菌，属于革兰阴性无芽孢杆菌，能在土壤、水中存活数月。标准规定每100ml水样中不得检出此菌。

3）菌落总数：是评价水质清洁度和考核净化效果的指标。菌落总数增多说明水受到了微生物污染，但不能识别其来源，必须结合总大肠菌群指标判断污染来源和安全程度。标准规定菌落总数≤100CFU/ml或100MPN/ml（CFU表示菌落形成单位，MPN表示最可能数）。

（2）毒理指标

1）砷：是筛选水源时十分重要的指标。天然水中含微量砷，主要存在于地下水中；水中含砷量高，除地质因素外，主要来自工业废水和农业污染。饮用高浓度砷的水，对人有致癌作用，IARC已将无机砷化合物列为人类致癌物（Ⅰ类），是WHO列出引起重大公共卫生关注的10种化学物之一。饮用含砷0.12mg/L以上的水，10年后可出现慢性砷中毒或疑似病例，且发砷含量增高；国外资料显示水砷在0.05mg/L时，未见任何有害影响。标准规定饮用水中砷限值为0.01mg/L。

2）镉：我国各地饮用水中镉平均浓度几乎低于0.1mg/L，主要来自地表径流和工业废水。它主要积存在肝、肾、骨等组织中，能破坏红细胞，交换骨骼中的钙，引起骨痛病，在日本发生的“痛痛病”就是典型的例子。据报道某地居民长期饮用含镉0.047mg/L的水，未发生任何症状；1972年联合国粮食及农业组织（FAO）、食品添加剂专家委员会确定，从食物、水和空气中摄取镉的总量每周不得超过0.4～0.5mg/L。标准规定饮用水中镉限值为0.005mg/L。

3）铬：饮用水中铬的浓度一般较低，主要来自工业废水和含铬废渣淋洗渗入。铬的化合物常见价态有三价和六价，具有致癌、致畸、致突变作用，但六价铬的毒性比三价铬要高100倍，是强致突变物质，可诱发肺癌和鼻咽癌。标准规定饮用水中铬（六价）限值为0.05mg/L。

4）铅：天然水中很少含有，主要来自工业废水、涉水管材、制水原料等。1972年FAO和WHO专家委员会确定，每人每周铅的耐受量为3mg。儿童、婴儿、胎儿和妊娠妇女对铅较敏感，饮水中铅含量为0.1mg/L，儿童血铅超过上限值30μg/100mg。从保护敏感人群出发，标准规定饮用水中铅限值为0.01mg/L。

5）汞：主要来自工业废水，为剧毒物质，可致急、慢性中毒。饮水中的汞主要为无机汞，国内调查饮水汞含量几乎均低于0.001mg/L。据报道，有机汞的最小作用剂量为每人每日0.25～0.3mg。标准规定饮用水中汞限值为0.001mg/L。

6）氰化物：使水呈杏仁味，味觉阈为0.1mg/L。氰化物毒性很强，采用较大安全系数，标准规定饮用水中氰化物限值为0.05mg/L。

7）氟化物：在自然界广泛存在，适量氟被认为是人体有益元素，有利于预防龋齿；摄入量过多对人体有害，可致急、慢性中毒。水中氟化物在0.5mg/L以下地区，居民龋齿患病率高达50%～60%；0.5～1.0mg/L时，龋齿患病率为30%～40%，氟斑牙患病率为10%～30%，多数为轻度斑釉齿；在1.0～1.5mg/L时，多数地区氟斑牙患病率已高达45%以上，且中、重度患者明显增多。综合考虑氟的防龋作用和除氟在经济技术上的可行性，标准规定饮用水中氟化物限值为1.0mg/L。

8）硝酸盐（以N计）：若地面水中亚硝酸盐和氨的水平升高，表明已发生污染。高浓度的硝酸盐，特别是饮用水中的亚硝酸盐，可导致高铁血红蛋白症。婴幼儿、儿童和孕妇是高铁血红蛋白症的易感者。国外报道，硝酸盐氮低于10mg/L时未发生变性血红蛋白血症病例，高于10mg/L时偶有病例发生；国内调查表明，饮用水中硝酸盐氮含量低于14～25.5mg/L时，20年来未发现婴幼儿患高铁血红蛋白症；10～30mg/L时1岁以内婴儿血液中变性血红蛋白含量与对照组无明显差异，而大于30mg/L则有明显差异。标准规定饮用水中硝酸盐限值为10mg/L。

9）三氯甲烷：含量最高的氯化消毒副产物，主要作用于中枢神经系统，可引发小鼠肝癌及雄性大鼠肾肿瘤，IARC将其列为对人可能的致癌物（ⅡB类）。WHO《饮用水水质准则》规定三氯甲烷饮水的限值为0.3mg/L，美国规定最大允许浓度为0.08mg/L，考虑我国具体情况，标准规定饮用水中三氯甲烷限值为0.06mg/L。

10）一氯二溴甲烷：氯化消毒副产物，对实验动物有致癌性，可引发肝脏、肾和生殖系统癌变，IARC将其列为对人的致癌性尚无法分类（Ⅲ类）。标准规定饮用水中一氯二溴甲烷限值为0.1mg/L。

11）二氯一溴甲烷：氯化消毒副产物，对实验动物有致癌性，影响神经系统、肝脏、生殖能力，IARC将其列为对人可能的致癌物（ⅡB类）。标准规定饮用水中二氯一溴甲烷含量不得超过0.06mg/L。

12）三溴甲烷：氯化消毒副产物，可引发肝脏、肾和生殖系统癌变，IARC将其列为对人的致癌性尚无法分类（Ⅲ类）。标准规定饮用水中三溴甲烷限值为0.1mg/L。

13）三卤甲烷：是三氯甲烷、一氯二溴甲烷、二氯一溴甲烷、三溴甲烷的总和，可使致癌风险增加，使肝、肾、神经中枢出现异常。标准规定该类化合物中各种化合物的实测浓度与其各自限值的比值之和不超过1。

14）二氯乙酸：氯化消毒副产物，能诱发小鼠肝肿瘤，对生殖及发育产生影响，IARC将其列为对人可能的致癌物（ⅡB类）。标准规定饮用水中二氯乙酸限值为0.05mg/L。

15）三氯乙酸：氯化消毒副产物，对肝、肾、脾产生影响，能诱发小鼠肝肿瘤，IARC将其列为对人的致癌性尚无法分类（Ⅲ类）。标准规定饮用水中三氯乙酸限值为0.1mg/L。

16）溴酸盐：一般水中不存在，当水源水含有溴化物，经臭氧消毒时，可产生无机消毒副产物溴酸盐。溴酸盐具有明显的遗传毒性，对实验动物的致癌性已有充足证据，IARC将其列为对人的可能致癌物（ⅡB类）。标准规定饮用水中溴酸盐限值为0.01mg/L。

17）亚氯酸盐：二氧化氯消毒副产物，IARC将其列为对人的致癌性尚无法分类（Ⅲ类）。一些动物实验证明，亚氯酸盐能影响血红细胞，导致高铁血红蛋白血症，还可能诱发神经、心血管和甲状腺损害等。标准规定饮用水中亚氯酸盐限值为0.7mg/L。

18）氯酸盐：二氧化氯消毒副产物，对人和动物的影响尚无足够证据。标准规定饮用水中氯酸盐限值为0.7mg/L。

（3）感官性状和一般化学指标

1）色度：是评价感官质量的重要指标。水的颜色可由带色有机物如腐殖质、金属或高色度工业废水造成；水的色度大于15度时，多数人用杯子喝水即可察觉；色度较高的地表水经净化后一般可在15度以下。标准规定饮用水色度限值为15度。

2）浑浊度：用以表示水的清澈或浑浊程度，是衡量水质良好程度的重要指标。水中含有悬浮及胶体状态的颗粒，使得原本无色、无味、透明的水，产生浑浊现象，其浑浊的程度称为浑浊度。水的浑浊度在10°时，人们即可察觉水质浑浊。水源水经常规净化处理后，出厂水浑浊度一般均不超过5°，多数能达到3度以下。降低浑浊度对除去某些有害物质、细菌、病毒，提高消毒效果，确保供水安全等方面，都有积极作用。标准规定饮用水浑浊度限值为1°。

3）臭和味：是饮用水安全性最为直接的指标，带有异臭和异味的饮用水会引起饮用者对水质产生不信任感和厌恶感。水中的异臭和异味可能是水质污染信号，主要由水中化学污染物和藻类代谢产物引起。标准规定饮用水无异臭、异味。

4）肉眼可见物：指饮用水中含有肉眼可见的沉淀物、水生生物等令人厌恶的物质。标准规定饮用水中无肉眼可见物。

5）pH：在6.5~9.5时，并不影响饮用和健康。但pH过低可腐蚀管道影响水质；过高又可能析出溶解性盐类，降低消毒效果。故标准规定饮用水的pH为6.5~8.5。

6）铝：广泛存在于食品、水和环境中，并在体内蓄积。研究表明，铝对神经系统、骨骼、免疫系统及胚胎发育具有潜在的毒害，特别是儿童、青少年，铝过量摄入可能造成智力发育障碍、神经发育受损。水净化处理中，常使用铝化合物作为混凝剂，可影响水的感官性状。铝含量超出0.2mg/L，常产生絮状物沉淀。标准规定饮用水中铝限值为0.2mg/L。

7）铁：过量铁能引起铁味，在白色织物及用具上留下黄斑，铁在管道中沉积和铁细菌繁殖会引起短期“黄水”。水中铁含量1mg/L时有明显金属味；0.3~0.5mg/L时无任何味道；0.5mg/L时色度可大于30度。为防止衣服、器皿着色及产生沉淀，标准规定饮用水中铁限值为0.3mg/L。

8）锰：水中有微量锰时，水可呈黄褐色；大于0.15mg/L时，能使衣服及白瓷器等出现色斑。超过0.2mg/L时，会在水管内壁形成一层附着物，脱落成为黑色沉淀物，随水流流出。标准规定饮用水中锰限值为0.1mg/L。

9）铜：水中含铜1.5mg/L时，有明显的金属味；超过1.0mg/L时，可将衣服及白瓷器染成绿色。标准规定饮用水中铜限值为1.0mg/L。

10）锌：水中含锌10mg/L时，水可呈现浑浊；5.0mg/L时，有金属味。我国各地水中含锌量一般很低，但使用陈旧镀锌水管的自来水可出现较高浓度锌。标准规定饮用水中锌限值为1.0mg/L。

11）氯化物：氯过高对配水系统具有腐蚀作用。氯的钠、钾或钙盐味阈浓度不同，以氯化物计为200~300mg/L。根据味觉阈，标准规定饮用水氯化物中限值为250mg/L。

12）硫酸盐：饮水中超过750mg/L时有轻泻作用，300~400mg/L时，多数人感觉水有味。标准规定饮用水中硫酸盐限值为250mg/L。

13）溶解性总固体：是评价水质矿化程度的重要依据。水中溶解性总固体主要成分为钙、镁、钠的重碳酸盐、氯化物和碳酸盐。浓度增高时，可使水产生不良的味觉，损坏配水管道和设备。高于

1200mg/L 可产生苦咸味。标准规定饮用水中溶解性总固体限值为 1000mg/L。

14）总硬度（以 $CaCO_3$ 计）：饮用硬度高的水，可引起胃肠功能暂时性紊乱。国内报道，饮用总硬度为 707～935mg/L 的水，次日可出现腹胀、腹泻和腹痛等症状，但硬度低于 425mg/L 的水反应不大。硬水易形成水垢，对日常生活产生影响。标准规定饮用水中总硬度限值为 450mg/L。

15）高锰酸盐指数（以 O_2 计）：指在酸性或碱性介质中，以高锰酸钾为氧化剂，处理水样所消耗氧化剂的量。水中高锰酸盐指数浓度增加，说明水中有机物含量增加，提示可能存在微生物和化合物的污染；氯化消毒时可生成较多消毒副产物，使水的致突变活性增强。标准规定饮用水中高锰酸钾指数限值为 3mg/L。

16）氨（以 N 计）：水中的氨可转化成亚硝酸盐，长期饮用，在体内和蛋白质结合形成亚硝胺。氨与水形成弱碱，氨的浓度越高，水的 pH 越大。水中氨可与氯直接反应生产氯胺类物质，其中三氯胺产生令人讨厌的嗅和味。标准规定饮用水中氨限值为 0.5mg/L。

（4）放射性指标　正常情况下饮用水中放射性浓度很低，据国内调查地表水总 α 放射性为 0.001～0.01Bq/L，总 β 放射性为 0～0.26Bq/L；地下水总 α 放射性为 0.04～0.4Bq/L，最高可达 2.2Bq/L；总 β 放射性为 0.19～1.0Bq/L，最高可达 2.9Bq/L。水中放射性物质水平的增高，可能来源于天然或人类某些实践活动造成的污染，特别是科技的发展，原子能、核能的利用和同位素的应用，均可能造成饮用水的放射性污染，对人体健康造成不利影响。标准规定饮用水总 α 放射性指导值为≤0.5Bq/L，总 β 放射性指导值为≤1.0Bq/L。若超过指导值，应进行核素分析和评价，判定能否饮用。

（5）消毒剂指标　是衡量出厂水消毒效果是否合格的主要指标。消毒剂指标包括游离氯、总氯、臭氧和二氧化氯。旨在考虑不同消毒方式对供水安全的影响。采用液氯、次氯酸钠、次氯酸钙消毒时，应检测游离氯；采用氯胺消毒时，应测总氯；采用臭氧消毒时，应测臭氧；采用二氧化氯消毒时，应测二氧化氯；采用二氧化氯与氯混合消毒剂消毒时，应测二氧化氯和游离氯，两项指标均应满足限值要求，至少一项指标应满足余量要求。

（6）游离氯　被认为是最便宜和最好的消毒剂之一，加氯消毒是我国城市供水的主要消毒方式。实验证明，含氯制剂与水接触时间达 30 分钟，游离氯在 0.3mg/L 以上时，对肠道致病菌（如伤寒杆菌、痢疾杆菌等）、钩端螺旋体、布鲁杆菌等均有杀灭作用，而肠道病毒（传染性肝炎、脊髓灰质炎病毒等）对氯消毒剂的耐受力较肠道病原菌强。据报道，若消毒剂与水接触 30～60 分钟，游离氯余量在 0.5mg/L 以上时，亦可使肠道病毒灭活。因此在怀疑水源受肠道病毒污染时，应加大氯消毒剂用量和接触时间，保证饮水安全，防止肠道病毒的介水传播。管网水二次污染时，游离氯会耗尽，故管网末梢水中游离氯余量可作为输配水过程中有无再次污染的信号。标准规定饮用水出厂水游离氯余量应≥0.3mg/L，管网末梢水应≥0.05mg/L；在保证饮用水消毒效果的同时，控制消毒副产物的产生，将出厂水和末梢水中游离氯的限制调整为≤2mg/L。

2. 拓展指标　除常规指标外，《生活饮用水卫生标准》（GB 5749—2022）还规定了 54 项拓展指标及其限制。微生物指标 2 项（贾第鞭毛虫和隐孢子虫），感官性状和一般化学指标 5 项（钠、挥发酚类、阴离子合成洗涤剂、2－甲基异莰醇、土臭素），毒理指标 47 项（农药、除草剂、苯化合物、微囊藻毒素－LR、氯化消毒副产物等）。拓展指标主要参照 WHO、欧盟、美国等发达国家饮用水标准，结合我国实际情况而制定。因此，该标准适用于城乡各类集中式供水和分散式供水的生活饮用水。

二、生活用水量标准

水在保持个人卫生、改善生活条件和促进人体健康方面有着重要意义。城乡供水必须充分，才能使人们的日常生活保持较高的卫生水平。国际上已把城市人均耗水量作为衡量一个国家城市居民生活水平和市政公共设施完善程度的重要标志。人们经济和文化生活水平越来越高，每人每日用水量也越多。居民生活用水量受地区、气候条件、季节、经济文化水平和生活习惯等因素影响。

我国制定的《城市居民生活用水量标准》（GB/T 50331—2002），旨在满足人民生活水平提高和生活用水需求，提高城市水资源利用效率，促进节约生活用水。本次标准修订强调经济社会发展过程中环境资源承载能力对生态、生活、生产的重要性，以联合国环境规划署的人均水资源条件作为城市居民人均水资源量的划分依据，标准为：$500m^3$ 以下，属于极度匮乏；$500 \sim 1000m^3$，属于紧缺；$1000 \sim 1700m^3$，属于不足；$1700m^3$ 以上，属于正常。与修订前标准相比，新版标准根据当地人口规模、人均水资源量、气候条件和生活习惯等因素，按节水优先原则，制定了城市居民生活一级用水量和二级用水量的上限值。城市居民一级用水量指城市公共供水设施能够供给城市居民家庭基本生活用水需求的平均用水量；二级用水量指城市公共供水设施能够供给城市居民家庭改善和提高生活质量用水需求的平均用水量。

《农村生活饮用水量卫生标准》中规定的用水量指维持日常生活的家庭个人用水，包括饮用、洗涤、冲洗便器等室内用水，以及居民区浇洒道路、冲洗、绿化等室外用水。乡镇居民区生活用水量与乡镇规划、住宅发展规划、水源条件、生活习惯和生活水平等因素有关。

第四节　集中式供水

集中式供水方式有两种，即城建部门建设的各级公共供水和各单位自建设施供水。所供给的水通常称为自来水。

一、概述

（一）相关概念

1. 生活饮用水　由集中式供水单位直接供给居民作为饮水和生活用水，水质必须确保居民终生饮用安全。

2. 集中式供水　指由水源集中取水，统一净化处理和消毒后，由输水管网送给用户的供水方式。

3. 公共集中式供水　指自来水企业以公共供水管道及其附属设施，向单位和居民的生活、生产和其他活动提供用水的供水方式。

4. 自建设施供水　指由用水单位以自行建设的供水管道及其附属设施，主要向本单位的生活、生产和其他活动提供用水的供水方式。自建集中式供水系统，未经当地卫生健康和建设行政部门批准，不得与城市供水系统连接。

5. 小型集中式供水　日供水量在 $1000m^3$ 以下或供水人口在 1 万人以下的集中式供水。

6. 出厂水　集中式供水单位完成处理工艺流程后，即将进入输配水管网的水。

7. 末梢水　出厂水经输配水管网输送至用户水龙头的水。

（二）集中式供水的优缺点

1. 优点　①有利于水源的选择和防护；②易于采取改善水质的措施，保证水质良好；③用水方便；④便于卫生监督和管理。

2. 缺点　水质一旦被污染，危害面广。

二、水源选择和卫生防护

（一）水源选择的原则

1. 水量充足 水源水量应能满足城镇或居民点的总用水量，并考虑近期和远期的发展。天然水源水量，可通过水文学和水文地质学的调查勘查来了解；选用地表水时，一般要求95%保证率的枯水流量大于总设计用水量。

2. 水质良好 水源水质应符合下列要求。

（1）选用地表水作为供水水源时，应符合《地表水环境质量标准》（GB 3838—2002）要求；选用地下水作为供水水源时，应符合《地下水质量标准》（GB/T 14848—2017）要求。

（2）水源水的放射性指标限值，规定总 α 放射性为0.1Bq/L，总 β 放射性为1.0Bq/L。

（3）水源水质不符合要求时，不宜作为生活饮用水水源。若限于条件需要加以利用时，采取相应净化工艺处理后，应达到水质标准要求，并取得当地卫生健康部门的批准。

3. 便于防护 旨在保证水源水质不因污染而恶化。有条件时宜优先选用地下水。采用地表水作水源时，应结合城市发展规划，将取水点设在城镇和工矿企业的上游，防止水源污染。

4. 技术经济上合理 选择水源时，分析比较各个水源的水量和水质后，进一步结合水源水质的取水、净化、输水等具体条件，考虑基本建设投资费用最小的方案。

（二）水源卫生防护

为保护水源，取水点周围应设置保护区。根据《饮用水水源保护区划分技术规范》（HJ 338—2018）和《饮用水水源保护区污染防治管理规定》（2010年版），生活饮用水水质保护区由市、县人民政府提出划定方案，报省、自治区、直辖市人民政府批准。地表水或地下水饮用水源保护区范围，应按照不同水域特点进行水质定量预测，并考虑当地具体条件加以确定，保证在规划设计的水文条件和污染负荷下，供应规划水量时，保护区的水质能满足相应标准。保护区内严禁修建任何可能危害水源水质卫生的设施及一切有碍水源水质卫生的行为。

1. 地表水水源卫生防护 必须遵守下列规定。

（1）取水点周围半径100m水域内，严禁捕捞、网箱养殖、停靠船只、游泳和从事其他可能污染水源的任何活动。

（2）取水点上游1000m至下游100m水域内，不得排入工业废水和生活污水；沿岸防护范围内不得堆放废渣，不得设立有毒有害化学物品仓库、堆栈，不得设立装卸垃圾、粪便和有毒有害化学物品的码头，不得使用工业废水或生活污水灌溉及施用难降解或剧毒的农药，不得排放有毒气体、放射性物质，不得从事放牧等有可能污染该段水域水质的活动。

（3）以河流为水源时，一级保护区水域长度为取水点上游不小于1000m，下游不小于100m范围内的河道水域。

（4）受潮汐影响的河段水源地，一级保护区上下游及其沿岸的水源保护区范围可适当扩大。

（5）以水库和湖泊为饮用水水源时，应根据不同情况，将取水点周围部分或整个水域，及其沿岸划为水源保护区，并按（1）、（2）项的规定执行。

（6）对生活饮用水水源的输水明渠、暗渠，应重点保护，严防污染和水量流失。

2. 地下水水源卫生防护 必须遵守下列规定。

（1）应根据生活饮用水水源地所处的地理位置、水文地质条件、供水数量、开采方式和污染分布，确定生活饮用水地下水水源保护区、构筑物的防护范围及影响半径的范围。

(2) 在单井或井群的影响半径范围内，不得使用工业废水或生活污水灌溉和施用难降解或剧毒的农药，不得修建渗水厕所、渗水坑，不得堆放废渣或铺设污水渠道，不得从事破坏深层土层的活动。

(3) 工业废水和生活污水严禁排入渗坑或渗井。

(4) 人工回灌的水质应符合生活饮用水水质要求。

三、取水点和取水设备

(一) 地表水的取水点和取水设备

1. 取水点的位置 通常设置在汲水处，位于城镇和工业企业的上游，避开生活污水和工业废水，取水点最低水深应有2.5~3m。

2. 取水设备的类型

(1) 岸边式 适用于基础坚实和河岸较陡的河流。

(2) 河床式 适用于河岸较平坦、河内水质较差的地点。

(3) 缆车式 适用于水位涨落幅度大、河岸有适宜坡度、河床较稳定的地方。

(二) 地下水的取水点和取水设备

1. 取水点的位置 地下水埋藏愈深，含水层覆盖的不透水层愈厚，愈宜作取水点。以深层地下水覆盖层的裂隙地层，或浅层地下水为水源时，取水点应设在污染源上游。不影响水量、水质的前提下，应考虑技术上方便的地点。

2. 取水设备的类型

(1) 管井 又名机井或钻孔井，适用于各层地下水，应用甚广。

(2) 大口井 适用于地下水埋藏较浅、含水层薄和不宜打管井的地点。

四、水的净化和消毒

生活饮用水的水源水，都不同程度地含有各种杂质，不经净化和消毒处理，往往达不到生活饮用水卫生标准要求。

(一) 净化处理的种类

1. 常规净化 可除去原水中的悬浮物质、胶体颗粒和细菌等。以地表水为水源时，常规净化过程为：水源取水—水厂混凝沉淀或澄清—过滤—消毒。

2. 深度净化 指为生产优质饮用水，在市政供水原有常规净化的基础上，对水质再进行净化处理。旨在将常规处理工作难以去除的有机污染物、重金属离子、消毒副产物的前驱体等加以去除。

3. 特殊净化 如原水中含铁、锰、氟等，需特殊处理。

(二) 常规净化

1. 混凝沉淀 由于天然水体中的细小悬浮物，特别是胶体颗粒，难以自然沉淀，需加入混凝剂，才能将细微颗粒凝聚成大颗粒而沉降的过程。

(1) 定义

1) 沉淀：指混凝过程中生成的絮凝体和其他悬浮颗粒，依靠重力作用，从水中分离出来的过程。

2) 混凝：指用化学物质来澄清浑水的过程。所加的物质称为混凝剂。

3) 助凝剂：指在澄清浑水中只起辅助作用的混凝剂。

(2) 混凝剂

1) 混凝剂的种类和特性：常用混凝剂有金属盐类混凝剂和高分子混凝剂两类。前者如铝盐和铁盐等；后者如聚合氯化铝和聚丙烯酰胺等。

A. 铝盐：最常用的混凝剂之一，有明矾、硫酸铝、铝酸钠和三氯化铝等。优点是腐蚀性小，使用方便，混凝效果好，且对水质无不良影响。缺点是水温低时，絮凝体形成慢且松散，效果不如铁盐。

B. 铁盐：最常用的混凝剂之一，包括三氯化铁和硫酸亚铁。三氯化铁是具有金属光泽的黑褐色结晶，易溶于水，含杂质少；优点是适用的 pH 范围宽（5 ~9），絮凝体大而紧密；对低温、低浊水的效果较铝盐好。缺点是腐蚀性强，易潮湿，水处理后含铁量高。硫酸亚铁为绿色半透明结晶，又称绿矾；缺点是亚铁只能生产简单的单核络合物，混凝效果差；残留于水中的亚铁会使水变色。

C. 聚合氯化铝：常用的是聚合氯化铝和碱式氯化铝。优点是对低浊水、高浊水、严重污染的水和各种工业废水都有良好的混凝效果；用量比硫酸铝少；适用的 pH 范围宽（5 ~9）；凝聚速度较快，凝聚颗粒大，沉淀速度快，过滤效果好；腐蚀性小，成本较低。缺点是质量不易达标。

D. 聚丙烯酰胺：优点是对低浊和高浊水效果均好。缺点是价格昂贵，产品中常含有微量未聚合的单体，其毒性甚高。

2）助凝剂的作用：①调节或改善混凝条件，如原水碱度不足，可加石灰；用氯将亚铁氧化成高铁；②改善絮凝体结构，如铝盐产生的絮凝体细小松散时，可用聚丙烯酰胺或活性硅酸等助凝。

3）影响混凝效果的因素：①水中微粒的性质和含量，水中微粒越单一均匀、越细，越不利于混凝；微粒含量过少时，明显减少微粒的碰撞机会；微粒含量过多，则不能充分混匀；②水温，水温低时，絮凝体形成会慢且细小松散；③水的 pH，在不同 pH 下，铝盐和铁盐的水解、缩聚产物不同，对混凝效果影响较大；高分子混凝剂受 pH 影响较小；④水中有机物和溶解性盐类，水中有机物对混凝有阻碍作用，溶解性盐类对铝盐的混凝有促进作用；⑤混凝剂的种类和数量；⑥混凝剂的投加方法、搅拌强度和反应时间等。

4）沉淀和澄清：现用的沉淀设施有平流式、斜板和斜管沉淀池，作用是去除反应后絮状体，要求出水浊度 <5NTU。澄清池有泥渣循环型和泥渣悬浮型。澄清池特点：①利用积聚的泥渣与水中脱稳颗粒相互接触、吸附，充分利用泥渣的絮凝活性；②将混合、反应和泥水分离等过程放在同一池内完成，使水得到澄清。

2. 过滤 以石英砂等具有孔隙的粒状滤料层截留水中杂质，使水获得澄清的工艺过程。滤池通常设在沉淀池或澄清池之后。

（1）作用 ①使滤后水浊度达到生活饮用水水质标准；②去除水中大部分病原体，如致病菌、病毒、寄生原虫和蠕虫等，特别是阿米巴包囊和隐孢子虫卵囊对消毒剂抵抗力很强，主要靠过滤去除；③水经过滤后，残留的微生物失去了悬浮物的保护作用，为滤后消毒创造了条件。以地表水为水源的净化过程中，有时可省去沉淀或澄清，但过滤不可缺少。

（2）滤料

1）常用滤料：在市政给水过程中，应用最广的滤料是石英砂，常用的还有无烟煤、木炭、活性炭、磁铁砂、锰砂、金刚石和石榴石等颗粒。

2）卫生要求：①滤料本身无毒，有足够的化学稳定性，长期浸泡不会溶解出任何有毒有害物质，也不应与水中任何化学物质反应而产生有毒物质；②滤料应不会被微生物利用和分解；③滤料要有良好的机械强度，使用时不易磨损和破碎；④滤料颗粒粒度要较均匀，有一定颗粒级配和适当孔隙率。

（3）滤池的类型和工作周期

1）滤池类型：包括慢滤池、普通快滤池、双层和三层滤料滤池、接触双层滤料滤池、虹吸滤池、无阀滤池、移动罩滤池、V 形滤池和压力滤池等。

2）工作周期：①成熟期，滤料较清洁，过滤效果较差，需降低滤速或实行初滤排；②过滤期，滤料表面已吸附一层絮凝体或已形成滤膜，过滤效果最好；③清洗期，滤层孔隙不断减小，水流阻力越来越大，因产水量大减或出水水质欠佳，需停止过滤进行清洗。

（4）影响过滤效果的因素

1）滤层厚度和粒径：滤层过薄，水中悬浮物会穿透滤料层而影响水质；过厚会延长过滤时间；滤料粒径大，滤筛、沉淀杂质的作用小。

2）滤速：指水流通过滤层整个面积的速度（m/h）。滤速过快，会影响滤后水质；滤速过慢，过滤效果好，但影响出水量。

3）进水水质：如浑浊度、色度、有机物、藻类等，对过滤效果影响很大；浊度影响最大，要求低于10°。

4）滤池类型：慢滤池因滤料粒径小，过滤效果好，去除微生物效果一般在99%以上；快滤池一般在99%以下。

3. 消毒 是指杀灭外环境中病原微生物的方法。供水过程的各个环节都存在致病菌的污染，因此需要通过消毒切断传染病的传播途径，预防传染病的发生和流行。常用的饮用水消毒方法有氯化消毒、二氧化氯消毒、紫外线消毒和臭氧消毒等。

（1）氯化消毒　用氯或氯制剂对饮用水进行消毒的方法。供饮用水消毒的氯制剂有液氯、漂白粉[$Ca(OCl)Cl$]、漂白粉精[$Ca(OCl)_2$]和有机氯制剂等。

有效氯：含氯化合物中具有杀菌能力的有效成分，即含氯化合物分子团中氯的价数大于 -1 者。漂白粉含有效氯25%~35%，漂白粉精含有效氯60%~70%，优氯净（二氯异氰尿酸钠）含有效氯60%~64%。

1）基本原理

A. 氯的杀菌作用机制：①次氯酸体积小，呈电中性，易于穿过细胞壁；②是一种强氧化剂，能损害细胞膜，使蛋白质、RNA和DNA等物质释出；③影响多种酶系统，从而使细菌死亡；④氯对病毒的作用，在于对核酸的致死性损害。

B. NH_2Cl 和 $NHCl_2$ 的杀菌原理：仍是HOCl的作用，只有HOCl消耗完，反应才向氨方向进行。氯胺是弱氧化剂，杀菌作用不如HOCl强，需要较高浓度和较长接触时间。

2）影响氯化消毒效果的因素

A. 加氯量和接触时间：加氯量除满足需氯量外，为抑制水中残存细菌的繁殖，管网中尚需维持少量剩余氯。需氯量指因杀菌、氧化有机物和还原性无机物，及某些氯化反应所消耗的氯量。余氯（residual chlorine）指加氯氧化和杀菌后剩余的有效氯。余氯有两种：一种为游离氯，如HOCl和OCl^-；另一种为化合氯，如 NH_2Cl 和 $NHCl_2$。一般要求将氯加入水中后，接触30分钟，有0.3~0.5mg/L的游离氯；对化合性余氯则要求接触1~2小时后，有1~2mg/L余氯。

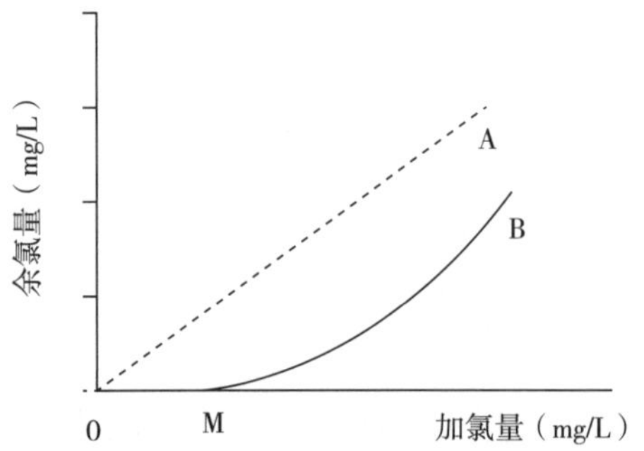

图5-1　水中无氨时加氯量与余氯量的关系

加氯量和余氯量的关系（图5-1）：加氯量=需氯量+余氯量。

假设水中需氯量为零，则加氯量等于余氯量，如图5-1虚线OA所示。

水中有机物较少，且无游离氨时，加氯量与余氯量的关系如图5-1实线MB所示，即加氯量为M时，余氯为零。随着加氯量增加，余氯开始逐渐增多。

水中氨含量较多时，加氯量与余氯量的关系如图5-2所示。实线的意义是出现余氯后，随着加氯量的增加，余氯量逐渐上升，但产生的是化合氯。余氯量升至C点时，加氯量再增加，余氯反而逐渐下降，原因是氯胺在过量氯作用下逐渐分解：

$$2NH_2Cl + HOCl \longrightarrow N_2 + 3HCl + H_2O$$

$$NHCl_2 + HOCl \longrightarrow NCl_3 + H_2O$$

达D点时，分解过程结束。如继续加氯，余氯量又重新上升，这时形成的余氯全部为游离氯，故D点称为折点。一般，原水中游离氨在0.5mg/L以下时，加氯量应控制在D点以后；而游离氨在0.5mg/L以上时，产生的化合性余氯已够消毒，故加氯量可控制在C点前。

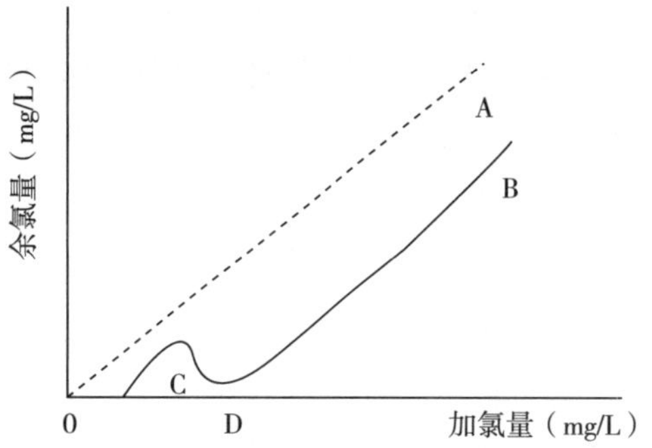

图5－2　水中有氨时加氯量与余氯量的关系

B. 水的pH：次氯酸是弱电解质，其离解程度与pH有关。水的pH＜5.0时，HOCl接近100%；随pH增高，HOCl逐渐减少，OCl^-逐渐增多；水的pH＞9时，OCl^-接近100%。根据大肠埃希菌实验，HOCl的杀菌效率是OCl^-的80倍。因此，消毒时应注意控制水的pH不宜太高。

C. 水温：水温每提高10℃，病菌杀灭率提高2～3倍。

D. 水的浑浊度：HOCl和OCl^-必须直接与水中细菌接触，方能达到杀菌效果。水的浑浊度高，悬浮物质较多，细菌多附着在悬浮颗粒上，使氯不易直接接触细菌，杀菌效果降低。

E. 水中微生物的种类和数量：不同微生物对氯的耐受性不同，一般大肠埃希菌抵抗力较低，病毒次之，原虫包囊最强。水中微生物数量过多，消毒后水质较难达到卫生标准要求。

3）氯化消毒方法

A. 普通氯化消毒：指水的浊度低，有机物污染轻，基本无氨（＜0.3mg/L）、无酚时，加入少量氯即可达到消毒目的的一种消毒方法。此时主要是游离氯，所需接触时间短，效果可靠。

B. 氯胺消毒法：加氯量控制在C点前，在水中加入氨（液氨、硫酸铵或氯化铵），加氯后生成一氯胺和二氯胺。优点是消毒副产物生成较少，水的口感和色度均较好，稳定性较高，适宜于长距离输水的水厂；先加氨后加氯，可防止产生氯酚臭，化合氯较稳定，在管网中可维持较长时间，保证管网末梢余氯量。缺点是消毒作用不如次氯酸强，接触时间长，费用较高，操作复杂，对病毒的杀灭效果较差。

C. 折点氯消毒法：加氯量超过折点（D点），在水中形成适量的游离氯。优点是消毒效果可靠；能明显降低铁、锰、酚和有机物含量；具有降低臭味和色度的作用。缺点是耗氯多，产生氯化副产物多；需事先求出折点加氯量，比较麻烦，有时水样折点不明显，会使水的pH过低，故必要时，尚需加碱调整。

D. 过量加氯消毒法：适用于严重污染的水源水，或在野外工作、行军时，加氯量大大高于通常情况下的加氯量。消毒后的水需要脱氯处理。

4）加氯地点

A. 滤前加氯：在混凝沉淀前加氯，主要目的在于改良混凝沉淀和防止藻类生长，但易生成大量氯化副产物。

B. 滤后加氯：是最常用的消毒方法。在过滤后加氯，目的是杀灭水中病原微生物；也可采用二次加氯，即混凝沉淀前和后各加一次。

C. 中途加氯：输水管线较长时，在管网中途的加压泵站或贮水池泵站补充加氯。既可保证末梢水余氯量，又使水厂附近管网水含氯量不过高。

5）氯的投加设备：真空加氯机和转子加氯机。

（2）二氧化氯消毒

1）性质：二氧化氯（ClO_2）常温下为橙黄色气体，带有刺激性的辛辣味，易溶于水，但不与水起化学反应，在水中极易挥发。空气中 ClO_2 浓度大于 10% 或水中浓度大于 30% 时，都具有爆炸性。ClO_2 具有极强的氧化性，其氧化能力是氯气的 2.6 倍。

2）基本原理：ClO_2 是一种强氧化剂和高效杀菌剂，对细菌、病毒及真菌孢子的杀灭能力均很强。ClO_2 穿过细胞壁，氧化细胞内的酶，抑制细胞内的蛋白质合成，杀死微生物；能改变病毒衣壳，导致病毒死亡；可将水中残存有机物氧化降解为含氧基团（羧酸）为主的产物，无氯代产物出现；可将 BaP 氧化成无致癌性的醌式结构。

3）优点：①杀菌效果好、用量少，消毒作用时间长，可以保持剩余消毒剂量；②可减少水中氯化副产物的形成；③其氧化和消毒作用受温度、氨和 pH 的影响较小；④氧化性强，能分解细胞结构，能杀死芽孢和病毒，特别是对隐孢子虫和贾第鞭毛虫的灭活效果好；⑤消毒后水中余氯稳定持久，防止再污染的能力强；⑥可除去水中的色和味，不与酚形成氯酚臭；⑦对铁、锰的除去效果较氯强；⑧ClO_2 的水溶液可以安全生产和使用。

4）缺点：①ClO_2 有爆炸性，不易存放，必须现场制备，立即使用；②制备含氯低的 ClO_2 较复杂，成本高；③可产生氯酸盐和亚氯酸盐。

（3）臭氧消毒

1）性质：易溶于水，极不稳定。

2）基本原理：臭氧（O_3）是极强的氧化剂，杀灭细菌、病毒及氧化有机物的作用均很强。它可氧化细胞膜，使其渗透性增加，细胞内容物漏出；也可影响病毒的衣壳蛋白，导致病毒死亡；饮水消毒 O_3 投加量一般不大于 1mg/L，要求接触 10～15 分钟，剩余 O_3 为 0.4mg/L。

3）优点：①消毒效果较 ClO_2 和 Cl_2 好，用量少，接触时间短；②pH 在 6～8.5 内均有效；③不影响感官性状，具有除臭、色、铁、锰、酚等作用；④不产生三卤甲烷；⑤前处理时能促进絮凝和澄清，降低混凝剂用量。

4）缺点：①投资大，费用较氯化消毒高；②极不稳定，需在临用时制备，并立即通入水中，控制和检测需要一定技术，因为在水中保留时间很短，不能维持管网持续消毒效率，需要第二消毒剂；③对管道有腐蚀作用；④与铁、锰、有机物等反应，产生微絮凝，使水的浑浊度提高。

（4）紫外线消毒

1）基本原理：紫外线可透入微生物体内，作用于核酸、原浆蛋白与酶，使 DNA 上相邻的胸腺嘧啶键合成双体，导致 DNA 失去转录能力，阻止蛋白质合成。造成病原微生物死亡。

2）消毒设备：套管进水式（浸入式）和反射罩式（水面式）。

3）优点：①接触时间短、杀菌效率高，有广谱消毒效果；②对隐孢子虫有特效消毒效果；③不产生有毒有害物质；④能降低臭、味，降解微量有机污染物；⑤占地面积小、消毒效果受水温和 pH 影响小。

4）缺点：①没有持续消毒效果，需与氯配合使用；②石英管壁易结垢，降低消毒效果；③被杀灭的细菌有可能复活；④价格较贵。

（三）深度净化

1. 净化方式

（1）分散式　如矿化、磁化和纯水等净化器。

（2）集中式　市政自来水管道进入小区后，一部分直接入户供生活用，另一部分入净水站（净水屋）经深度净化，有专用管道入户或居民在净水站汲取，供饮用或厨房烹饪用。该管道采用优质管材，呈环状分布，无死水区。

2. 常用处理方法

（1）物理吸附分离技术

1）活性炭吸附法：该方法对色、臭、味、腐殖酸、微量污染物、总有机碳及总三卤甲烷等均有明显去除作用。集中式深度处理工艺流程：自来水→澄清→过滤→活性炭→消毒→净化水。

2）膜分离法。

（2）化学氧化技术

1）预氧化技术：在给水处理工艺前端，投加氧化剂，是强化处理效果的一类预处理措施。常用的有氯气、高锰酸钾、臭氧、二氧化氯、过氧化氢预氧化法，臭氧的应用较为广泛。

2）二氧化钛（TiO_2）光催化技术。

（3）生物预处理技术　指在常规给水处理工艺之前增设生物处理工艺，包括塔滤、生物滤池等生物膜技术，借助于微生物群体的新陈代谢活动，去除那些常规给水处理工艺不能有效去除的有机物、氨氮和亚硝酸盐等污染物。

（四）特殊处理

1. 除氟

1）活性氧化铝法：活性氧化铝是白色颗粒状多孔吸附剂，有较大的比表面积，是两性物质。当水中 pH 小于 9.5 时，可吸附阴离子；大于 9.5 时，可去除阳离子。因此，在酸性溶液中活性氧化铝为阴离子交换剂，对氟有极大的选择性。

2）骨炭法（碳酸钙法）：是一种有效、经济、简便的除氟方法。水氟含量高时，被骨碳吸收而去除。

3）电渗析法：在直流电场作用下，原水中可溶解性离子迁移，通过离子交换膜进行分离。

2. 除铁和除锰　水中 Fe^{2+} 去除，可用空气自然氧化除铁工艺。曝气充氧后，将 Fe^{2+} 氧化为 Fe^{3+}，经反复沉淀，通过过滤将其除去。提高水的 pH，可大大加快 Fe^{2+} 氧化为 Fe^{3+} 的速度。曝气氧化法除锰时，pH 略高于 10 才能使锰沉淀，处理后再用硫酸调整 pH，达到饮用水要求。

3. 除藻和除臭

（1）除藻

1）物理方法：气浮技术除藻效果较好，去除率可达 70% ~80%。

2）化学方法：利用硫酸铝和硫酸铜做除藻剂，可去除大部分藻类。还可利用铁盐除藻，铁盐能与水形成较重的矾花，增加混凝效果，提高藻类的去除率。

3）生物方法：水网藻除藻。水网藻隶属于绿藻类，繁殖能力比蓝绿藻更强，生长过程可大量吸收水中的磷、氮，使蓝绿藻无法大量繁殖，从而达到治藻目的。

（2）除臭

1）有机污染物产生的臭味：用 O_3 和 ClO_2 处理。

2）挥发性物质产生的臭味：如 H_2S 等产生的臭味，可用曝气法去除。

3）酚和氯酚产生的臭味：用 ClO_2 去除。

4）原因不明的臭味：若用上述方法处理效果不佳，可用活性炭吸附处理。

五、配水管网的卫生要求

（一）配水管和配水管网

1. 配水管 给水管网中，配水到用户的干管和支管。

2. 配水管网 指配水管分布在城镇给水区域，纵横交错，形成网状。

（二）配水管网的布置

1. 树枝状管网 投资较少，但由于末梢水的停滞，管内可有沉淀物积聚，消毒不够彻底时，水中细菌可再繁殖，造成水质恶化；管网中某个部分检修时，该处以下的供水地区都将停水。

2. 环状管网 将管线连成环状，相互衔接，管网内水经常流动，水压较均匀，水质较好；任何一处管道检修时，都可由另一管道供水，无须停水，但投资较高。

（三）配水管管材

1. 种类 钢管、球墨铸铁管、钢筋混凝土管和聚乙烯管等。

2. 管材选择原则 经济合理性和技术可靠性。①有足够的强度，能够承受设计所需的内外压力和机械作用力，不会出现爆裂现象；②有稳定的化学性能，防腐蚀性强，保证供水水质不被污染，维持一定的管道使用年限；③运输安装方便，价格合理；④聚乙烯管材应通过卫生行政部门“产品安全性鉴定”。

3. 管道埋设原则 ①避免穿过垃圾和毒物污染区，否则应加强防护措施；②与污水管道交叉时，给水管道应埋设在污水管道上面，垂直净距不得小于0.4m；③如污水管道必须在给水管道上面时，给水管应加套管，其长度距交叉点每侧3～5m；④如给水管与污水管平行铺设，垂直间距应为0.5m，水平间距不小于1.5～3m；⑤给水管埋设深度应在当地冻结线以下，以防冻结；⑥企事业单位自备的供水系统，不得与城镇公共供水管网直接连接。

4. 卫生要求 ①管道及其附属系统安装完毕后，应进行冲洗和消毒，消毒后，必须连续抽样检测，直至水质合格后方准使用。②凡有积垢和“死水”的管段，必须定期冲洗；管线过长，应中途加氯；管道在检修后应冲洗消毒。③配水管网内必须维持一定的水压，应按最高日、最高时用水量所需要的水压设计。④城镇最小服务水头规定：一层建筑物为10m、二层为12m、二层以上每增加一层增加4m。⑤金属管道易被腐蚀，必须进行防腐处理。⑥水塔、水箱和水池应远离污染源；内壁要求光滑，顶部应设盖，并有换气孔，上装纱网；周围应有防护措施，防止闲人接近；⑦给水站周围地面，应铺设水泥地坪，并有一定坡度，以利排水。

六、供管水人员的卫生要求

1. 供管水人员 是指供水单位直接从事供水、管水的人员，包括从事净水、取样、检验、二次供水卫生管理及水池、水箱清洗消毒人员。

2. 卫生要求 直接从事供、管水的人员必须每年进行一次健康检查，取得预防性健康体检合格证和卫生知识培训合格证后，方可上岗工作。凡患有痢疾（细菌性痢疾和阿米巴痢疾）、伤寒、病毒性肝炎、活动性肺结核、化脓性或渗出性皮肤病及其他有碍生活饮用水卫生的疾病或病原携带者，不得直接从事供、管水工作。经健康检查确诊的传染病患者及病原携带者，由卫生监督机构向患者所在单位发出“职业禁忌调离通知书”，供水单位应立即将患者调离直接供、管水工作岗位。

第五节　分散式供水

分散式供水指用户直接从水源取水，未经任何处理或仅有简易设施处理的供水方式。

一、井水卫生

水井的形式很多，如普通水井、手压机井、陶管小口井等。现以普通水井为例，说明水井的卫生要求。

（一）井址选择

应从水量、水质及便于防护和使用等方面考虑。为防止污染，尽可能设在地下水污染源上游；地势高燥，不易积水；周围20～30m内，无渗水厕所、粪坑、垃圾堆等污染源。

（二）井的构造

1. 井底　用卵石和粗砂铺垫，厚约0.5m，上设一块多孔水泥板，以便定期淘洗。

2. 井壁　可选用砖、石等材料砌成。井底以上高约1m的井壁，外周充填厚0.3～0.6m沙砾，以利于地下水渗入；离地面1～3m的井壁，周围应以黏土或水泥填实，内面用水泥砂浆抹平，以防污水渗入井内。

3. 井台　应用不透水材料建成井台，半径1～3m，应便于排水。

4. 井栏　一般高出地面0.3～0.5m，以防止污水溅入和地面垃圾、尘土等被风吹入井内，保证取水方便和安全。

5. 井盖　最好设盖。如能修井棚或围墙，可防止禽畜接近水井。

6. 取水设备　公用井应设共用桶，保持桶底清洁。尽可能做成密封井，装置手压式、脚踏式或电动式抽水泵，既方便取水，又可防止污染。

（三）井水消毒

1. 常用消毒剂　漂白粉或漂白粉精片。

2. 消毒时间和频率　一般每天2次，一次在早晨用水前，另一次在午后。消毒应在取水前1～2小时进行，条件许可时测定余氯含量，符合卫生标准。当用水量大、肠道传染病流行、突发公共卫生事件和自然灾害发生时，消毒次数或用药量应增加。

3. 消毒方法　采用竹筒、塑料袋和广口瓶等，以绳悬吊于水中。容器内的消毒剂借水的振荡，由小孔中漏出，可持续消毒10～20天。

二、泉水卫生

泉水常出现在山坡或山脚下。水质良好、水量充沛、取用方便的泉水，是农村饮用水的适宜水源。利用泉水时，可根据便于使用、防止污染等要求，修建集水池。如果集水池位置高，可以利用压差，让饮水进村入户。必要时可在集水池中加氯消毒，防止污染危害。

三、地表水卫生

（一）分类

地表水包括江河、湖塘、水库等。

1. 江河 以江河为水源时，宜采用分段用水；将饮水取水点设在河段上游，下游设洗衣点、牲畜饮水点等。

2. 湖塘 在池塘多的地区，可采用分塘用水；污染严重或很小的池塘不可作饮用水源；较大的湖可分区供水。

3. 水库 水库水一直处于缓慢对流状态，水体自净速度缓慢，水体富营养化问题突出。主要由雨水补充，pH 较低，水中含有微生物及各种矿物质等，杂质较多，水处理工艺难度较大。

（二）净化和消毒方法

1. 缸水混凝沉淀 常用明矾作混凝剂。将明矾放入竹筒内，制成加矾筒，在缸水中搅拌，使其溶解，并通过加矾筒四周的小孔流出，与水混匀。待出现矾花取出加矾筒。静置 30～60 分钟后，再用吸泥筒吸出缸底污泥。水质经沉淀和过滤后，还需用漂白粉液进行消毒，用量以接触 30 分钟后，能嗅到轻微的氯臭为宜。

2. 岸边砂滤井 原水由进水管引入砂滤井，过滤后进入清水井。砂滤井底部铺 15cm 厚的卵石，上铺 70cm 厚的砂层。砂滤井和清水井均应加盖。清水井中的水，需用漂白粉澄清液消毒。

3. 砂滤缸（桶） 自下而上铺卵石 10～15cm，棕皮两层，砂子 40cm，棕皮两层，卵石 5cm。砂滤缸（桶）主要靠砂层滤水。底层和上层的卵石起承托和防止冲刷的作用，也可改用多孔板。初用时出水往往浑浊，需过滤一段时间后，水才会变清。使用期间，应使砂层上面经常保持一层水，防止空气进入滤层，影响过滤效果。砂滤缸使用一段时间后，砂层会逐渐堵塞，使出水量减少或净水效果下降。堵塞严重时，应进行清洗。

四、雨雪水卫生

在缺水地区，常用水窖收集贮存雨雪水。水窖由集水区和窖身组成。集水区常利用屋顶，屋顶以水泥被覆的平顶为佳。雨前将屋顶上的尘土扫除；初雨时，收集到的水不够清洁，应从收集管侧道排走，待流下清洁水时，再收集到窖身内。窖身以修建在地下或半地下为宜，容积按每人每日需水 10L、饮水人数和贮存天数计算；窖身要设严密的盖和通气管，以防止周围环境的污染；较长时期的储存，要采用防腐消毒措施。

五、新型饮用水卫生

（一）包装饮用水

1. 包装饮用水 以直接来源于地表、地下或公共供水系统的水为水源，经加工制成的密封于容器中可直接饮用的水。

2. 分类 《饮料通则》（GB/T 10789—2015）将包装饮用水分为饮用天然矿泉水、饮用纯净水、其他类饮用水 3 类。包装饮用水根据容器外形大小不同，分为桶装水和瓶装水。

（1）饮用天然矿泉水 从地下深处自然涌出或钻井采集的，含有一定量的矿物质、微量元素或其他成分，在一定区域未受污染并采取预防措施避免污染的水；通常情况下，其化学成分、流量、水温等动态指标在天然周期波动范围内相对稳定。

（2）饮用纯净水 以直接来源于地表、地下或公共供水系统的水为水源，经适当的水净化加工方法，制成的制品。

（3）其他类饮用水 包括饮用天然泉水、饮用天然水和其他饮用水。

1）饮用天然泉水：指以地下自然涌出的泉水或经钻井采集的地下泉水，未经公共供水系统的自然来源的水为水源，制成的制品。

2）饮用天然水：指以水井、山泉、水库、湖泊或高山冰川等，且未经公共供水系统的自然来源的水为水源，制成的制品。

3）其他饮用水：上述1）和2）项以外的水，如以直接来源于地表、地下或公共供水系统的水为水源，经适当的加工方法，为调整口感加入一定量矿物质，但不得添加糖或其他食品配料制成的制品。

3. 存在的卫生问题

（1）桶装水细菌总数、大肠菌群超标现象时有发生 究其原因：①生产过程消毒不严；②水桶清洗消毒不彻底；③罐装过程污染；④桶装水与饮水机配套使用，造成饮水机出水系统污染。

（2）桶装矿泉水出现沉淀的现象较多

1）非生物性沉淀：矿泉水中的矿物质和金属盐类发生化学反应或溶解度下降。

2）生物性沉淀：由微生物引起，亦有因淡水藻类污染引起矿泉水沉淀的报道；有的桶装矿泉水可受到真菌污染，主要为曲霉和枝孢霉菌属，青霉、木霉、镰刀菌也较常见。

（二）直饮水

1. 直饮水 属于分质供水范畴。是对自来水进行深度处理后，再将符合直接饮用标准的自来水，通过食品卫生级输水管送入用户，水质优良可直接饮用。

2. 工艺流程 市政自来水加压泵→多介质过滤器→活性炭过滤器→阴离子软水器→保安过滤器→反渗透机→臭氧发生器→不锈钢储水罐→变频恒压供水泵→优质供水管道。

3. 发展过程 管道直饮水产生的理念是“按需处理、分质供水、优水优用”。分质供水系统源于美国、丹麦、荷兰等国家。我国自1996年在上海首先投运优质直饮水工程后，在北京、广州、深圳、海口等城市，也开始选用不同净水工艺推广直饮水。我国原建设部于2006年颁布的《管道直饮水系统技术规程》（CJJ 110—2006），对于规范和指导管道直饮水系统的设计、施工安装、运行维护管理以及居民的饮水安全都产生了重要影响。住房和城乡建设部于2017年修订为《建筑与小区管道直饮水系统技术规程》（CJJ 110—2017），新标准增加了医院、体育场馆等几种类型建筑最高日直饮水定额，及水质在线监测系统的相关条款；根据实际工作需要，在保证水质的前提下不循环支管长度修订为不宜大于6m；取消了塑料管的相关规定。

（三）淡化水

我国西北干旱地区，蕴含丰富的地下苦咸水或苦咸水湖，但可供利用的淡水资源非常有限。沿海地区具有丰富的海水资源，但其淡水资源短缺。因此，研究开发并推广有效的苦咸水和海水淡化技术，是解决苦咸水和沿海居民生活用水短缺的重要举措。

1. 苦咸水 指水的溶解性总固体不小于1000mg/L的地下水，水中阴阳离子含量过高，饮用水的口感发生明显变化，以至于饮用者难以接受。苦咸水淡化多采用蒸馏法、反渗透法和电渗析法。苦咸水淡化也将成为我国某些地区居民生活饮用水的主要水资源。

2. 海水 淡化方法主要有蒸馏法、反渗透法、电渗析法、冷冻法、钠滤膜法，以及利用核能、太阳能、风能、潮汐能等。

知识链接

包装饮用水的选购

1. 大品牌有保证 购买包装饮用水，尽量选择大品牌的生产企业，水源、检验检测、加工、包装、运输等环节都是值得信赖的，饮用水目前已经纳入质量安全市场准入管理模式，因此能够在市场上销售的大品牌，质量和卫生条件都有保证，消费者相对可以放心购买和饮用。

2. 购买前看标签 合格的产品标签应清晰标注其产品名称、净含量、制造者名称、地址、生产日期、保质期、产品标准号等内容。

3. 购买前看水质 购买饮用水前，可以透过包装仔细观察水质情况，合格的饮用水从外观上看，应该无色、透明、清澈、无异味、无异臭，没有肉眼可见的漂浮物或沉淀物。颜色发黄、浑浊、有絮状沉淀或杂质的水，一定不能饮用。

4. 打开尽快饮用 包装饮用水一旦打开，尽量在短期内饮用完。如果购买后不是马上饮用，建议存放在阴凉透风的位置。

第六节 涉水产品的卫生要求

涉及饮用水卫生安全产品，简称涉水产品，指在饮用水生产和供水过程中与饮用水接触的连接止水材料、塑料及有机合成管材、管件、防护涂料、水处理剂、除垢剂、水质处理器及其他新材料和化学物质。

一、涉水产品存在的卫生问题

（一）水质处理器

水质处理器，是指以市政自来水为进水，经过进一步处理，以改善饮用水水质，降低水中有害物质，或增加水中某种对人体有益成分为目的的饮水处理装置。

1. 分类 有一般净水器、矿化水器、纯水器和特殊净水器（如去除铁、锰、氟、砷的净化器）等。

2. 组成

（1）与饮水接触的成型部件 成型部件如果没有足够的化学稳定性，与水接触后，一些化学成分会逐渐溶解到饮水中，对人体产生危害。

（2）过滤材料 以活性炭为主，优点是吸附效果好，可吸附水中有机物，可使水的浊度、色度、有机物和重金属等均明显降低。缺点是使用一段时间后，活性炭上易繁殖细菌，使出水中细菌数增加。

（二）生活饮用水输配水设备

生活饮用水输配水设备，指与生活饮用水接触的输配水管、蓄水容器、供水设备、机械部件（如阀门、水泵、水处理剂加入器等）。

生活饮用水输配水设备分类如下。

1. 给水用塑料管材、管件 以合成树脂为主要原料，国内常用的有聚氯乙烯、聚乙烯、聚丙烯管材管件等。聚氯乙烯树脂本身无毒，但残留的催化剂及二氯乙烷均有一定毒性；尤其是聚氯乙烯单体，具有致癌性。

2. 玻璃钢及其制品 主要用于制作水箱、输配水管道、水厂沉淀池的斜板、斜管等。主要卫生问题是所使用的树脂及助剂化学结构成分复杂，若固化不完全，使用过程中可迁移到饮用水中。

3. 橡胶制品 用于涉水产品的橡胶产品有各种垫片、密封圈（条）、储水袋等。橡胶制品的主要卫生问题是所用的助剂和裂解产物，因其化学结构复杂，在使用过程中可迁移到水中，造成饮用水污染。

（三）涂料

为防止容器内壁与饮用水接触受到腐蚀，造成饮用水污染，需在容器内壁涂上涂料。常用涂料有聚酰胺环氧树脂、聚四氟乙烯等。从卫生学角度看，环氧树脂分子量越大，越稳定，越不易溶出迁移到食品和饮水中。

（四）水处理剂

水处理剂包括混凝、絮凝、助凝、消毒、氧化、pH 调节、软化、灭藻、除垢、除氟、除砷、氟化、矿化等用途的化学试剂。该类产品的卫生安全性取决于产品的原料、配方和生产工艺。

二、涉水产品卫生的监测和评价

《生活饮用水卫生监督管理办法》规定："涉及饮用水卫生安全的产品，必须进行卫生安全性评价。"国家卫生健康委员会审批的产品：①与饮用水接触的防护涂料；②水质处理器；③与饮用水接触的新材料和化学物质；④涉及饮用水卫生安全的各类进口产品。省级卫生健康部门审批的产品：①与饮用水接触的连接止水材料、塑料及有机合成管材管件，各类饮水机；②水处理剂；③除垢剂。未经审批的不得生产、销售和使用。

（一）生活饮用水输配水设备及防护材料

凡与饮用水接触的输配水设备，必须按安全性评价的有关规定进行浸泡实验，浸泡水的检测结果必须符合浸泡实验基本项目和增测项目的卫生要求。如果在浸泡水中的溶出物质未规定最大容许浓度，应进行毒理学试验，确定其在饮用水中的限制，以便决定该产品可否投入使用。同时结合产品质量标准中的卫生性能指标（有的还需结合质量指标）进行综合评价。

（二）饮用水化学处理剂

饮用水的化学处理剂种类很多，因直接投加水中，与人体健康关系更加密切，因此应进行检测和安全性评价。

（1）生活饮用水化学处理剂在规定的投加量使用时，处理后的一般感官性状指标应符合《生活饮用水卫生标准》（GB 5749—2022）要求。

（2）饮用水化学处理剂带入饮用水中的有害物质，是标准中规定物质时，该物质容许量不得大于相应规定值的 10%。该类物质包括金属、无机物、有机物和放射性物质。

（3）带入饮用水中的有害物质，在标准中未规定时，参考国内外相关标准判定项目及限值，无依据确定容许限值时，需进行毒理学试验，容许限值不得大于相应限值的 10%。

（三）水质处理器

水质处理器所用材料必须严格按照《生活饮用水水质处理器卫生安全与功能评价规范》中"一般水质处理器"的要求进行检验和鉴定，符合要求的产品方可使用。用于组装饮用水水质处理器和直接与饮水接触的成型部件及过滤材料，应该提供卫生安全证明文件，否则必须进行浸泡试验。特殊净水器和矿化水器的卫生安全与功能评价，按《生活饮用水水质处理器卫生安全与功能评价规范》规定的有关条款执行。

三、涉水产品卫生的毒理学评价程序

当生活饮用水输配水设备、水处理材料和防护材料，在水中溶出的有害物质未规定最大容许浓度时，或生活饮用水化学处理剂带入饮用水中的有害物质，凡在有关卫生标准中未作规定时，需通过毒理学安全性评价，确定其在水中的最大容许浓度。毒理学安全性评价分四个水平进行，包括基因突变试验（Ames 试验）、哺乳动物细胞染色体畸形试验（体外哺乳动物细胞染色体畸变试验、小鼠骨髓细胞染色体畸变试验和小鼠骨髓细胞微核试验）、大鼠 90 天经口毒性试验、大鼠致畸试验、大鼠慢性毒性试验等。

第七节　饮用水卫生的调查、监测和监督 微课

为确保生活饮用水卫生安全，保障居民身体健康，根据《生活饮用水卫生监督管理办法》规定，县级以上人民政府卫生健康部门负责本行政区域内饮用水卫生监督监测工作。国家对供水单位和涉及饮用水卫生安全的产品，实行卫生许可制度。卫生健康部门必须从涉及饮用水安全的多个环节，开展预防性卫生监督和经常性卫生监督工作，包括水源选择、水源卫生防护、供水单位调查、水质监测和饮用水卫生监督等。

一、饮用水卫生的调查

（一）水源卫生调查

选择水源时，卫生健康部门应组织有关部门，对新选的水源进行卫生调查和水质监测，经卫生学评价合格后，方可作为供水水源，并研究确定相应的水源卫生防护措施。对已投入使用的水源，主要调查取水点及水源卫生防护的执行情况，必要时，检测水源水质。若水源水质恶化，应查明原因。若水质不良，如引起地方病或污染后难以消除的水源，应检查是否采取了净化措施，净化效果如何等，并监督有关单位限期消除。

（二）供水单位调查

（1）供水单位是否取得县级以上地方人民政府卫生健康部门签发的有效卫生许可证。

（2）供水单位使用的涉及饮用水卫生安全产品是否符合有关规定；供应的饮用水是否符合国家生活饮用水卫生标准。

（3）水处理剂和消毒剂的投加和贮存间是否通风良好，有无防腐、防潮、安全防范和事故应急处理设施，有无防止二次污染的措施。

（4）供水单位是否建立了取水、输水、蓄水、净化消毒和配水过程等各项管理制度，是否配备专兼职管理人员，执行情况如何。

（5）供水单位是否建立了水质净化消毒设施和必要的水质检验仪器、设备和人员，供水设施是否定期清洗、排污、消毒和检修，能否对水质进行日常检测，并向当地卫生健康和建设行政主管部门报送检测资料。

（6）直接从事供、管水人员是否有健康体检合格证和上岗证，发现带菌者和传染病患者是否及时调离工作。

二、饮用水水质监测

（一）集中式供水单位

根据我国《生活饮用水集中式供水单位卫生规范》有关规定，集中式供水单位必须建立水质检验室，配备与供水规模和水质检验要求相适应的检验人员和仪器设备；负责检验水源水、净化构筑物出水、出厂水和管网水的水质。不具备水质检测条件的自建集中式供水及二次供水单位，应委托经实验室资质认定合格的检验机构定期检验。采样点的设置如下。

1. 采样点　应有代表性，分别设在水源取水口、出厂水口和居民经常用水点。

2. 管网水的采样点数　一般按供水人口每 2 万人设一个点计算，供水人口在 20 万以下、100 万以上

时，可酌量增减。全部采样点中，应有一定的点数选在水质容易受污染的地点和管网系统陈旧部分等。

3. 检测频率及项目 每一采样点，每月应不少于2次。细菌学指标、浑浊度和肉眼可见物为必检项目，其他指标可根据当地水质情况和需要而定。水源水、出厂水和部分有代表性的管网末梢水，至少每半年进行一次常规检测项目的全分析。扩展检验项目，可根据当地水质情况和存在问题，必要时确定检测项目和频次。

（二）疾病预防控制机构

国家疾病预防控制局2023年《全国城乡饮用水水质卫生监测工作方案》规定，城乡饮用水水质监测覆盖所有县区、城区和100%的乡镇。采样点的选择可考虑水源类型、水性疾病的人口分布、环境污染和采样的交通情况等。采样次数为丰、枯水期各一次。发生影响水质的突发事件时，受影响的供水单位增加水质检测频次。监测项目如下。

1. 必测项目 按照《生活饮用水卫生标准》（GB 5749—2022），水质常规指标（放射性指标不要求）全部监测。

2. 选测项目 各地根据本地区历年监测的水质状况，结合水源类型、制水工艺、输配水和贮水等各个环节，筛选本地区可能存在风险的水质指标开展监测，包括可能存在风险的水质拓展指标，及97项全指标之外可能存在风险的水质指标（《生活饮用水卫生标准》附录A或抗生素等新兴污染物）。检测频次与要求和水质常规指标监测要求一致。

（三）水性疾病的监测

1. 水性传染病的监测 主要是收集和汇总本年度疫情资料；调查核实饮水引起暴发性传染病的次数、时间、患病人数及造成的损失等。

2. 水性地方病的监测 是收集、汇总当地地方病资料中记录的地方病（如地方性氟病、碘缺乏病或砷中毒）病史、病情、饮用水水质及改水后病情变化。

三、饮用水卫生的监督

饮用水卫生安全是关系到当地居民健康的重大问题，我国从20世纪50年代开始，对饮用水进行卫生监管，但卫生立法工作起步较晚。随着改革开放深入，工农业生产发展，水源污染加重，饮用水安全产品种类、数量增加，供水体系呈现多样化，涉及饮用水卫生安全的责任主体随之复杂。《生活饮用水卫生监督管理办法》（2016年修订）、《生活饮用水集中式供水单位卫生规范》《二次供水设施卫生规范》等法规的出台，标志着饮用水卫生监督工作走上法制化轨道。

《生活饮用水卫生监督管理办法》明确规定：①供水单位新建、改建、扩建的饮用水供水工程项目，应当符合卫生要求，选址和设计审查、竣工验收必须有建设、卫生健康部门参加。新建、改建、扩建的城市公共饮用水供水工程项目由建设行政主管部门负责组织选址、设计审查和竣工验收，卫生健康部门参加。②新建、改建、扩建集中式供水项目时，当地人民政府卫生健康部门应做好预防性卫生监督工作，并负责本行政区域内饮用水的水源水质监测和评价。③医疗单位发现因饮用水污染出现的介水传染病或化学中毒病例时，应及时向当地人民政府卫生健康部门和疾病预防控制机构报告。④县级以上地方人民政府卫生健康部门负责本行政区域内饮用水污染事故对人体健康影响的调查。当发现饮用水污染危及人体健康，须停止使用时，二次供水单位应责令其立即停止供水；对集中式供水单位应当会同建设行政主管部门，报同级人民政府批准后停止供水。⑤供水单位卫生许可证由县级以上人民政府卫生健康部门按照本办法第十六条规定的管理范围发放，有效期4年。有效期满前6个月重新提出申请换发新证。⑥县级以上地方人民政府卫生健康部门和建设行政主管部门，对于违反《生活饮用水卫生监督管理办法》中的各项规定，对违法供水行为依法处理，处以罚款、责令限期改进等处罚。

知识链接

我国8.7亿农村人口饮用水有保障，农村自来水普及率接近88%

农村饮水安全在脱贫工作中具有重要性。

中国一直在稳步提升农村供水保障水平，结合水利工程建设采取建设水源、防病改水、实施农村饮水解困、农村饮水安全工程建设等措施，解决农村饮水安全问题。根据联合国发布的《2023年联合国世界水发展报告》，目前全球还有20亿人没有安全饮用水。中国以占全球6%的淡水资源保障了全球近20%的人口用水，特别是在广大农村；我们告别了介水疾病的困扰，妥善解决了975万农村人口饮水型氟超标和120万农村人口苦咸水问题，城乡供水差距不断缩小。

截至2022年底，全国共建成农村供水工程678万处，可服务人口8.7亿人，农村自来水普及率接近88%，城乡一体化、规模化供水工程1.7万处，覆盖农村人口比例达到57%。农村居民饮水安全问题得到全面解决。

答案解析

练习题

一、单选题

1. 水质细菌学检验的常用指标是（　）

A. 菌落总数　　B. 总大肠菌群　　C. 大肠埃希菌

D. A + B　　E. A + B + C

2. 我国现行饮用水卫生标准规定，管网末梢水中游离氯余量不应低于（　）

A. 0.05mg/L　　B. 0.03mg/L　　C. 0.0lmg/L

D. 0.3mg/L　　E. 0.5mg/L

3. 关于介水传染病的流行特点，下列错误的是（　）

A. 水源一次严重污染后，可呈暴发流行

B. 多数患者发病日期集中在同一潜伏期内

C. 病例分布与供水范围一致

D. 若水源经常受污染，发病者可终年不断增多

E. 对污染源采取治理措施后，疾病的流行仍难以得到控制

4. 生活饮用水水质标准的制定原则是（　）

A. 流行病学安全　　B. 所含化学物质对人无害　　C. 感官性状良好

D. 经济技术上可行　　E. 以上都是

5. 需氯量等于（　）

A. 加氯量 + 余氯量　　B. 加氯量 - 余氯量　　C. 加氯量 × 余氯量

D. 加氯量 ÷ 余氯量　　E. 加氯量 - 需氯量

6. 判断水质是否受粪便污染的重要指标是（　）

A. 细菌总数　　B. 大肠菌群　　C. 粪大肠菌群

D. 厌氧芽孢菌　　E. 痢疾杆菌

7. 为满足饮用水水质标准的要求，作为水源水的地表水常规处理过程为（　）
A. 过滤—混凝沉淀—消毒　B. 消毒—混凝沉淀—过滤　C. 过滤—澄清—消毒
D. 消毒—过滤—再消毒　E. 混凝沉淀—过滤—消毒

8. 下列不属于影响混凝效果的因素是（　）
A. 水中微粒的性质和含量　B. 水温　C. 混凝剂种类和搅拌强度
D. 滤料颗粒大小　E. 水的 pH 和酸碱度

9. 下列不属于饮用水处理常用混凝剂的是（　）
A. 明矾　B. 漂白粉、漂白粉精　C. 三氯化铁
D. 聚合氯化铝　E. 硫酸铝

二、简答题

介水传染病的流行特点是什么？

（文献英）

书网融合……

本章小结　微课　题库

第六章　土壤卫生

PPT

学习目标

知识目标

1. 掌握　土壤卫生的有关概念，如土壤环境背景值、环境容量、土壤环境容量、土壤自净作用、持久性有机污染物、土壤生物性污染等；土壤污染的基本特点；病原微生物污染土壤危害人体健康的主要途径与方式；土壤污染对健康的影响等。

2. 熟悉　土壤的污染、自净及污染物的转归；土壤环境质量标准制定的基本原则。

3. 了解　土壤环境特征；土壤环境质量标准；土壤卫生防护与修复；土壤卫生监督与监测。

能力目标

在整体了解土壤卫生知识基础上，具备运用土壤污染知识分析不同污染物造成人体健康危害的能力。

素质目标

通过本章的学习，树立保护土壤环境就是保护健康的环保意识。

情境导入

情景：荷兰肯潘地区土壤污染：荷兰肯潘地区位于荷兰、比利时交界处，面积2600km^2。19世纪末，荷兰肯潘地区以相对低廉的劳动力和大量闲置土地，吸引了不少锌矿冶炼厂从比利时迁移而来，并在此后一个世纪持续运营。锌矿冶炼产生的残渣——锌矿灰包含多种高浓度金属物质，然而由于锌矿灰可以从工厂免费得到，1970年之前在肯潘地区被广泛作为基建材料，不少当地居民用锌矿灰修整房屋周边设施，部分市政当局甚至用锌矿灰修建了2400km的土路，导致肯潘地区的土壤多种重金属元素严重超标。20世纪90年代末的调查显示，肯潘地区内动植物的镉含量明显偏高，农产品普遍未达到欧盟标准，浅层地下水已经不宜使用，部分贮水区也被污染。肯潘当地的肾脏疾病、骨质疏松症、癌症发病率均高于荷兰平均水平。

思考：

1. 请简要分析造成荷兰肯潘地区土壤污染的原因是什么。
2. 荷兰肯潘地区土壤中的重金属污染能造成哪些健康危害？

土壤是人类环境中极为重要的环境介质之一，土壤是作物生长繁育的重要基质，是人类生存和发展的物质基础。土壤具有复杂结构，是联系人类自然环境中各种环境介质的重要枢纽和关键环节，是全球环境循环的重要参与者。土壤是人类生活所需的宝贵自然资源，土壤安全关系着粮食、水和生态环境安全，对于国家社会经济的可持续发展至关重要。

土壤作为一种环境介质，能承载一定的污染负荷，具有一定的环境容纳量。当进入土壤的污染物超过土壤自净能力，就会造成土壤中的污染物迁移至水体、大气和农作物，最终进入食物链，对人体健康造成损害。因此，亟须保护土壤环境，治理土壤污染，提高土壤质量，保护人体健康。

第一节　土壤的环境特征

一、土壤的组成

土壤是由固相、液相和气相组成的多孔开放体系。

1. 土壤固相　由土壤中矿物质、有机质、微生物和动物组成。土壤矿物质和有机质共同构成了土壤固相。土壤矿物质约占土壤固体总重量的90%以上，主要包括钠、钾、钙、镁、铁、铝等元素的硅酸盐、氧化物、硫化物和硫酸盐等。土壤有机质是腐殖质、生物残体和土壤生物等各种含碳有机化合物的总称。

2. 土壤液相　包括土壤水分及水溶性物质，其中土壤水分来源于降水和灌溉水，是土壤中许多水溶性物质的载体。

3. 土壤气相　是多孔体系，其中存在的多种气体混合物即土壤气相。土壤空气来自大气，其成分变化受土壤污染程度、土壤生物化学作用及与大气互通交换程度等多种因素影响。

二、土壤的物理特征

1. 土壤颗粒　主要由矿物质颗粒组成，此外还包括有机质颗粒和有机无机复合颗粒。土壤颗粒按粒径分为石块（>1mm）、石砾（1～10mm）、砂砾（0.05～1mm）、粉砾（0.005～0.05mm）和黏粒（<0.005mm）。

2. 土壤质地　又称土壤的机械组成，是不同土壤粒级及其组合的总称。我国土壤质地划分为沙土、壤土和黏土三类，其中壤土具有良好的物理性能，通气性好、排水能力强，适合种植作物。

3. 土壤孔隙度　是指在单位体积土壤中，孔隙容积所占的百分数。土壤孔隙度影响土壤的土壤容水量、土壤渗水性和土壤的毛细管作用等特性。土壤颗粒越小，土壤孔隙度越大，容水量越大，渗水性差，越不利于建筑物的防潮和土壤自净；相反，土壤空隙越小，土壤的毛细管作用越大。

三、土壤的化学特征

土壤的化学特征与地壳成土母岩成分关系密切，土壤中微量元素含量与成土母岩有关。主要由沉积岩形成的土壤中含有人体所需各种元素；主要由火山岩形成的土壤中某些必需微量元素缺少。当土壤中某些化学元素的含量变化过多或过少，超出机体调节水平，就会影响人体健康，甚至引起生物地球化学性疾病。

1. 土壤环境背景值　又称土壤本底值，是指该地区未受污染情况下，土壤环境中各种化学元素的组成及含量。土壤环境背景值是评价土壤受化学污染物污染程度的参照值，也是制定土壤化学污染物卫生标准和评价土壤化学污染物对健康影响的重要依据。

2. 土壤环境容量　又称土壤负载容量，是指一定土壤环境单元，在一定时限内，在遵循环境质量标准前提下，土壤环境对该污染物所能容纳的最大负荷量。不同地区土壤环境容量不同，同一地区土壤对不同污染物的环境容量也有差异。

四、土壤的生物特征

土壤生物主要包括土壤中的微生物和动植物，参与土壤形成、污染物的迁移、转化、分解；其中土壤微生物具有分解能力，对土壤自净发挥重要作用。

1. 土壤微生物 包括细菌、真菌、放线菌等，其中土壤细菌在土壤中分布最广。根据营养方式，可将土壤中的细菌分为自氧型和异氧型，土壤中异氧型细菌占绝大部分。由于人畜粪便排泄物等导致土壤受到肠道致病菌、炭疽杆菌、破伤风梭菌、肉毒梭菌等病原菌污染，引起相应的疾病。

2. 土壤动物 生存或栖居在土壤中的动物有上千种，能分解转化土壤中的有机质。土壤动物主要分为节肢动物和非节肢动物。节肢动物有螨类、蚁类、蜈蚣、甲虫等；非节肢动物包括蚯蚓和线虫。蚯蚓能分解土壤有机质，增加土壤通透性和土壤团粒形成。

3. 土壤植物 土壤藻类是存在于土壤表面及表层土壤中的含有叶绿素的低等生物，它能利用光合作用合成自身有机质。土壤藻类以绿藻和硅藻为主，其次是黄藻。

第二节 土壤的污染、自净和污染物的转归

一、土壤的污染

土壤污染是指在人类生产和生活活动中排出的有害物质进入土壤中，超过一定限量，直接或间接地危害人畜健康的现象。2014 年发布的《全国土壤污染状况调查公报》显示，从污染类型看，全国土壤污染以无机型为主，有机型次之，复合型污染比重较小。造成土壤污染或超标的主要原因是工矿业、农业生产等人类活动以及土壤环境值高背景。

（一）土壤污染的特征

土壤环境具有多介质、多界面、多组分以及非均一性和复杂多变的特点，决定了土壤环境污染与大气污染和水污染具有不同的特点。

1. 隐蔽性 大气污染和水体污染易被发现，而土壤污染具有隐蔽性。确定土壤污染需要检测土壤和农作物中的污染物水平，甚至需要评估土壤污染物对人畜健康的危害。土壤污染的健康危害主要包括慢性危害和间接危害。

2. 累积性 与大气污染和水体污染不同，土壤对污染物具有吸附和固定作用，土壤中污染物（尤其是重金属和放射性元素）能够与土壤有机质或矿物质结合在土壤中不断积累。

3. 不可逆转性 重金属对土壤环境的污染具有不可逆转性；污染土壤环境的许多化合物，特别是有机化合物，需要很长一段时间才能降解。

4. 难治理性 一旦土壤环境被污染，即使去除污染源，仅靠土壤自身的净化作用也很难完成自我修复。受重金属污染的土壤环境，甚至需要 100～200 年才能恢复到受污染前的水平。

（二）土壤污染的来源和分类

1. 土壤污染的来源

（1）天然污染源 是指自然界通过火山喷发、森林火灾等，向土壤环境排放有毒有害化学物质。

（2）人为污染源 是指人类生产活动过程中产生的污染源，是造成土壤环境污染的主要原因。土壤人为污染包括：工业“三废”的排放、机动车尾气等交通污染、生活性污染（人畜粪便、生活垃圾和生活污水等）、农业污染（不合理使用农药和化肥、农用塑料薄膜制品造成的“白色污染”等）、放射性污染（核试验、核电站、贫铀弹等含放射性元素的武器等）。

2. 污染物污染土壤的方式 主要有以下 3 种。

（1）气型污染 是指铅、镉、砷、氟等污染物由大气沉降至地面而污染土壤。气象污染物波及范

围受大气污染源性质和气象因素条件影响。

（2）水型污染　是指工业废水和生活污水灌溉农田而污染土壤。灌区土壤污染物多分布于耕作层，进水口土壤中污染物浓度高于出水口。污水灌溉土壤生长的农作物能富集污染物，对食用者造成健康危害，甚至导致食用者中毒。

（3）固体废弃物型污染　是指土壤受到工矿业废渣、生活垃圾粪便、电子垃圾、农药和化肥等污染。与气型和水型污染相比，该型污染特点是土壤污染范围相对局限和固定，风吹和雨淋能使污染物扩散，污染范围扩大。土壤受到重金属和放射性废渣污染后，不易自净，影响时间长。

二、土壤污染的自净

土壤自净，是指受污染的土壤通过物理、化学和生物学的作用，使病原体死灭，各种有害物质转化到无害的程度，土壤可逐渐恢复到污染前的状态，这一过程称为土壤自净。土壤的自净能力取决于土壤的性质、污染物的种类和性质、气候条件等。

（一）物理净化

土壤是多相疏松的多孔体，进入土壤的难溶性污染物可被土壤机械阻留；某些具有挥发性的污染物可通过土壤空隙迁移到大气介质；进入土壤的可溶性污染物，经土壤水分稀释后降低毒性或吸附于土壤颗粒表面。吸附于土壤颗粒的可溶性污染物，可迁移至地表水或地下水，造成水污染。

（二）化学净化

污染物进入土壤后可以发生凝聚与沉淀反应、氧化还原反应、络合螯合反应、酸碱中和反应、水解反应等一系列化学反应；也可在太阳辐射和紫外线照射下发生光化学降解作用，使污染物分解为无毒物质或营养物质。多氯联苯、多环芳烃、有机氯农药、塑料和橡胶等污染物性质稳定，难以化学净化；土壤中重金属不能通过化学反应降解，但可使其价态发生改变。

（三）生物净化

土壤中存在大量微生物，具有氧化分解有机物的巨大能力，能使各种有机物分解并最终转化为低毒或无毒的物质。

1. 病原体的死灭　进入土壤的病原体，在日光照射、不适的土壤生存环境、微生物间的拮抗作用、噬菌体作用及植物根系分泌杀菌素等多种因素作用下死亡。

2. 有机物的净化　指在土壤微生物的作用下，有机物逐步无机化或腐殖质化的过程。在土壤微生物的作用下，含氮有机物分解，发生氮素循环。氮素循环过程主要如下。

（1）氨化作用　微生物将有机氮化合物分解成氨或氨盐的过程。

（2）硝化作用　在氧气充足的条件下，亚硝酸菌将氨氧化成亚硝酸盐，并进一步在硝酸菌的作用下，氧化成硝酸盐的过程。

（3）反硝化作用　又称反硝化过程，是指在厌氧条件下，微生物通过还原作用，将硝酸盐还原为还原态含氮化合物或分子态氮的过程。

三、土壤污染物的转归

进入土壤的化学污染物可在土壤中迁移、转化、降解和残留。

（一）化学污染物在土壤中的迁移

农药等化学污染物的扩散迁移，是在人类农业生产活动（翻耕农田）、地表径流、土壤渗滤和淋溶等外力作用下完成的，进而进入大气、水和生物体内。

（二）化学污染物在土壤中的转化和分解

进入土壤的农药和重金属等化学污染物，在物理、化学和生物学的作用下，化学结构和性质发生改变，或由结构复杂的化合物转变为结构简单的化合物或分子。

1. 农药的降解过程 主要包括光化学降解、化学降解和生物降解等作用。

（1）光化学降解 是指土壤中农药在太阳辐射和紫外线能量作用下产生的分解作用，是农药转化和消失的主要途径。大部分农药都能发生光化学反应降解。

（2）化学降解 主要是指水解作用和氧化作用。该降解作用受土壤的温度、水分和 pH 的影响，与微生物无关。如有机磷农药丁烯磷和马拉硫磷可发生碱水解，二嗪磷则发生酸水解。

（3）生物降解 是指通过土壤中微生物（包括细菌、霉菌和放线菌等）的脱氯、氧化还原、脱烷基、水解、环裂解等生物化学作用，使有机农药降解。大多数有机农药能被微生物降解为无毒化合物。

2. 影响土壤重金属元素转化的因素

（1）土壤胶体、腐殖质的吸附和螯合作用 土壤吸附的重金属处于非活化状态。土壤腐殖质对重金属具有较强吸附能力，能与重金属产生螯合作用，使其稳定地保留于土壤中，不易迁移到水和植物中，减轻重金属的危害。

（2）土壤 pH 一般情况下，土壤中重金属以氢氧化物、离子和盐类形式存在。在酸性环境下，重金属溶解度增加，易被植物吸收或迁移；在碱性环境下，大多数重金属离子形成难溶性氢氧化物，难于被植物吸收。例如，用石灰调节土壤 pH 能明显降低生长于镉污染土壤中农作物的镉含量。

（3）土壤氧化还原状态 许多重金属在还原条件下，能形成不溶性的硫化物而滞留于土壤中，减少了作物对重金属的吸收。然而，处于还原态的三价砷（As^{3+}）比五价砷（As^{5+}）更易被作物吸收，且毒性更强。

（三）重金属和农药的残留

土壤中的重金属化学性质相对稳定、不活泼，迁移能力低；此外，土壤中有机、无机组分能吸附、螯合重金属，限制了重金属的迁移。因此，土壤中的重金属可被植物吸收和蓄积。水溶性农药污染土壤后，可随降水渗透至地下水层，或由地表流向周围水体迁移、扩散。脂溶性农药污染土壤后，易被土壤吸附，进而被植物根系吸收，进入食物链造成对高位生物的慢性危害。半减期和残留期是反映土壤或农作物中污染物残留情况的重要指标。半减期是指污染物浓度减少 50% 所需的时间，残留期是指污染物浓度减少 75% ~100% 所用的时间。

第三节 土壤污染对健康的影响 微课

人类健康与土壤质量密切相关，尤其与土壤污染程度密切相关，因此土壤污染已引起世界各国的高度重视。土壤承载一定的污染负荷，具有一定的环境容纳量。当土壤中污染物过多，超过土壤的自净能力时，污染物及其分解物就会在土壤中积累。土壤中积累的污染物能转移到地下水和食物链，最终进入人体并对人体健康造成危害。

一、重金属污染的危害

土壤重金属污染是指人类活动将重金属带入土壤，使土壤中重金属含量高于土壤环境背景值，导致土壤质量退化和生态环境恶化的现象。重金属进入土壤的途径，包括交通排放、固体垃圾或废弃物堆放、工业“三废”排放、污水灌溉农田等。土壤常见的重金属污染包括镉、铬、汞、铅、铊等。第一次全国土壤污染状况调查结果显示：我国位居前八的超标重金属污染物为镉、汞、砷、铜、铅、铬、锌、镍。我国镉、砷、铅等重金属造成土壤污染的面积占全国总耕地面积的1/5。

（一）镉

镉（cadmium，Cd）是一种重金属，在自然界中常与氧、氯、硫等元素形成无机化合物。土壤镉污染主要来自含镉污水灌溉农田，含镉磷肥的施用。土壤中镉易被植物吸收，农作物中水稻对镉的富集能力最强。土壤镉含量超标，会影响植物正常生长，影响植物本身光合作用和酶的毒性，影响植物的生长状态和产量。由于稻米是我国近65%人口的主食，所以在土壤受到镉污染情况下，容易影响人体生命健康和安全。目前，我国受镉污染的土地约为130km^2，每年“镉米”产量多达数亿千克。一般居民暴露于镉的途径有食物、饮水、烟草。动物和人类摄入镉后，会对肾脏、骨骼、肝脏、肺、脑、睾丸以及血液等多器官和系统产生毒性。镉具有致癌和致畸毒性，被IARC列为Ⅰ类人类致癌物。

土壤镉污染能引起慢性镉中毒，患者主要表现为肾脏和骨骼损伤。日本富山县的神通川流域出现的“痛痛病”就是典型的慢性镉中毒。肾脏是镉的重要靶器官，进入人体的镉近70%蓄积在肾脏，并且大部分沉积在肾近曲小管，引起肾小管重吸收功能障碍，尿中低分子蛋白增多，肾功能受损等。日本富山县有条神通川河，当地居民都饮用河水，并用河水灌溉两岸庄稼。在神通川河上游的炼锌厂尾矿渣污染和工厂将含镉废水排入河中，导致下游河水、农田、稻米和河里的鱼虾被镉污染。当地居民长期饮用含镉河水、食用含镉稻米和鱼虾，引起人体内镉含量蓄积，导致患者全身疼痛，故又称“痛痛病”。“痛痛病”易发生在40岁以上的多胎生育妇女，临床表现主要有早期出现腰背和膝关节疼痛，逐渐发展为遍及全身的刺痛，服用止痛药物无法缓解或去除疼痛。患者常见多发性骨折，甚至咳嗽都能引起骨折。患病后期，“痛痛病”患者骨骼软化、萎缩、四肢弯曲、脊柱变形、骨质松脆，需长期卧床。

知识链接

“镉米”

镉在元素周期表排48位，是一种重金属元素。镉主要通过废水排放进入环境，农民直接用含镉超标废水灌溉农田，使得农作物吸收的镉元素含量超标，其中水稻更易吸收和富集镉。我国种植水稻的土壤中镉含量超标率在33.2%左右，重污染率达8.6%。镉不是人体必需元素，当人体通过食物链的富集，使得体内镉含量达到一定水平时，就会造成健康损害，引起“痛痛病”。根据《食品安全国家标准 食品中污染物限量》（GB 2762—2022）的规定，稻谷、糙米、大米（粉）的镉限量值低于0.2mg/kg。“镉米”是指镉含量超过0.2mg/kg的大米。2013年5月，我国广东省从湖南省购买的大米中检测出大量镉含量超标的毒大米，引起人们的极大恐慌，这就是轰动社会的“湖南毒大米事件”。

我们一方面要重视“镉米”的健康危害，加强监管，防止“镉米”上餐桌；另一方面我们要遵循绿色发展理念，从源头上减少对环境的污染，从而有效防范重金属污染对人民群众的健康危害。

（二）铬

铬（chromium，Cr）是广泛存在于自然界的重金属，其在土壤中的含量受地质条件和土壤性质的影响，因而差异很大。土壤铬含量范围在5～3000mg/kg，平均含量为100mg/kg。自然环境下，土壤中铬来源于岩石风化；土壤铬污染主要来源于铬矿和金属冶炼、电镀、制革产生的工业“三废”。近年来，“电子垃圾”的堆放和拆解处理也会造成铬污染。土壤中铬常见的价态是三价和六价，其中三价最稳定，90%能被土壤胶体吸附或形成沉淀，对植物毒害作用轻；六价铬具有较强氧化性，易溶于水，能随土壤迁移造成水污染，并对植物有较强毒害作用。在生物和化学作用下，六价铬能被还原成三价铬；但三价铬在自然条件下难以转化成六价铬。由于生产金属铬和铬盐生产过程产生大量的含铬废渣，目前已造成全国20多个省、市、自治区积存数百万吨具有高毒性的铬渣，对生态环境造成巨大威胁。

铬主要通过摄入食物方式进入人体，其次是通过饮水方式。进入人体的铬主要蓄积在肝脏、肾脏、内分泌腺体和脾等，铬主要经肾脏排泄（约占80%），少部分经粪便、乳汁和毛发排出。不同价态的铬对人体健康影响差异很大。三价铬性质稳定，是人体必需微量元素，是葡萄糖耐量因子的组成部分。六价铬具有强氧化性和腐蚀性，能透过生物膜，对人体细胞具有很强毒性，其毒性是三价铬的100倍。六价铬具有致癌作用，长期接触会引起恶性肿瘤，如呼吸系统肿瘤、扁平上皮癌、腺癌等。研究发现，长期接触六价铬化合物，导致人群口腔炎、鼻中隔穿孔、齿龈炎、变态反应性皮炎的发病高于一般人群。

（三）铊

铊（thallium，Tl）是一种有剧毒的稀有元素，呈银白色，化学性质活泼，室温下易氧化，易溶于水、硝酸和硫酸。自然界中铊的独立矿物较少，主要以硫化物形式存在。世界范围内土壤铊的含量为0.1～0.8mg/kg，平均值为0.2mg/kg；我国土壤样本铊的背景值平均为0.58mg/kg，高于世界土壤铊的平均水平。铊是一种剧烈的神经毒物，可迅速由胃肠道吸收。铊能透过血－脑屏障和胎盘屏障，并分布于全身各器官和组织，尤以肾脏中浓度最高。

二、农药污染的危害

我国是农业大国，也是农药生产使用大国。农药的使用不仅提高了农作物产量，也带来了环境污染问题。农药种类繁多，全世界已开发的农药原药多达1200种，常用的有200多种。许多农药具有高毒性、高度生物活性和持久性，极易引发土壤农药蓄积问题。目前，我国约有1.3亿耕地使用农药，位居世界第2位。进入土壤的农药即使残留浓度很低，也会通过食物链和生物蓄积作用在体内累积达到数千倍甚至上万倍，危害人体健康。农药对人体的危害包括急性中毒、慢性中毒、致畸作用和致突变作用等。

1. 急性中毒 食用农药残留高的食物或接触农药污染的土壤，可引起急性中毒。有机磷农药急性中毒可导致肌肉震颤痉挛、心跳加快、血压升高等，甚至导致昏迷死亡。

2. 对免疫功能的影响 农药能对免疫系统和免疫器官产生毒性效应。研究发现，食用被农药（如杀虫剂）污染的鱼类等，导致儿童和婴儿出现免疫缺陷症。研究报道，接触农药能导致过敏性疾病和自身免疫系统疾病。二嗪磷能导致小鼠脾脏、胸腺及淋巴细胞发生病变。

3. 对内分泌和生殖系统的影响 DDT、硫丹等有机氯农药与人体内的天然雌激素作用类似，可直接与人体内的激素受体结合，或与体内其他受体结合，共同作用于激素受体，影响生殖系统功能。例如，DDT能与雌激素受体竞争性结合，促进细胞的异常增殖和乳腺癌的发生。

4. “三致”作用 IARC根据动物实验研究证实，广泛应用的18种农药具有致癌性，16种农药具有潜在致癌性。20世纪60～70年代，美军在越南北部喷洒了4000多万升含二噁英的落叶剂，导致当地居民及其后代出现癌症、出生缺陷和其他疾病。

三、持久性有机物污染的危害

持久性有机物（persistent organic pollutants，POPs）是指能在环境中持久存在，并能借助大气、水、生物体等环境介质进行远距离迁移，通过食物链富集，对环境和人类健康造成严重危害的天然或人工合成化合物。1962年出版的《寂静的春天》一书，揭露了有机氯农药和DDT等POPs的广泛使用，造成鸟类和其他动物种群数量锐减和灭绝的严重问题，人们逐渐意识到POPs污染可能造成环境和鸟类等生物体危害的问题。2017 年底，《关于持久性有机污染物的斯德哥尔摩公约》中禁止生产和使用 POPs 的数量达到 28 种，缔约签署的缔约方多达 180 个。

（一）土壤中 POPs 的来源

我国土壤 POPs 主要来源于以下几方面：①生产过程产生 POPs 或从事 POPs 相关农药和化工生产企业的厂区及其周边环境；②长期使用有机氯农药，造成残留；③堆放或填埋过程中，POPs 发生泄漏；④工农业生产中出现的新问题，如垃圾焚烧产生二噁英、石化和交通污染产生的多环芳烃污染等。

作为农业大国，我国曾大量生产和使用有机氯农药（如 DDT、毒杀酚、氯丹等）。1965 年至 20 世纪 80 年代，我国共生产多氯联苯达 1 万吨；20 世纪 80 年代初，我国曾经进口含有多氯联苯的电力电容器。2014 年发布的《全国土壤污染状况调查公报》显示：我国土壤有机物严重超标的污染物是六六六、DDT、多环芳烃，其点位超标率分别为 0.5%、1.9%、1.4%。

（二）POPs 的特性

1. 环境持久性 POPs 具有抗光解、抗化学分解、抗生物分解的特性，因此能够在不同环境介质中存在数年至数百年。

2. 生物蓄积性 具有高亲脂性和高疏水性的 POPs，能在机体脂肪组织蓄积，并能达到较高浓度，通过食物链危及人类健康。

3. 远距离迁移性 POPs 可由土壤和空气等环境介质，通过扩散或蒸发等方式向遥远地区迁移，造成全球范围的 POPs 污染。研究显示，在远离人类生产生活的北极地区也能检测到 POPs。

4. 高毒性 POPs 是一类高毒性污染物，即使在低浓度水平也能对生物体造成损害，POPs 中的二噁英类毒性最强。

（三）POPs 对健康的危害

POPs 进入人体后，能在肝脏、脂肪和胚胎蓄积。POPs 能对免疫系统、神经系统、内分泌系统、生殖系统等，产生急性损伤和慢性毒性。研究发现，某些 POPs 暴露能抑制儿童免疫系统，增加儿童患哮喘和上呼吸道疾病风险，下调机体对麻疹疫苗的体液免疫应答；机体暴露于某些 POPs（如二噁英），能导致学习记忆能力障碍等。此外，POPs 具有致畸、致癌、致突变作用；许多 POPs 类物质具有内分泌干扰作用，能引发女性乳腺癌、子宫内膜异位，导致男性睾丸癌、前列腺癌、性功能异常、精子数量下降、生育障碍等。

知识链接

“电子垃圾”

随着经济和电子产业的快速发展，电器电子产品的生产和使用迅猛增加，随之而来的是大量电子废弃物产生，严重威胁环境和人体健康。电子废弃物又被称为“电子垃圾”，一般是指被废弃的不再使用的电子或者电气设备，主要包括一些通讯电子设备（手机、平板、电脑）和家用电器（洗衣机、电视、冰箱）等。

目前，电子垃圾的环境污染问题已成为困扰全球的环境问题之一。电子垃圾中不仅含有 Ag、As、Pb、Cd、Cr、Mn、Ni、Zn 等有毒有害重金属，还含有溴代阻燃剂等持久性有机污染物，这些污染物不易被生物代谢分解，如处理处置不当，一旦进入环境，将对水源、土壤产生难以估计的危害，并危及人类的身体健康。“生态环境没有替代品，用之不觉，失之难存。”我们在日常生活中要妥善处理电子垃圾，节约资源，保护环境。

四、生物学污染的危害

土壤生物性污染是指土壤中致病菌、病毒、寄生虫等病原体和有害生物种群侵入土壤，对生态系统和人体健康产生有害影响的现象。土壤中病原微生物污染土壤，危害人体健康的途径和方式如下。

1. 肠道传染病和寄生虫病 人体排出含有病原体的粪便污染土壤，人体通过接触土壤或生食污染土壤生长的蔬菜、瓜果而感染发病（人—土壤—人）。有些致病菌和肠道寄生虫能在土壤中存活较长时间，如痢疾杆菌能存活 25 ~ 100 天，伤寒沙门菌能存活 100 ~ 400 天，肠道病毒能存活 100 ~ 170 天，蛔虫卵能在土壤中存活 7 年。

2. 钩端螺旋体病和炭疽病 动物排出含有病原体的粪便污染土壤后，人接触污染土壤时，病原体通过皮肤或黏膜而引起疾病（动物—土壤—人）。携带钩端螺旋体的牛、羊、猪、鼠等动物，排出带菌尿液污染土壤和水，人接触土壤和疫水而发病。炭疽芽孢杆菌抵抗力强，感染炭疽病的家畜能造成土壤污染，并能在当地长时间内传播炭疽病。

3. 破伤风和肉毒中毒 土壤中存在破伤风梭菌和肉毒梭菌，人因接触土壤而导致破伤风和肉毒中毒（土壤—人）。破伤风梭菌和肉毒梭菌抵抗力强，能在土壤中长期存活。

五、土壤卫生标准

《土壤环境质量　农用地土壤污染风险管控标准（试行）》（GB 15618—2018）是我国现行的土壤卫生标准。该标准在考虑土壤 pH 和土壤阳离子交换量的基础上，对土壤环境中 8 种重金属和 2 种农药（六六六和 DDT）的最高容许浓度进行限定。此外，该标准依据土壤功能和保护目标将土壤环境质量分为三类，规定不同类别土壤执行相应规定。

六、土壤环境质量标准

土壤环境质量标准是我国为防止土壤污染、保护生态环境系统、保护人群健康，对土壤中污染物在一定时间和空间范围内的容许量做出的规定。在制定土壤环境质量标准时，需综合考虑污染物的生物毒害性、土壤环境背景值、污染程度、影响污染物迁移和暴露的因素等。土壤环境质量标准制定的基本原则包括保护陆地生态安全和保护人体健康。

第四节　土壤卫生的防护措施和修复

一、土壤卫生的防护措施

（一）粪便的无害化处理和应用

粪便的无害化处理有利于控制肠道传染病，增加农业肥料和改良土壤。

1. 厕所的卫生学要求 厕所是收集和储存粪便的场所，必须符合卫生学要求：①位置适当，坑式厕所应选土质干燥，坑底应距地下水位 2m 以上，需距离饮食行业、托幼机构和分散式供水水源 30m 以上；②粪池高度应高出地面，防止雨雪水流入、防止粪便渗漏、防止污染地下水；③设置防蝇、防虫、防鼠、防臭和防溢设施；④厕所采光、照明、通风良好，使用方便，便于清洁打扫。

2. 粪便的处理卫生要求 依据我国《粪便无害化卫生要求》（GB/T 7959—2012），粪便处理应遵循卫生安全、资源利用和保护生态环境的原则；严禁未经无害化处理的粪便直接用于农业施肥和直接排放；采用固液分离－絮凝脱水处理法产生的上清液，应进行污水处理，污泥需经高温堆肥等方法处理后满足相关标准；应有效控制蚊、蝇滋生，无活蛆、蛹和新羽化的蝇；粪渣、沉渣和处理设施的污泥，需经高温堆肥无害化处理合格后，用于农业施肥；肠道传染病发生时，应对粪便、贮粪池及粪便可能污染的场所、容器等进行消毒；经各种方法处理后的粪便产物，应符合本标准的具体要求。

（二）垃圾的无害化处理和应用

1. 城市垃圾的处理方法 先将城市垃圾分类，然后将垃圾压缩、粉碎，便于燃烧或填埋，有些垃圾粉碎后可用于堆肥。垃圾分类是一个城市管理能力和市民素质的综合体现，是社会文明水平提升的重要标志。《“十四五”城镇生活垃圾分类和处理设施发展规划》提出，到2025年底，全国城市生活垃圾资源化利用率达到60%左右，生活垃圾分类收运能力达到70万吨/日左右，基本满足地级及以上城市生活垃圾分类收集、分类转运、分类处理需求，鼓励有条件的县城推进生活垃圾分类和处理设施建设。目前，我国已在北京、上海、广州、深圳等大城市实施垃圾分类收集的试点工作，未来将在其他城市逐步推进。垃圾填埋应严格遵守《生活垃圾填埋场污染控制标准》（GB 16889—2008）；垃圾焚烧需严格遵守《生活垃圾焚烧污染控制标准》（GB 18485—2014）。

2. 城市垃圾的回收利用 城市垃圾成分复杂，但包含许多再生资源，可回收利用。我国城市垃圾大多采用不经处理，混合在一起的收集方式，降低了垃圾中有用资源的再回收利用价值。

（三）工业废渣的处理

目前，我国工业废渣产量大、种类繁多、成分复杂，其中的有害物质容易造成环境污染，造成人畜健康危害或中毒。有害工业废渣的处理方式主要包括安全土地填埋、焚烧法、化学法、生物降解法。

（四）污水灌溉的卫生防护

直接应用未经处理或处理不达标的污水灌溉农田，可造成土壤环境、农作物、地下水的严重污染。城市污水或工业污水需达到《农田灌溉水质标准》（GB 5084—2021）的要求，才能用于灌溉农田。为防止污染水源，应做好污水沟渠和灌田土壤的防渗漏措施，并且灌区应距离水源地200m以上；集中式给水水源地上游1000m至下游100m范围内的农田，禁止污水灌溉。提倡采用污水沟灌，减少污水与农作物直接接触。严禁污水灌溉食用根、茎、叶的蔬菜和土豆等作物。为防止污水产生的恶臭，灌区应设置在居民居住区下风侧，并距离500m以上。灌区应土地平整，无积水、杂草，防止有机物堆积腐败、蚊蝇滋生。

二、污染土壤的修复

荷兰佛赫米尔圩田地区占地1.05平方千米，位于首都阿姆斯特丹以北5千米，是由浅层地下水、开阔水面和炭土构成的沼泽。1900年后，该地区被用作工业和生活垃圾填埋场，所填埋的大量化工垃圾使其成为西欧土壤污染最严重的区域之一。1970年后，荷兰政府意识到无序垃圾填埋带来的风险，于是1981年该垃圾填埋场关闭，荷兰政府开始着手研究治理方案。

经过长时间的调查研究，2001年提出了“生态盖”方案并于2005年启动修复工程。具体来看，一是在0.6平方千米的垃圾填埋场核心区用标准盖进行严密覆盖，防止垃圾与外界接触和废料泄漏，标准盖由炭土、高密度聚乙烯和箔组成的塑料膜及普通土壤构成。二是在核心区修建低洼湿地区域，并规划建设浅水池塘、堤坝及有关休闲设施（例如散步道等）。此外，污染核心区形成了炭土和特定植被组成的“自然帽”，区内杨树、柳树、荆棘等植被茂密生长，加速炭土在这一湿地区域的累积。三是在相对干燥的垃圾填埋场外围地段建立缓冲区，用于监测地下水水质和废料污染扩散状况。该修复工程于2010年全部竣工。这一土壤污染修复工程，为我国土壤修复提供了一定借鉴。

1. 污染土壤修复的技术原理 包括：①改变污染物的形态或与土壤的结合方式，降低其在环境中的迁移性和生物利用性；②降低土壤中污染物的浓度水平。

2. 污染土壤修复的技术体系 按工艺原理可分为物理、化学和生物三种类型。目前，生物修复法被作为土壤修复技术的主体。

第五节　土壤卫生的监测和监督

一、土壤卫生的监测

土壤卫生监测主要包括污染源的调查、土壤污染现状的调查和监测、土壤污染对居民健康影响的调查。

1. 污染源的调查 通过调查，明确污染源的性质、数量、生产过程、净化设施、污染物的排放规律和影响因素等。

2. 土壤污染现状的调查和监测 依据《土壤环境监测技术规范》（HJ/T 166—2004），开展区域土壤背景环境监测、农田土壤环境质量监测、建设项目土壤环境评价监测和土壤污染事故监测。

3. 土壤污染对居民健康影响的调查 收集和调查污染区和非污染区居民土壤污染相关疾病的发病率和患病率，分析土壤污染与居民健康的关系。通过询问、健康体检的方式，调查居民健康状况与土壤污染物浓度的关系。

二、预防性卫生监督

1. 场址选择的审查 重点审查可能污染土壤的工程项目，场址的选择必须事先经过卫生行政部门的审查，符合卫生要求后才能开展实施。

2. 土壤污染的预测 一旦工业企业已经造成土壤污染，需预测和评估工业企业排放污染物在土壤中的蓄积趋势，对工业企业提出限排措施。

三、经常性卫生监督

土壤经常性卫生监督是指卫生监督部门依据国家有关法律法规，对辖区内废弃物堆放、处理场地和周围土壤进行经常性监督和管理，使之达到相关卫生法规的要求。

练习题

答案解析

一、单选题

1. 土壤污染的特点不包括（　）

A. 易迁移性　　B. 隐蔽性　　C. 累积性

D. 长期性　　E. 不可逆转性

2. 造成日本“痛痛病”的污染物是（　）

A. 汞　　B. 铬　　C. 镉

D. 有机磷农药　　E. 铊

3. 土壤污染引起炭疽病和钩端螺旋体病的危害途径是（　）

A. 土壤—动物—人　　B. 动物—人　　C. 人—土壤—人

D. 土壤—人　　E. 动物—土壤—人

4. 持久性有机污染物的特性不包括（　）

A. 持久性　　B. 易溶性　　C. 迁移性

D. 高毒性　　E. 生物蓄积性

5. 铊在人体中分布浓度最高的器官是（　）

A. 心脏　　B. 肝脏　　C. 胃肠

D. 肾脏　　E. 脾脏

6. 土壤中天然存在的致病菌包括（　）

A. 大肠埃希菌　　B. 肠道致病菌　　C. 金黄色葡萄球菌

D. 破伤风梭菌　　E. 噬菌体

7. 决定土壤环境容量的因素，不包括（　）

A. 污染物性质　　B. 污染物总量　　C. 污染物来源

D. 土壤背景值　　E. 土壤净化能力大小

二、简答题

1. 简述土壤污染的来源有哪些。
2. 简述持久性有机污染物的特性。
3. 试述病原微生物污染土壤危害人体健康的主要途径与方式。

（蒋金金）

书网融合……

本章小结　　微课　　题库

第七章　生物地球化学性疾病

PPT

学习目标

知识目标

1. 掌握　生物地球化学性疾病的概念、流行特征；碘缺乏病、地方性氟中毒、地方性砷中毒的概念、流行特征和预防控制措施。

2. 熟悉　碘缺乏病、地方性氟中毒、地方性砷中毒的临床表现及病区划分标准。

3. 了解　克山病、大骨节病等。

能力目标

能开展生物地球化学性疾病监测、现场调查、健康教育等工作。

素质目标

重视地质环境和人类健康的关系；培养防治生物地球化学性疾病的思维能力；巩固扎根基层、服务群众的信念。

情境导入

情景：2021 年，在全国脱贫攻坚总结表彰大会上，集贤村获得“全国脱贫攻坚先进集体的”称号，集贤村带领村民聚畜牧养殖、白酒酿造、农光互补等产业发展，实现了村集体经济不断扩大，成为人们学习的榜样。而集贤村曾经是全国出名、联合国挂号的“傻子屯”。

思考：“傻子屯”出现的原因是什么？

第一节　概　述

生物地球化学性疾病（biogeochemical disease），又称为地方病（endemic disease），是由于地壳表面元素分布不均衡，环境介质（水、土壤、空气）中某些化学元素的含量过高或过低，当地居民通过饮水、摄食等途径摄入的化学元素过多或者过少，而引起的某些特异性疾病。碘缺乏病、地方性氟中毒、地方性砷中毒等生物地球化学性疾病，在我国流行范围广，曾严重威胁广大居民的身体健康。

一、生物地球化学性疾病的流行特征

1. 明显的地区性分布　海拔较高的山区、丘陵地带常流行碘缺乏病，北方干旱、半干旱地区常流行饮水型地方性氟中毒，东北至西南的缺硒地带常流行克山病和大骨节病。

2. 与环境中元素水平相关　生物地球化学性疾病的人群流行强度与相关化学元素的环境水平存在明显的剂量 - 反应关系，在不同时间、地点、人群中这种相关性表现得尤为明显。如碘缺乏病流行强度与病区水碘含量在一定浓度范围呈负相关。

二、影响生物地球化学性疾病流行的因素

1. 营养条件 是影响生物地球化学性疾病流行强度的重要因素，我国生物地球化学性疾病流行较严重的地区多是经济落后、生活贫困的山区。随着我国居民生活条件和营养状况的改善，地方病的流行强度也随之降低。

2. 生活习惯 居民特殊的生活习惯可导致生物地球化学性疾病的流行。例如少数民族地区居民好饮高氟砖茶，造成饮茶型氟中毒；居民敞炉敞灶，燃高氟高砷煤，造成燃煤污染型氟中毒和砷中毒。

3. 多种元素联合作用 某些病区存在两种或两种以上的致病因子，从而影响生物地球化学性疾病的流行强度、规律及健康效应，如低硒与低碘有协同作用，使碘缺乏病流行强度加重。

三、生物地球化学性疾病的防控措施

1. 病因预防 根据病因，分类采取减少摄入或适量补充的方案，从源头上有效控制生物地球化学性疾病。如饮水型氟中毒病区改换低氟水源、饮用水除氟，降低氟的摄入量；碘缺乏病病区通过食盐加碘，科学预防碘缺乏病。

2. 加强病情监测 监测是发现病情并及时采取措施的重要方式。完善生物地球化学性疾病的防治监测体系，加大重点地区和重点人群的监测力度，对于反映和预测地方病病情和流行趋势有重要意义。

3. 建立健全防治法规 我国重视生物地球化学性疾病防控的法制建设，先后发布了“十二五”“十三五”全国地方病防治规划、地方病防治专项三年攻坚行动方案、全国地方病防治巩固提升行动方案（2023—2025 年），将地方病防治纳入政府目标管理，以确保生物地球化学性疾病防治工作的科学化、程序化、规范化。

4. 加强健康教育 在病区开展形式多样的健康教育活动，普及地方病防治知识和技能，增强重点人群的防病意识，促进形成健康的生产生活方式。

知识链接

我国地方病防控工作取得历史性突破

党的十八大以来，各地全面实施地方病防治攻坚行动，不断完善防控措施，各项工作取得了历史性突破。一是防控工作机制不断完善，二是实现了重点地方病控制消除阶段性目标，三是地方病监测体系不断健全，四是防病扶贫与脱贫攻坚任务同步完成，五是防治能力和科技防病水平不断提升，六是形成了地方病防治的“中国经验”。

截至 2021 年底，全国 2799 个碘缺乏病县、379 个大骨节病病区县、330 个克山病病区县、171 个燃煤污染型氟中毒病区县、12 个燃煤污染型砷中毒病区县、122 个饮水型砷中毒病区县或高砷区县均达到控制或消除标准，达标率均为百分之百。

我国将地方病防治工作与乡村振兴战略和脱贫攻坚紧密结合，坚持预防为主、防治结合、分类指导、分省推进、综合施策、目标管理的地方病防治工作策略，形成了有效的防控工作机制和完善的标准体系，创造了发展中国家有效控制消除重点地方病危害的奇迹，为全球治理地方病引起的公共卫生问题提供中国智慧和方案。

第二节 碘缺乏病

碘是人体必需的微量元素，在促进机体发育和维持新陈代谢等方面发挥着重要作用。碘广泛分布于自然界中，但在环境中的分布极不均衡。空气中碘含量极微，碘化物溶于水，可随水迁移。水碘含量山区低于平原，平原低于沿海。碘缺乏病是WHO重点防治、限期消除的营养素营养不良疾病。

碘缺乏病（iodine deficiency disorders，IDD）是由于自然环境碘缺乏而造成胚胎发育至成人期由于碘摄入不足所引起的一组疾病的总称，包括地方性甲状腺肿、地方性克汀病、地方性亚临床克汀病、流产、早产、死产和先天畸形等。

一、流行病学特征

（一）流行特征

碘缺乏病是一种世界性的地方病，全球约110个国家22亿人口处于碘缺乏病风险中。我国曾是世界上碘缺乏病分布最广、病情最严重的国家之一。20世纪70年代，全国病区人口3.74亿，其中地方性甲状腺肿患者约3500万，地方性克汀病患者约25万。我国自1995年推行普遍食盐加碘措施，碘缺乏病防治工作取得了举世瞩目的成就。截至2021年底，全国2799个碘缺乏病区县达到控制或消除标准，达标率为100%。

1. 地区分布 碘缺乏病具有明显的地区性，我国除上海市外，各地均曾有不同程度的流行。病区所处地带地形倾斜，洪水冲刷严重；水土流失大，碘含量极低。碘缺乏病地区分布的规律：山区高于丘陵，丘陵高于平原，平原高于沿海，乡村高于城市。

2. 人群分布 病区任何年龄的人都可发病。发病高峰一般在青春期，女性早于男性。碘缺乏病流行越严重的地区发病年龄越早。10岁以前男女患病率无显著差异，成年后女性的患病率高于男性；但重病区患病率的性别差异不明显。

3. 时间分布 全面实施食盐加碘防治措施后，碘缺乏病的发病率呈下降趋势。近年来碘缺乏病监测结果显示，我国儿童甲状腺肿大率呈现下降趋势。B超甲肿率由1997年的9.6%降到2019年的1.5%。

（二）影响碘缺乏病流行的因素

1. 自然地理因素 机体的碘主要来源于食物和水，人体碘含量与环境土壤和水中碘含量密切相关，在碘缺乏病区水碘含量多在10μg/L以下。

2. 协同作用 环境中广泛存在的致甲状腺肿物质可与缺碘产生协同作用，加重碘缺乏病的病情与流行。

3. 其他 经济、文化、社会等因素可影响居民的营养状况，一般越贫穷的地区，碘缺乏病流行越严重。生活水平提高及食盐加碘，均有助于缓解和控制碘缺乏病的流行。

（三）病区划分

《我国碘缺乏病病区划分标准》（GB 16005—2009）包括：①水碘中位数 $<10\mu g/L$；②8～10岁儿童尿碘中位数 $<100\mu g/L$，且 $<50\mu g/L$ 的样品数占20%；③8～10岁儿童甲状腺肿大率 $>5\%$。病区划分标准见表7－1。

表 7-1 碘缺乏病病区类型划分标准

病区	8~10 岁儿童尿碘		8~10 岁儿童甲状腺肿大率（TGR）（%）	地方性克汀病
	中位数（MUI）（μg/L）	<50μg/L 的百分数（%）		
轻病区	50≤MUI<100	≥20	5<TGR<20	无
中等病区	20≤MUI<50	—	20≤TGR<30	有或无
重病区	MUI<20	—	≥30	有

二、病因与发病机制

（一）病因

1. 环境碘水平 外环境碘缺乏是引起碘缺乏病流行的主要原因。

2. 营养因素 蛋白质和热量不足以及维生素缺乏，可增强碘缺乏和致甲状腺肿物质的效应，促进碘缺乏病的流行。

3. 多因素协同作用 致甲状腺肿物质对碘缺乏病的流行有协同作用。致甲状腺肿物质单独致病较少见，但在严重缺碘环境中同时存在致甲状腺肿物质，二者可产生较强的协同作用。

4. 其他原因 长期饮用高硬度水、含氟化物或硫化物过高的水以及被某些化学物质污染的水，可引起地方性甲状腺肿的流行。摄入过量碘也可引起甲状腺肿。

（二）发病机制

碘缺乏对机体的损害与缺碘的程度、持续时间以及机体所处的发育阶段有关。

1. 胚胎期及婴幼儿期缺碘 胚胎期缺碘，甲状腺激素合成不足，使大脑发育不完善，导致智力障碍、语言障碍、耳聋等。婴幼儿期缺碘，影响神经系统发育、分化，导致智力发育迟缓和智力低下；也可影响身体和骨骼发育，导致生长发育落后、身材矮小。

2. 儿童及成人缺碘 儿童期及成年期缺碘，甲状腺激素合成下降，反馈性促使垂体前叶分泌甲状腺激素增加，使甲状腺滤泡上皮细胞代偿性增生，甲状腺组织增大。

三、临床表现

碘缺乏对机体的损害是多方面的，机体在不同时期缺碘以及缺碘程度不同，可出现不同的表现形式。

（一）地方性甲状腺肿的临床表现

多数患者发病缓慢，早期无明显不适，随腺体增大，出现明显的症状与体征。①甲状腺肿大：最常见的早期症状。②呼吸困难。③吞咽困难。④声音嘶哑：喉返神经受压可致声音嘶哑。⑤其他：交感神经受压可使同侧瞳孔扩大，严重者出现 Horner 综合征；上腔静脉受压引起上腔静脉综合征；异位甲状腺肿可压迫颈内静脉或上腔静脉。临床上，甲状腺肿分为弥漫型、结节型、混合型三种类型。

（二）地方性克汀病的临床表现

地方性克汀病（endemic cretinism）是碘缺乏病较严重的表现形式，原指阿尔卑斯山区出现的一种体格发育落后、痴呆和聋哑的疾病。患者表现为不同程度的智力低下，体格矮小，听力障碍，神经运动障碍和甲状腺功能低下，伴有甲状腺肿。临床上，地方性克汀病分为神经型、黏液水肿型、混合型。①神经型：表现为明显的智力低下和神经综合征（语言、听力、运动神经障碍）。②黏液水肿型：表现为黏液性水肿、体格矮小、性发育障碍、克汀病形象、甲状腺功能减退。③混合型：兼具上述两类表现。

1. 智力低下 是地方性克汀病的主要症状。轻者可从事简单劳动，进行简单运算；严重者生活无法自理，甚至表现为痴呆。

2. 聋哑 多为感觉神经性耳聋，同时伴有语言障碍。

3. 生长发育落后 主要表现：①身材矮小，黏液水肿型患者更明显；②婴幼儿生长发育落后，表现为囟门闭合、出牙等延迟；③克汀病面容，表现为头大、额短，鼻翼肥厚，唇厚舌方、常伸出口外，流涎等；④性发育落后，黏液水肿型性发育落后更为突出。

4. 神经系统症状 神经型克汀病患者症状尤为明显，常有下肢痉挛性瘫痪，肌张力增强，腱反射亢进，可出现病理性反射等。

5. 甲状腺功能低下 黏液水肿型患者多见，一般表现为黏液水肿。精神及行为改变，反应迟钝，表情淡漠，对周围事物不感兴趣。

6. 甲状腺肿 神经型克汀病患者多数有甲状腺肿，黏液水肿型较少见。

四、诊断标准

（一）地方性甲状腺肿的诊断

根据《地方性甲状腺肿诊断标准》（WS 276—2007），触诊法诊断地方性甲状腺肿的标准：①生活于缺碘或高碘地区；②甲状腺肿大超过本人拇指末节且可观察到；③排除甲状腺功能亢进症、甲状腺炎、甲状腺肿瘤等其他疾病。

（二）地方性克汀病的诊断

地方性克汀病的诊断标准如下。

1. 必备条件

（1）出生或居住在缺碘地区。

（2）有不同程度的精神发育迟滞，主要表现为智力障碍。

2. 辅助条件

（1）神经系统障碍 有不同程度的语言、听力和运动神经障碍。

（2）甲状腺功能障碍 身体发育障碍，克汀病征象，甲状腺功能低下，X 线骨龄落后和骨骺愈合延迟，血清甲状腺素水平降低，促甲状腺激素水平升高。

有上述必备条件，再具备 1 项或 1 项以上的辅助条件，即可诊断为地方性克汀病。

五、预防措施与治疗原则

近十年来我国未发现新发地方性克汀病患者，碘缺乏病达到持续消除状态。

（一）预防措施

补碘是预防碘缺乏病的根本措施。

1. 碘盐 食盐加碘是预防碘缺乏病的首选方法，具有安全、有效、简单易行、能长期坚持的优势，是补碘的最佳途径。碘盐主要是由碘酸钾与食盐按比例混合制成。1995 年我国实行全民食盐加碘；2011 年根据碘缺乏病防治监测结果，适时调整食盐中的碘含量；目前全国实行三种碘盐标准，即食用盐碘含量可选择 20mg/kg、25mg/kg 和 30mg/kg 三种加碘水平，各省份根据当地居民的碘营养水平自行选择碘盐浓度。

2. 碘油 碘盐不能覆盖的偏远地区，可选用碘油。碘油以植物油为原料加碘制成，分为肌内注射和口服两种。碘油并不能代替碘盐，在没有推广碘盐的地区，应尽早实行碘盐预防。

3. 其他 可口服碘化钾，食用碘化面包、碘化酱油、富碘海带、紫菜等。

（二）治疗原则

1. 地方性甲状腺肿 1度、2度甲状腺肿只要能坚持补碘，无须治疗可逐渐好转。若补碘效果不佳，怀疑有致甲状腺肿物质或高碘性甲状腺肿者，可采用激素疗法。3度以上有结节的甲状腺肿患者，特别是有压迫症状或怀疑癌变者可行外科手术切除。

2. 地方性克汀病 黏液水肿型克汀病治疗越早效果越好。一旦发现立即治疗，可控制病情发展。要适时适量地补充甲状腺激素，及时采用“替代疗法”，亦可用药物和维生素辅助治疗。

第三节 地方性氟中毒

氟是人体必需的微量元素，在自然界广泛分布。人体氟主要来源于饮水、食物、空气。适量的氟具有重要的生理作用，可参与牙齿骨骼的结构组成，促进生长发育；过量的氟，可引起氟中毒。

地方性氟中毒（endemic fluorosis）是由于特定地理环境中氟元素过多，导致当地居民经饮水、食物和空气等途径摄入过量氟而引起的，以氟骨症和氟斑牙为主要特征的慢性全身性疾病，又称地方性氟病。

一、流行病学特征

（一）病区类型和分布

地方性氟中毒在全球50多个国家流行，我国除上海市和海南省外，各省、市均有不同程度的流行，是受威胁人口最多、病情最重的国家之一。根据氟的摄入途径，我国地方性氟中毒分为饮水型、燃煤污染型、饮茶型三类。截至2021年底，全国饮水型氟中毒病区县（市、区）数1041个，控制953个，8～12周岁氟斑牙患者29.8万人，氟骨症患者6.6万人；燃煤污染型病区县（市、区）数171个，控制数171个，8～12周岁氟斑牙患者5.5万人，氟骨症患者15.4万人。

1. 饮水型病区 由于饮用高氟水而引起氟中毒的病区，是最主要的病区类型。天然水源含氟量变化很大，地面水含氟量为0.08～0.3mg/L；地下水含氟量1～3mg/L，最高可达10～24mg/L。我国饮水型病区主要分布在北方，病区氟中毒患病率与饮水氟含量呈显著正相关。

2. 燃煤污染型病区 由于居民以高氟煤作为燃料用于生活、取暖、烘烤食物等，导致居民长期吸入含氟空气和摄入被氟污染的食物而形成的地方性氟中毒病区。此类病区是我国特有的氟中毒类型，多见于我国长江两岸附近及其以南的偏远地区，以云南、贵州、四川等西南地区病情最重。

3. 饮茶型病区 由于长期饮用含氟量过高的砖茶而引起的氟中毒病区。该病区主要分布在四川、青海、西藏、新疆、内蒙古、云南等具有饮砖茶习惯的少数民族地区。2020年内蒙古、四川、甘肃等地饮茶型地方性氟中毒监测数据显示，砖茶样品含氟量平均为653.10mg/kg。国内学者提出，我国砖茶含氟量应≤300mg/kg的卫生标准。

（二）人群分布

地方性氟中毒的发生与总摄氟量、暴露时间、个体营养状况、生活习惯等因素有关。

1. 年龄 地方性氟中毒与年龄有密切关系。氟斑牙主要发生在生长发育中的恒牙，乳牙一般不发生氟斑牙。氟骨症主要发生于成年人，发病率随年龄增长而升高。

2. 性别 地方性氟中毒一般无性别差异。但受妊娠、哺乳等因素的影响，女性病情往往较重，且易发生骨质疏松和软化，而男性则以骨质硬化为主。

3. 居住时间 恒牙形成后迁入病区者一般不发生氟斑牙，但氟骨症发病较当地居民敏感。在病区居住时间越长，氟骨症患病率越高，病情越重。非病区迁入者在迁入后1～2年内即可发病，且病情严重，民间有"氟中毒欺侮外来人"的说法。

4. 其他影响因素 主要为饮食因素。蛋白质、维生素、钙和抗氧化物具有拮抗氟毒性作用。暴露于同一氟浓度水平，营养状况好的地区氟中毒患病率低，病情轻。另外，气候因素、个体差异也影响氟中毒的发病与病情严重程度。

（三）病区判定与划分指标

我国《地方性氟中毒病区划分》（GB/T 17018—2011）规定了地方性氟中毒的病区判定和划分。

1. 病区判定

（1）饮水型病区　生活饮用水含氟量>1.2mg/L，且当地出生居住的8～12周岁儿童氟斑牙患病率>30%。

（2）燃煤污染型病区　居民有敞炉敞灶燃煤习惯，且当地出生居住的8～12周岁儿童氟斑牙患病率>30%。

（3）饮茶型病区　16周岁以上人口日均茶氟摄入量>3.5mg，且经X线检查证实有氟骨症患者。

2. 病区程度划分 根据病区患者氟斑牙和氟骨症的发生率及严重程度等情况，划分为轻度、中度、重度病区。以饮水型和燃煤污染型地方性氟中毒病区划分为例。

（1）轻度病区　当地出生居住的8～12周岁儿童中度及以上氟斑牙患病率≤20%，或经X线检查证实有轻度氟骨症患者，但没有中度以上氟骨症患者。

（2）中度病区　当地出生居住的8～12周岁儿童中度及以上氟斑牙患病率>20%且≤40%，或经X线检查证实有中度以上氟骨症患者，但重度氟骨症患病率≤2%。

（3）重度病区　当地出生居住的8～12周岁儿童中度及以上氟斑牙患病率>40%，或经X线检查证实重度氟骨症患病率>2%。

二、临床表现

地方性氟中毒可导致机体出现骨相系统损伤和非骨相系统损伤。骨相系统损伤包括骨骼、牙齿损害，非骨相系统损伤包括中枢神经系统、心血管系统等多个系统损伤。

（一）氟斑牙

1. 白垩型 釉面失去光泽，不透明，可见白垩样线条、斑点、斑块。一经形成，永不消失。

2. 着色型 釉面出现浅黄、深褐或黑色等不同程度的色素沉着，着色可表现为细小斑点、条纹、斑块，直至布满大部分釉面。

3. 缺损型 釉面呈不同程度缺损，出现针尖状细小凹痕乃至深层釉质较大面积的剥脱，凹痕深度和缺损仅限于釉质。

发育中的牙釉质对氟很敏感。牙齿发育完成后患者不发生氟斑牙，可表现为牙磨损。

（二）氟骨症

1. 症状 氟骨症发病缓慢，症状无特异性。

（1）疼痛　是最常见的自觉症状，主要表现为骨关节疼痛，由腰背部开始，逐渐累及四肢大关节，甚至全身。

（2）神经症状　随病情发展，出现神经根压迫或刺激症状，如肢体麻木、知觉减退等感觉异常以及肌肉松弛，甚至可因椎管狭窄压迫脊髓和神经，引起瘫痪。

（3）其他　不少患者出现头痛、头晕、乏力等神经衰弱症候群表现，也可有恶心、食欲不振、腹泻等胃肠功能紊乱症状。

2. 体征　轻者无明显体征，随病情发展，可出现骨质增生、硬化，关节活动受限和肢体运动功能障碍；也可因骨质疏松软化出现脊柱及四肢变形。

3. X 线表现　X 线是诊断氟骨症的可靠方法。

（1）骨结构改变　①密度增加：多见于腰椎、骨盆。②密度减低：多见于脊椎、骨盆和肋骨。混合型兼有硬化和疏松两种改变，是骨代谢紊乱更严重的表现。

（2）骨周改变　表现为关节周围软组织钙化，有骨棘形成。多见于躯干骨和四肢长骨，其中胫腓骨和尺桡骨骨膜钙化对诊断有重要意义。

（3）关节退行性改变　多见于脊椎、髋、膝等大关节。

（三）非骨相氟中毒

以神经系统损害多见，另有骨骼肌、肾脏等损害。神经系统症状首发，表现为沿受损神经根走行方向的放射性疼痛。患者脊髓受损多出现截瘫，骨骼肌受损可出现肌肉萎缩；也可对肝脏、内分泌系统造成损伤。

三、诊断标准

（一）氟斑牙

根据《氟斑牙诊断标准》（WS/T 208—2011），有明确的牙发育期间摄氟过量病史，结合临床检查，按照氟牙症诊断要求，具有白垩样变、釉质着色、釉质缺损其中一项，可诊断为氟斑牙。

（二）氟骨症

根据《地方性氟骨症诊断标准》（WS/T 192—2021），患者应具有明确的地方性氟中毒病区生活史，具有该病的临床症状、体征和典型 X 线征象改变。X 线征象作为诊断氟骨症的必备条件，但对于病情程度的判定仍以临床症状和体征为依据。

四、预防措施与治疗原则

（一）预防措施

控制氟的来源，减少氟的摄入是根本措施。

1. 饮水型氟中毒

（1）改换水源　改换低氟水源。常用的低氟水源包括低氟地表水、低氟深井水、天然降水等。

（2）饮水除氟　无低氟水源的地区，可利用骨碳吸附法、电渗析法、反渗透法、活性氧化铝吸附法等物理、化学方法降低水中氟含量。

2. 燃煤污染型氟中毒

（1）改良炉灶　改良炉灶结构、优化设计、安装排烟设施，以降低室内空气氟污染。

（2）减少食物氟污染　改变食物的干燥与保存方法，以自然条件烘干食物，避免烟气与食物直接接触。

（3）不用或少用高氟劣质煤　更换清洁燃料或减少用煤量，减少氟排放。

3. 饮茶型氟中毒　研制低氟砖茶，通过健康宣教，改变居民饮茶习惯，或利用其他低氟茶代替氟砖茶。

（二）治疗原则

目前无特效治疗手段，治疗原则主要是减少氟的摄入和吸收，促进氟的排泄，拮抗氟的毒性，增强抵抗力及适当的对症治疗。氟斑牙可选择涂膜覆盖法、漂白法、修复法等方法改善牙齿外观。氟骨症治疗可选择钙剂、维生素 D、氢氧化铝等药物，严重氟骨症者可外科手术治疗。

第四节　地方性砷中毒 微课

砷广泛存在于自然界，常以含砷矿石的形式存在。环境中砷含量与地理、地质条件关系密切。地方性砷中毒（endemic arseniasis），是一种由于长期通过饮水、空气或食物，摄入过量的砷引起的以皮肤色素代谢异常、掌跖角化及癌变为主的全身性慢性中毒性疾病。

一、流行病学特征

（一）病区类型和分布

根据砷来源不同，地方性砷中毒分为饮水型和燃煤污染型两类。

1. 饮水型病区　由于长期饮用高砷水而导致的病区类型。我国饮水型病区呈明显灶状分布。我国台湾沿海地区是最早报道的饮水型砷中毒流行地区，砷中毒患者多表现为“乌脚病”。截至 2012 年，我国饮水型地方性砷中毒分布于 9 个省（区）的 45 个县，受威胁人口约 185 万。

2. 燃煤污染型病区　是我国特有的类型，与居民使用高砷燃煤、敞炉敞灶燃烧习惯有关，主要分布在贵州和陕西两地，受威胁人口约 122 万。

（二）时间分布

地方性砷中毒的潜伏期较长，饮水型一般约 10 年。地砷病的发病在时间上无周期性变化规律。饮水型砷中毒患者，病情具有季节变化特点；燃煤污染型砷中毒患者，在冬季症状较重。

（三）人群分布

只有高砷暴露者才会发病，且具有一定的家庭聚集性。任何年龄段均可发病，患病率随年龄的增长而上升；40～50 岁年龄段是患病的高峰。该病性别差异不明显，也有资料显示成年男性发病略高于女性。

（四）病区划分

根据《地方性砷中毒病区判定和划分标准》（WS 10012—2023），病区以行政村为单位划分。

1. 轻病区　地方性砷中毒患病率≤10%，且无重度和（或）经活体组织病理检查确诊的鲍恩病、皮肤癌患者。

2. 中病区　满足以下其中一条即为中病区：①地方性砷中毒患病率≤10%，但有重度和（或）经活体组织病理检查确诊的鲍恩病、皮肤癌患者；②10%＜地方性砷中毒患病率≤30%；③地方性砷中毒患病率＞30%，但无重度和（或）经活体组织病理检查确诊的鲍恩病、皮肤癌患者。

3. 重病区　地方性砷中毒患病率＞30%，且有重度和（或）经活体组织病理检查确诊的鲍恩病、皮肤癌患者。

二、临床表现

地方性砷中毒多为慢性中毒。皮肤损害是其特异性表现，同时伴有多系统多脏器全身性改变。

（一）皮肤损害

躯干皮肤色素沉着和色素脱失、掌跖角化是慢性砷中毒的特异性体征，也称为皮肤三联征。皮肤色素沉着与色素缺失多同时出现在腹部、背部等躯干非暴露部位。

（二）多系统多脏器损害

1. 神经系统的损害 早期表现为末梢神经炎症状，患者常有对称性肢体麻木、感觉异常或迟钝；也可出现头疼、头晕、记忆力减退等非特异性神经衰弱综合征。

2. 心血管系统的损害 可引起高血压、冠状动脉粥样硬化、脑卒中等缺血性疾病，病情的轻重与砷暴露剂量及时间有关。外周血管受损可导致雷诺征、黑（乌）脚病。

3. 消化系统的损害 常表现为食欲减退、恶心、呕吐、腹痛、腹泻或便秘等；肝脏病变多见于燃煤污染型病区，严重者可出现肝硬化、腹水。

4. 其他 砷中毒远期效应包括致癌、致畸等。砷可损害生殖系统，导致男性性欲减退，女性月经紊乱、初潮推迟；还可引起尿频、尿急等尿路刺激征。

三、诊断标准

根据《地方性砷中毒诊断标准》（WS/T 211—2015），生活在地方性砷中毒病区的居民，具备以下条件之一可诊断为地方性砷中毒：①掌跖部位皮肤有其他原因难以解释的丘疹样、结节状或疣状过度角化；②躯干非暴露部位皮肤有其他原因难以解释的弥散或散在的斑点状色素沉着和（或）边缘模糊的小米粒至黄豆粒大小不等的圆形色素脱失斑点。

四、预防措施与治疗原则

（一）预防措施

1. 改换水源 改换合格的低砷水源，如以清洁地表水、低砷井水、天然降水等作为水源。

2. 饮水除砷 可用混凝沉淀、吸附法、离子交换法等除砷技术，降低水中砷含量。

3. 限制高砷煤炭的开采使用 封闭、禁采高砷煤矿，更换清洁燃料，阻断高砷源头。

4. 改良炉灶 改良炉灶结构、优化设计、安装排烟设施，以降低室内空气砷污染。

（二）治疗原则

1. 切断砷源，减少砷吸收 即停饮高砷水，停烧高砷煤。

2. 促进体内砷排泄，驱砷治疗 驱砷治疗常用二巯基丙醇、二巯基丙硫酸钠等巯基类化合物。

3. 对症综合治疗 目前对症治疗可选用维生素 B_1、维生素 B_{12}、腺苷三磷酸等，以减轻砷对神经系统的损害，亦可采用二巯基丙醇油膏涂抹减轻皮肤损害。

第五节　与环境中硒水平有关的生物地球化学性疾病

硒是人体必需微量元素，环境中的硒主要来自地壳岩石，土壤中硒的分布具有明显的地区差异。硒摄入量不足或过多，可导致系列不良健康效应。

随着人们对生物地球化学性疾病研究的深入，发现克山病、大骨节病的发生与环境硒水平过低有一定关系。

一、克山病

克山病（Keshan disease）是一种以心肌变性坏死为主要改变的地方性心肌病，主要表现为心腔扩大、心力衰竭、心律失常。该病于1935年在我国黑龙江省克山县被发现，故命名为克山病。

（一）流行特征

1. 地区分布　病区分布在我国东北至西南的狭长低硒地带。病区多为交通不便、经济不发达的农村山区。

2. 时间分布　本病有年度多发和季节多发的特点，年度多发常受自然因素和社会经济因素的影响。北方地区急型患者发病多在寒冷的冬季，西南病区亚急型患者发病多在炎热潮湿的夏季。

3. 人群分布　本病多见于农业人口，可呈家庭多发。生育期妇女、断奶后至学龄前儿童为高发人群。东北、西北地区中青年女性发病明显多于男性，四川、云南则以2~6岁儿童为多见。

（二）病因

病因目前主要集中于环境低硒、营养缺乏、生物感染等假说。病因未完全明确，当前研究认为，是在低硒的基础上，各种因素综合作用而致病。

（三）临床表现

根据克山病发病急缓、病程长短，心脏功能状态和心肌病变，分为急型、亚急型、慢型和潜在型四种临床类型。

1. 急型克山病　多见于成人和大龄儿童，患者发病突然，或在潜在型或慢型基础上急性发作。冬季好发，重症者可表现为心源性休克、急性肺水肿和严重心律失常。急性心力衰竭时肺部出现啰音。此外肝大和下肢水肿亦常见。

2. 亚急型克山病　多见于2~6岁幼童。春夏季多发，主要表现为心脏扩大、全身水肿，亦可出现心源性休克或充血性心力衰竭。

3. 慢型克山病　起病缓慢，常由急型、亚急型或潜在型转化而来。多数患者表现为慢性心功能不全，出现气短、乏力，劳累后加重，少数出现水肿。严重者可有心源性肝硬化等表现。

4. 潜在型克山病　心肌病变较轻，累及范围小，心脏代偿能力尚好，可照常劳动或工作。由其他型转变而来的患者，可有心悸、气短、头昏、乏力等症状。

（四）预防措施与治疗原则

1. 预防措施

（1）科学补硒　补硒是预防克山病的有效措施，可通过食用含亚硒酸钠的硒盐、亚硒酸钠片，种植和食用硒粮，补充高硒食物等方式补硒。

（2）合理膳食　引进外来粮菜，减少或替代自产粮的供应；改变单一膳食结构，适当增加豆制品、动物性食品及水果、蔬菜的摄入量。营养状况的改善可降低克山病的流行强度。

（3）综合预防　做好克山病的三级预防，建立健全克山病防治网，定期开展监测，向群众宣传普及克山病知识，改变不良生活方式，治理生态环境，不断提高环境硒水平。

2. 治疗原则　急型克山病“就地治疗”，针对心源性休克、心律失常等对症治疗。慢型克山病控制心力衰竭，防止感染等。潜在型克山病一般不需治疗，加强营养与生活指导，如若不适，应及时就医。

二、大骨节病

大骨节病（Kaschin－Beck disease）是一种地方性骨关节病，以四肢关节软骨和骺板营养不良、变性、坏死、增生、修复为主要病理改变，以关节疼痛、增粗变形、肌肉萎缩、运动障碍等为主要临床表现。

（一）流行特征

1. 地区分布 病区主要分布在黑龙江、吉林、辽宁、西藏等14地，呈灶状分布。截至2021年底，我国大骨节病病区县（市、区）数379个，已消除379个，现症病人17.2万人。

2. 人群分布 性别差异不明显，但16岁以上青年及成人患者中，男性略高于女性。不同职业、民族发病率无差异；但农业人口高发，且有家庭多发倾向，发病者多以小麦和玉米为主食。

3. 时间分布 大骨节病病程长、进展缓慢。研究表明，大骨节病发病有明显季节波动，温带地区多发生于春季；暖阳地带多发生于冬春季之间；寒冷地带多发于春夏之交。

（二）病因

大骨节病病因尚未阐明，其病因假说和发病机制一直是学术界关注的重点。目前有以下几种观点。

1. 环境低硒 研究发现，大骨节病与环境低硒关系密切，病区土壤、粮食和居民血液、尿液、头发等样品硒含量低于非病区。补硒后能降低大骨节病的新发率。

2. 饮水有机物中毒 调查发现，水中腐殖酸总量与大骨节病患病率呈正相关，与硒含量呈负相关；病区土壤腐殖酸含量普遍高于非病区。

3. 真菌毒素中毒 病区地理、气候条件使粮食易受镰刀菌及其毒素污染。有研究发现，病区面粉、玉米粉中的T－2毒素含量明显高于非病区。

（三）临床表现

1. 症状与体征 大骨节病病程缓慢，察觉时指（趾）、肘、踝等关节已变形、增粗。部分患者晨起四肢关节僵硬并伴有疼痛，以膝、髋等负重关节最严重。关节僵硬和疼痛常导致关节活动受限，轻者丧失劳动能力，重者生活无法自理。大骨节病患者体征独特，早期可见手指末节粗大，向掌侧弯曲，随病情进展，多处关节增粗、变形。

2. X线表现 在软骨坏死后继发钙化、骨化以及骨性结构改变，此时出现特征性影像。X线改变多样，主要以指、腕、膝等关节出现多发性凹陷、不整、破坏和变形等。指骨骨端多发性对称性X线改变是本病的特征性指征，可帮助诊断。

（四）预防措施与治疗原则

党和政府高度重视大骨节病防治工作，通过实施搬迁、换粮、改水等综合防治措施，我国2014年实现了消除大骨节病，至今维持大骨节病消除状态。

1. 预防措施

（1）补硒 病区可供应硒盐、发放亚硒酸钠片、生产硒粮或增加富硒食物，能有效预防。

（2）改水 选用水质较好的水源作为生活饮用水；水质不良、有机物含量高的地区可因地制宜修建滤水设施，集中滤过，净化水质。

（3）改粮 将旱田改为水田，提高水稻种植比例；改自产粮为供应粮或非病区粮，防止食物霉变及产毒真菌的污染。

（4）定期人群筛查 为做好三早预防，病区儿童断奶后每年进行一次右手（包括膝关节在内）的X线检查，一旦发现指间关节干骺端或骨端异常，可按大骨节病治疗。

2. 治疗原则 早期患者除应用含硒制剂外，还可使用镇痛、解毒、抗氧化制剂，阻止病情进展。中晚期患者可采用药物治疗、物理治疗、手术治疗等综合手段。

练习题

答案解析

一、单选题

1. 地方性甲状腺肿流行地区的儿童中出现不同程度的呆、小、聋、哑、瘫等临床表现，这种病称为（　）

A. 先天性水俣病　　B. 地方性克汀病　　C. 地方性营养不良

D. 严重型地方性甲状腺肿　　E. 慢性铅中毒

2. 地方性砷中毒常见的临床症状是（　）

A. 皮肤色素缺失或高度沉着　　B. 全身皮肤瘙痒　　C. 心脏肥大

D. 恶心、呕吐、全身不适　　E. 骨质疏松

3. 氟骨症患者的医学检查中，可能查不到（　）

A. 骨关节活动障碍　　B. 骨质硬化　　C. 骨质疏松

D. 骨骼变形　　E. 氟斑牙

4. 碘缺乏病地区分布总的规律是（　）

A. 丘陵 > 平原 > 山区 > 沿海　　B. 山区 > 沿海 > 平原 > 丘陵

C. 山区 > 沿海 > 丘陵 > 平原　　D. 平原 > 山区 > 沿海 > 丘陵

E. 山区 > 丘陵 > 平原 > 沿海

5. 以下不属于克山病病因的是（　）

A. 环境硒水平过低　　B. 真菌污染粮食　　C. 环境硒水平过高

D. 营养素失衡　　E. 柯萨奇病毒感染

二、简答题

简述碘缺乏病的预防控制措施。

（刘　敏）

书网融合……

本章小结　　微课　　题库

第八章　环境污染性疾病

PPT

学习目标

知识目标

1. 掌握　环境污染性疾病的概念及其特点，公害病的概念；慢性甲基汞中毒的发病原因和防治原则；慢性镉中毒的发病原因和防治原则；宣威肺癌高发原因和防治对策；军团病的概念，传染源、传播途径、流行方式以及分布，军团病的防治措施。

2. 熟悉　慢性甲基汞中毒、慢性镉中毒、宣威肺癌和军团病的流行病学特征、主要临床表现和诊断标准。慢性镉中毒的病理学改变。

3. 了解　慢性甲基汞中毒、慢性镉中毒、宣威肺癌和军团病的发病机制。

能力目标

在了解环境污染性疾病的基础上，能运用环境卫生学的基本理论，认识环境污染性疾病的发病原因、发病机制、对人群健康造成的危害，以及制定环境污染性疾病预防策略的重要性。

素质目标

通过本章学习，建立关注环境保护、对环境污染危害的认知，树立“绿水青山就是金山银山”的理念，避免环境污染就是维护人群健康的职业素养。

环境污染已经成为严重威胁人类健康的重要外源性病因。各种各样的环境污染因素，如物理性因素中的噪声、电磁辐射和放射性物质等，化学性因素中的甲基汞、镉、苯并[a]芘等，生物性因素中的军团菌、花粉、尘螨等，可在人群中引发急性、慢性以及远期健康危害，严重时可导致公害病的发生。

凡能污染环境，使环境质量恶化，直接或间接使人患病的环境污染因素，统称为环境污染性致病因素，由此在暴露人群中引发的疾病称为环境污染性疾病。环境污染性疾病的特点：①暴露人群均可发病；②发病者具有相似的症状和体征，且与环境污染物相关；③少数急性发病，大多数慢性或远期发病；④发病者缺乏早期诊断指标；⑤预防的关键在于消除环境污染。

引起环境污染的因素，种类多、来源广，一旦污染，短时间内无法完全消除，且目前难以进行准确的综合暴露评价和效应预测。本章主要选择在环境与健康领域中具有代表性的环境污染性疾病进行阐述。

第一节　慢性甲基汞中毒

情境导入

情景：某省环境科学研究设计院调研资料显示，汞矿区和化工厂周边，由于汞的迁移，不仅会对环境造成污染，还会进入食物链，而汞一旦进入食物链，将会造成动物神经系统的损伤，给动物及人类带来极大危害。动物实验结果表明，用被汞污染的粮食喂养小白鼠，其神经递质在脑、肝、肾、血中都有明显损伤和变异。可能导致记忆功能衰退，运动协调性降低，这也与甲基汞导致的中毒症状类似。

思考：

1. 利用互联网查找我国近代其他类似重大的汞污染事件。
2. 分析汞污染环境对健康危害的特点。
3. 汞污染防控的策略有哪些？

慢性甲基汞中毒（chronic methyl - mercury poisoning）是指人群长期暴露于被汞或含汞物质污染的环境，主要通过饮水和饮食（水产品）途径，造成体内甲基汞的蓄积，并超过一定阈值所引起的，以中枢神经系统损伤为主要中毒表现的环境污染性疾病。

一、环境中汞污染来源

汞在环境中广泛存在，但在土壤和水体中汞的环境背景值并不高，一般来说，土壤中汞的含量为0.03～0.3mg/kg；河水、湖水以及内陆地下水的汞含量不超过0.1μg/L，泉水中平均含量为80μg/L，雨水中汞的平均含量极低，即使长期生活在某地域也不足以引起慢性甲基汞中毒。

汞在环境中主要以金属汞、无机汞和有机汞三种形态存在，无机汞不论以何种形态都能直接或间接地在微生物作用下转化为有机汞，无机汞吸收率低，有机汞吸收率高。

水体汞污染的主要人为来源有采矿、冶炼、氯碱、化工、仪表、电子、颜料等工业企业排出的废水及含汞农药的使用等。

二、病因与发病机制

（一）发病原因

水体汞污染是引起慢性甲基汞中毒的重要原因。水体中的汞在微生物作用下转变为甲基汞，甲基汞被水生生物吸收，并通过食物链在水生生物体内富集浓缩，这种生物放大作用可使鱼、贝类等水生生物体内甲基汞富集百万倍以上。水中胶体颗粒、悬浮物、泥土细粒、浮游生物等吸附的无机汞，通过重力沉降进入底泥，底泥中的无机汞在微生物作用下可转变为甲基汞或二甲基汞，甲基汞能溶于水，又可从底泥中返回水中。因此，无论是被无机汞还是被甲基汞污染的水体，均可造成潜在危害。

（二）发病机制

水和食物中的甲基汞主要经消化道摄入，具有脂溶性、原型蓄积和高神经毒等特性。甲基汞进入胃内与胃酸作用，生成氯化甲基汞，可经消化道吸收进入血液，吸收率可达95%～100%，其在红细胞内与血红蛋白中的巯基结合，随血液分布到脑、肝、肾脏和其他组织，其中脑组织中的浓度最高，约为血液浓度的6倍。甲基汞不仅能通过血－脑屏障，进入脑细胞，还能透过胎盘屏障，进入胎儿脑细胞内。对成人，甲基汞主要侵害大脑皮质的运动区、感觉区和视觉听觉区，有时也会侵害小脑。对胎儿脑的侵害，几乎遍及全脑，出生后成为先天性水俣病患儿，故先天性水俣病的病情比成人水俣病更为严重复杂。

甲基汞分子结构中的C－Hg键结合得很牢固，不易被破坏，在细胞中呈原型蓄积，以整个分子损害脑细胞，而且随时间的延长，损害日益加重。在慢性甲基汞中毒的病程中，各种损害的表现均呈现进行性和不可恢复性。

近年来对甲基汞健康危害的分子机制研究结果显示：①甲基汞可以抑制β－微管蛋白，进而干扰神经元内部结构以及生化反应的动态平衡；明显破坏线粒体的结构和功能；干扰神经递质的释放。②脂质过氧化作用也是甲基汞中毒时诱发脑神经细胞损害的原因之一。③体内金属硫蛋白与二价汞有极大的亲和力。④甲基汞能特异性抑制星形胶质细胞对谷氨酸盐的摄取，干扰星形胶质细胞原纤维酸性蛋白的合成，从而改变细胞的结构。⑤甲基汞可诱导神经细胞中细胞凋亡相关基因的异常过量表达，从而可导致细胞凋亡。过度脑细胞凋亡可能与甲基汞诱发脑部畸形有关。⑥甲基汞可使脑神经细胞内游离钙离子水平显著升高，引起神经细胞钙稳态失调，导致神经细胞损伤，甚至死亡。

三、流行病学特征

（一）地区分布

在慢性甲基汞中毒流行地区，通常存在明确的汞和（或）甲基汞的污染源。生产企业排出的“三废”造成区域性汞污染，尤其是水体受汞污染后，水体中的汞经微生物转化成为毒性更大的甲基汞，甲基汞一方面污染了水体，另一方面经过食物链不断富集，特别是在水生生物体内富集，最终在食物链顶端的人类体内蓄积，慢慢达到中毒剂量，引起区域性人群慢性甲基汞中毒的发生。

日本水俣病发病范围涉及遭受甲基汞废水污染的多个地区，受害人数多达1万余人。

过去我国的松花江和湘江流域，都曾出现过较大范围的汞污染，且造成了较大的危害。20世纪60年代，松花江流域发生汞和甲基汞污染，对沿江渔民连续10年的健康状况调查结果显示，部分渔民体内已有甲基汞蓄积，达到了水俣病患者的低限水平，出现了周围型感觉障碍、向心性视野缩小、听力下降、神经性耳聋等慢性甲基汞中毒的典型体征，并发现了慢性甲基汞中毒的患者。

近年来，随着电子产品的大量生产、废弃，在我国广东、浙江等地，出现了一些电子废弃物回收处理的小工厂，采用简单的手工拆卸、露天焚烧或直接酸洗等粗放的处理技术，汞在焚烧、酸洗等过程中被释放出来，而回收处理残余物被随意丢弃到田地、河流之中，导致田地、水体污染。因专业知识缺失、技术不规范而导致的环境污染难以估量。我国是电子废弃物的产量大国，电子废弃物回收行业地区，环境汞污染特征及相关人群健康风险值得关注。

（二）人群分布

甲基汞的摄入量是患者症状表现的决定因素，污染区各年龄人群均可发病，患者呈现明显的区域特征。发病与性别关系不大，流行病学研究显示孕妇和哺乳期妇女是高危人群。由于甲基汞可以通过胎盘屏障，所以甲基汞对胎儿的毒性危害更大，在慢性甲基汞中毒流行的日本水俣湾地区，先天性水俣病的发病率很高，甚至达到100%。

（三）时间分布

发生慢性甲基汞中毒需要一定时间的甲基汞摄入、蓄积。患者发病的时间取决于甲基汞的蓄积速度，摄入量大和排出速度慢，更易于蓄积而更快达到中毒阈值，发病则更快。人群发病的时间基本呈现正态分布，会出现一个集中暴发的时间段，故尤其要与传染病区别。

（四）汞摄入量与发病的关系

消化道摄入是人体甲基汞暴露的主要途径，食品中汞含量直接影响人体内汞的蓄积量。为了保证食品摄入安全，目前FAO/WHO提出了降低甲基汞摄入标准，从3.3μg/(kg·d)降至1.6μg/(kg·d)。关于甲基汞的每日安全摄入量目前尚无统一规定，一些国家提出人体摄入的甲基汞量不得超过0.5μg/(kg·d)（日本）、0.43μg/(kg·d)（瑞典）和0.1μg/(kg·d)（美国EPA）。欧洲食品安全局提出，每周甲基汞耐受量规定为1.3mg/kg。

人群流行病学调查发现，随着母亲发汞含量的增加，胎儿神经系统损害的程度也明显加重。人的症状与甲基汞体内蓄积量密切相关，人体某些症状与体内甲基汞蓄积量的关系分别为：知觉异常约为

25mg、步行障碍约为55mg、发音障碍约为90mg、200mg以上可致死亡。据估算，引发成人（体重60kg）水俣病最低需汞量为25mg或发汞含量为50μg/g。

（五）水俣病 e 微课

水俣病是慢性甲基汞中毒的典型案例。由于这一病症最早发生在日本熊本县水俣湾地区，故称为“水俣病”。1968年被日本政府认定为公害病。

1925年，在日本熊本县水俣湾地区建立的水俣氮肥公司，将在生产过程中没有经过任何处理的含汞废水直接排入水俣湾中，造成了该地区严重的汞污染。1950年后，该地区先出现大量猫患病死亡，然后当地渔民中，相继出现以走路不稳、言语不清、肢端麻木、狂躁不安等症状为主的患者。当地居民的不断发病及死亡，在当地引起了巨大的恐慌，曾一度被误认为是某种传染病的流行。1956年，熊本大学医学院组成水俣病研究组，从环境流行病学、临床医学、病理检查、动物实验等方面开展联合研究，证明了水俣病的发生是由于氮肥公司排出的含汞废水所致。1965年，水俣病在日本新潟县阿贺野河下游地区再次暴发流行。直到1968年日本政府才正式确认：熊本水俣病和新潟水俣病是公害病。此时已知受害人数已多达12000余人，其中2955人被确认为水俣病患者，2009人已经病故。

四、临床表现与诊断标准

（一）临床表现

慢性甲基汞症状的轻重与甲基汞摄入量和持续作用时间呈剂量－反应关系。慢性甲基汞中毒的主要靶器官是中枢神经系统，最突出的症状是神经精神症状，早期表现为神经衰弱综合征。严重者可出现神志障碍、谵妄、昏迷、锥体外系受损等。小脑受损时可出现步态踉跄、书写困难等共济失调现象。颅神经受损，出现向心性视野缩小、听力减退等。亦可表现消化道刺激症状、肾脏损害及心、肝受损等。水俣病患者出现的肢端感觉麻木、向心性视野缩小、共济失调、语言和听力障碍等典型症状，称之为Hunter－Russel综合征。

先天性水俣病是由于母体在妊娠期间摄入过量的甲基汞，母体中的甲基汞通过胎盘屏障侵入并损害胎儿脑组织所致的中枢神经系统障碍性疾病。患儿多在出生3个月后开始出现各种症状，主要有咀嚼、运动、言语和智力发育障碍等一系列症状，如出现原始反射、精神迟钝、斜视、咀嚼吞咽困难、肌肉萎缩、大发作性癫痫、动作协调障碍、言语困难、阵发性抽搐和呆笑等；患儿随着年龄的增长，可出现明显的智力低下、发育不良和四肢变形等。先天性水俣病病史的共同特点：患儿母亲在妊娠期间均食用过被甲基汞污染的鱼贝类，其中个别有轻度手脚麻木感；患儿家庭中多有家属患有水俣病；患儿发汞含量高于母亲20%～30%，脐带血汞含量高于正常儿；通常母亲乳汁甲基汞含量也高，先天性水俣病患儿在母乳喂养过程中，可加重甲基汞对身体的影响。

（二）诊断标准

我国已制定的《水体污染慢性甲基汞中毒诊断标准及处理原则》（GB/T 6989—86）可作为临床诊断的推荐标准。根据水体汞污染水平、食用被汞污染的鱼贝类食物的历史、体内汞蓄积状况以及临床表现和检验结果，进行综合分析，排除其他疾病，方可诊断。

头发中总汞值超过10μg/g，其中甲基汞值超过5μg/g者，即可认为有甲基汞吸收。

在明确存在汞吸收的基础上，出现下列三项体征中的1～2项阳性体征者，被列为观察对象：①四肢周围型（手套、袜套型）感觉减退；②向心性视野缩小15°～30°；③高频部感音神经性听力减退11～30dB（A）。

在汞吸收的基础上，具有下列三项体征者，可诊断为慢性甲基汞中毒：①四肢周围型（手套、袜套型）感觉减退；②向心性视野缩小15°~30°，或有颞侧月牙状缺损到30°者；③高频部感音神经性听力减退11~30dB（A）。当具有上述三项体征，但发汞低于10μg/g以下时，可做驱汞试验，驱汞后尿中总汞值超过20μg/L，其中甲基汞超过10μg/L者，方可诊断。

但也有相当数量患者体内的甲基汞负荷量相当高，但症状不明显或较轻，一般难以确诊，此种情况危害性更大。

五、防治措施

（一）消除污染源

汞及甲基汞一旦进入环境，短时间内难以通过环境自净作用完全消除。因此，改革生产工艺，杜绝向环境排放汞及化合物是预防慢性甲基汞中毒的根本措施。我国《污水综合排放标准》（GB 8978—1996）中规定，总汞的最高允许排放浓度为0.05mg/L，烷基汞不得检出。

（二）加强环境汞污染监测

动态监测水体中汞含量，定期对汞污染水体水质、底泥及鱼贝类等水生生物体内汞含量进行测定；对汞污染区居住人群加强健康检查并建立健康档案。通过动态监测掌握汞在水体中的动态变化和在生物体内的蓄积情况，建立危害预警系统，以便能够及时采取措施，控制污染，保护污染地区人群健康安全。

（三）控制甲基汞的摄入

在已知被汞污染的地区，应根据污染的程度，限制捕捞或禁止食用鱼、贝等水生生物。WHO规定鱼体内汞含量应低于0.4mg/kg。

（四）慢性甲基汞中毒的治疗

对已有一定量甲基汞蓄积的慢性甲基汞中毒临床前期人群，可应用二巯基丁二酸等药物进行驱汞治疗，控制病程发展。同时积极治疗一般症状，防止神经、心脏、肾脏等重要脏器受损。

（五）加强宣传教育，提高国民环保意识

积极宣传《水污染防治法》和《环境保护法》，增强国民的环保意识，加强排污企业的监督和控制。

第二节　慢性镉中毒

情境导入

情景：2009年5月，某村一名44岁村民突然死亡，经省相关机构检测，死者体内镉严重超标。一个月后，另一名61岁村民因呼吸系统病症入院治疗，不久不治身亡，检测其尿镉超出参考值4倍多。经调查，该地区有一家化工企业，主要生产粉状硫酸锌和颗粒状硫酸锌。2004年4月，这家企业未经审批擅自建设一条炼铟生产线。此后不久，厂区周围树林大片枯死，部分村民相继出现全身无力、头晕、胸闷、关节疼痛等症状。相关部门对该企业周边环境的土壤、井水、地表灌溉水进行采样检测，结果表明，厂区周边500m范围内大部分土壤样品镉含量超标，厂区周边500~1200m范围内部分土壤样品镉含量轻度超标。

思考：

1. 试分析引起慢性镉中毒的主要原因。
2. 从本案例中我们应该吸取哪些经验教训？

慢性镉中毒（chronic cadmium poisoning）是人群长期暴露于镉污染环境，水体与土壤的镉污染导致当地生产的稻米和鱼贝类食物镉含量增高，造成摄入者体内镉蓄积，超过一定阈值所引起的以肾脏和骨骼损伤为主要中毒表现的环境污染性疾病。日本20世纪60年代的痛痛病就是典型的慢性镉中毒。

一、环境中镉污染来源

镉在自然界中多以化合态存在，其环境背景值非常低，不足以引起慢性镉中毒。镉在工业上广泛用于电镀、颜料、塑料稳定剂、合金、电池、陶瓷制造等，此外，镉还可用于生产电视显像管磷光体、高尔夫球场杀真菌剂、核反应堆的慢化剂核防护层、橡胶硫化剂等。除了工业污染外，农业生产中含镉农药、农用塑料薄膜的使用；城乡结合带城市垃圾的处置；含镉电子产品的污染；生活中吸烟和含镉用品等，均可造成环境镉污染。一般来说，大气中的镉主要来自有色金属的冶炼、煅烧、矿石的烧结，含镉废弃物的处理等；水体的镉污染主要来自工业废水；土壤镉污染主要来自含镉废水灌溉农田。环境受到镉污染后，镉不仅在环境中蓄积，还可在生物体内及农作物中富集。

许多国家在工业化过程中都曾出现过环境镉污染，如日本富山县神通川流域，我国甘肃省兰州市白银灌区东大沟流域，江西省赣州市余县等。

二、病因与发病机制

（一）发病原因

镉在环境和人体内均有较强的蓄积性，长期摄入过量的镉是造成慢性镉中毒的主要原因。IARC已将镉列为Ⅰ类致癌物；WHO确定镉为优先研究的食品污染物；联合国环境规划署提出12种具有全球意义的危险化学物质，镉被列为首位；镉也被美国毒理委员会（ATSDR）列为第6位危及人体健康的有毒物质。

镉不是人体的必需元素，人体内的镉是出生后从外界环境中吸收的，主要通过食物、水和空气进入体内蓄积而来。消化道镉的吸收率为5%，呼吸道镉的吸收率高达20%～40%。成人每天从食物中摄入20～50μg的镉，镉在人体内的生物半减期长达10～25年，蓄积效果明显，达到一定阈值后就会造成慢性镉中毒。

（二）发病机制

镉进入机体的主要途径是消化道。不同途径吸收的镉进入血液后，部分与血红蛋白结合，部分与低分子硫蛋白结合，形成镉硫蛋白，通过血液循环遍布全身，并在其亲和组织肾、肝中蓄积。肾脏是镉中毒的重要靶器官，可蓄积吸收量的1/3。镉主要通过粪便排泄，少量从尿中排出。镉在机体内可与含羟基、氨基、巯基的蛋白质分子结合，能使许多酶系统受到抑制，从而影响肝、肾器官中酶系统的正常功能。镉还能干扰铁代谢，使肠道对铁的吸收减低，破坏红细胞，从而引起贫血症。

镉在肾脏蓄积损伤肾小管后，使人出现糖尿、蛋白尿和氨基酸尿等症状，并使尿钙和尿酸的排出量增加。肾功能不全又会影响维生素D_3的活性，使骨骼的生长代谢受阻碍，从而造成骨骼疏松、萎缩、变形等，表现为背和四肢疼痛、行走困难和自发性骨折。病理检查可见肾小管出现退行性变，管腔扩大或呈慢性间质性改变，电子显微镜可见近端肾小管和部分远端肾小管细胞发生改变，线粒体肿胀，核浓缩，线粒体内颗粒增加，细胞质内出现电子密度高的含镉颗粒，肾小球无显著变化。

动物实验和人群流行病学调查显示，镉可导致动物和人的染色体发生畸变。动物实验已证实镉具有致畸作用和致癌作用（主要致前列腺癌），但尚未得到人群流行病学调查的确切证据。

关于镉的毒性作用分子机制的研究结果显示：①镉通过与酶类巯基结合或代替作用，置换出细胞内酶类金属，特别是各类巯基蛋白和抗氧化酶，消耗细胞内抗氧化蛋白，破坏细胞抗氧化系统，使机体清除自由基的能力下降，引起氧化损伤；②镉通过破坏线粒体电子呼吸传递链的正常功能，抑制细胞呼吸，造成细胞活性氧（ROS）的大量生成；③金属硫蛋白和还原型谷胱甘肽是细胞内最重要的非酶型巯基化合物，结合镉后的金属硫蛋白和还原型谷胱甘肽会丧失还原性，对细胞内 ROS 失去清除能力，降低其抗氧化功能；④细胞内镉含量的增加能将 Ca^{2+} 从它的生理结合位点上替换下来，引起钙依赖性蛋白功能的丧失；⑤镉能引起 DNA 单链断裂，并抑制包括核苷酸切除修复、碱基切除修复和错配修复等几乎所有类型的 DNA 修复过程，导致细胞凋亡。

三、流行病学特征

（一）地区分布

慢性镉中毒的主要原因是环境镉污染。环境中的镉通过食物链或饮水进入人体，然后在人体蓄积而发病。我国镉污染事件主要发生在镉矿相对丰富及采选冶炼较密集的云南、广东、湖南、贵州等地区。现在已明确认定的镉污染区多是由于工业废水、废气、废渣排放和含镉磷肥施用所致。

（二）人群分布

慢性镉中毒的发生需要漫长的体内蓄积过程，一般潜伏期为 2～8 年，长的可达 10～30 年，发病年龄一般为 30～70 岁，平均 47～54 岁。妊娠、哺乳、营养不良、更年期等是发病的诱因，故患者多为 40 岁以上的妇女。

（三）时间分布

天然环境中镉的环境背景值很低，很难引起慢性镉中毒的发生。环境镉污染与工矿企业和农业生产有关，尤其是工矿企业活动。环境镉污染与国家的工业化发展密切相关，粗放式的工矿企业生产排出含镉的废水、废气和废渣，同时又缺乏环境保护部门的有效监督，致使环境受到镉污染，环境中的镉通过饮水和饮食进入人体蓄积而发病，中国和日本皆有此特点。所以慢性镉中毒主要集中发生在一个国家工业化快速发展过程中的某个阶段。

（四）镉摄入量与发病的关系

尿镉主要与体内镉负荷量及肾镉浓度有关，可作为镉暴露和吸收的生物标志物。研究显示，当尿镉达 5～10μmol/mol 肌酐时，肾小管功能异常的患病率可达 5%～20%，故以 5μmol/mol 肌酐的尿镉作为慢性镉中毒的诊断下限值。慢性镉中毒时，尿镉通常超过此值。

（五）痛痛病

痛痛病是发生在日本富山县神通川流域，因神通川河流上游某铅锌矿生产过程中向环境排放大量的含镉废水和废渣，污染了神通川河流，下游的农民用含镉河水灌溉农田导致当地稻米含镉量很高，河流中的水生生物和其他农作物也含有高浓度的镉。当地居民因长期饮用神通川河流被镉污染的河水，食用这些含镉的稻米、水生生物和其他农作物，使体内镉不断蓄积，达到中毒剂量而发病。其主要症状为全身剧烈疼痛、日夜喊痛，又不知道什么原因引起，故称之为痛痛病。

四、临床表现与诊断标准

（一）临床表现

发病初期腰、背、膝关节疼痛，随后遍布全身，病情呈渐进性加重。病症持续几年后，患者全身各部位会发生神经痛、骨痛现象，行动困难，甚至连呼吸都会带来难以忍受的痛苦。到了患病后期，患者骨骼软化、萎缩，四肢弯曲，脊柱变形，身长缩短，可比健康时缩短 20～30cm，骨质松脆，就连咳嗽都能引起骨折。疼痛的性质为刺痛，活动时加剧，休息时缓解。不同地区慢性镉中毒患者的临床表现有一定的差别。患者疼痛难忍，卧床不起，呼吸受限，最后往往死于其他合并症。

慢性镉中毒肾功能损伤明显，常见贫血症状。患者尿糖增高，尿钙增多，尿中低分子蛋白增多，尿酶有改变。血镉主要反映近期接触量，尚不能建立镉的远期吸收量与血镉浓度之间的定量关系，且血镉与肾功能异常的剂量－反应关系资料远较尿镉少。因此，尿镉测定对慢性镉中毒的诊断具有重要意义，在一定程度上反映了镉性肾损伤和体内镉负荷。慢性镉中毒以肾脏损伤为主，最终出现肾衰竭；也可累及其他器官，但缺乏特异性，故以肾脏损害为主要诊断依据。

（二）诊断标准

对慢性镉中毒的临床诊断可参照《职业性镉中毒的诊断》（GBZ 17—2015）慢性镉中毒部分。在考虑具体镉暴露情况下，将慢性镉中毒分为两类。

1. 慢性轻度中毒 有一年以上镉及其化合物的接触史，尿镉连续二次测定值高于 5μmol/mol 肌酐（5μg/g），可有头晕、乏力、嗅觉障碍、腰背及肢体痛等症状，实验室检查发现有以下任何一项改变时，可诊断为慢性轻度镉中毒：①尿 β_2－微球蛋白含量在 9.6μmol/mol 肌酐（1000μg/g 肌酐）以上；②尿视黄醇结合蛋白含量在 5.1μmol/mol 肌酐（1000μg/g 肌酐）以上。

2. 慢性重度中毒 除慢性轻度中毒的表现外，还会出现慢性肾功能不全，可伴有骨质疏松症、骨质软化症。

在慢性镉中毒的肾脏损害中，公认的早期改变主要是肾近曲小管重吸收功能减退，故以肾小管性蛋白尿为诊断起点。目前诊断的主要依据是尿 β_2－微球蛋白、视黄醇结合蛋白、白蛋白以及尿 N－乙酰－β－D－氨基葡萄糖苷酶等，它们都是肾损伤早期较为理想的生物标志物。

在痛痛病的诊断标准方面，日本在《公害病特殊救济措施法》中规定如下。

必要条件：①在镉污染区居住，有镉接触史；②无③、④两项先天性疾病，主要是更年期后的妇女；③肾小管障碍；④X 射线及活检证实骨质疏松和骨质软化。对不能确定骨质软化者，如符合必要的医学检查项目，也可确定为痛痛病。

必要的医学检查项目如下。①一般检查：包括既往史，如镉接触史、治疗史、遗传关系和临床检查，如骨骼变形、疼痛、运动障碍、步态摇摆等。②血液检查：血清无机磷和钙、血清碱性磷酸酶和其他常规项目。③X 射线检查：摄影部位为胸骨、骨盆、股骨和疼痛部位，检查所见具有骨萎缩、骨变形层和骨骼变形等；④尿检查：尿蛋白定性和定量，尿糖定性和定量，尿中氨基酸和尿镉。其他如尿磷比值和肾小管功能等。

五、防治措施

（一）消除镉污染

慢性镉中毒的主要原因是环境镉污染，镉一旦排入环境就很难被完全消除，应从源头上杜绝环境镉污染，严禁工矿企业排放含镉废水、废气和废渣，降低和控制磷肥中含镉量。

（二）加强环境镉污染监测，控制摄入量

我国《生活饮用水卫生标准》（GB 5749—2022）规定生活饮用水中镉含量限值为0.005mg/L，《地表水环境质量标准》（GB 3838—2002）规定地表水中镉最高容许浓度为0.005mg/L，《污水综合排放标准》（GB 8978—1996）规定废水中总镉含量不得超过0.1mg/L。为了预防镉摄入过量，WHO建议成人每周摄入的镉不应超过400～500μg。日本规定糙米含镉不得超过1mg/kg，精白米含镉不得超过0.9mg/kg。我国《食品安全国家标准　食品中污染物限量》（GB 2762—2022）中规定，糙米、大米镉含量不得超过0.2mg/kg。

为了早期发现镉污染的健康危害，我国制订了《环境镉污染健康危害区判定标准》（GB/T 17221—1998）。此标准适用于环境受到含镉工业废弃物污染，并以食物链为主要接触途径而可能导致镉对当地一定数量的定居人群产生靶器官肾脏慢性损伤的污染危害区。根据镉污染区现场的环境医学调查资料，以当地接触镉的定居人群镉负荷量（尿镉）增加为先决条件，排除职业性镉接触，结合靶器官肾脏重吸收功能和肾小管细胞损害等健康危害指标及其达到判定值的联合反应率水平，作出该镉污染区镉是否已构成当地人群慢性镉危害早期的判定。在此标准的应用中应掌握以下判断原则：①有明显的工业镉污染源和环境长期受到含镉工业废弃物的污染，当地饮用水、灌溉水和自产粮食、蔬菜食品含镉量或单项或多项超过国家标准的地区为观察区；②长期居住在镉污染区并食用当地自产粮食、蔬菜等主要食品的非流动居民，平均每日镉摄入量达到300μg，年龄25～54岁的长期定居居民为调查人群；③三项健康危害指标同时达到判定值的受检者，应确认为镉污染所致慢性早期健康危害的个体，并列为追踪观察对象；④三项健康危害指标同时达到判定值的受检查者人数占受检总人数的联合反应率达到判定值的，确认该污染区的镉已构成对当地定居人群的慢性早期健康危害。三项健康危害指标及联合反应率的判定标准见表8－1。

表8－1　健康危害指标及其联合反应率的判定标准

健康危害指标判定值			联合反应率＊＊判定值（%）
尿镉（μg/g肌酐）	尿β_2－微球蛋白（μg/g肌酐）	尿NAG酶＊（μg/g肌酐）	
15	1000	17	10

注：＊NAG酶：*N*－乙酰－β－D氨基葡萄糖苷酶；
＊＊联合反应率：数项健康危害指标均达到判定值的受检者人数与受检总人数之百分比。

（三）保护高危人群

建立对镉污染区居民定期健康检查的制度，建立高危人群的健康档案，动态监控高危人群健康，一旦发现尿镉超过限值标准或有早期症状的前期患者，立即采取干预措施。

（四）积极治疗慢性镉中毒患者

目前慢性镉中毒尚无有效的疗法。对慢性镉中毒患者以对症支持治疗为主。用大量维生素D并补充钙、磷，同时给予高蛋白高热能富营养膳食，可使病情缓解。对于体内蓄积的镉，目前尚无安全的排镉方法，驱镉不当还可引起镉在体内重新分布，使肾镉蓄积量增加、肾脏病变加重，因而目前多不主张用依地酸钙钠等驱排药物。

第三节　宣威肺癌

情境导入

情景：宣威是云南省产煤基地，小煤窑众多，但是煤的质量不高，主要为烟煤，因交通不便，居民以当地煤为主要生活燃料。农民住宅多是二层土木结构，底层设有“堂屋”，屋内设“火塘”，用于烧

火做饭和烤火，是主要的生活活动中心。宣威夏秋季降水集中，湿度较大，因此二楼主要为卧室和粮食等物品的贮藏室。当地的房屋没有排烟设施，室内空气流通不畅，燃料燃烧排放出大量的烟尘，造成室内空气污染极为严重。当地妇女主要从事家务劳动，每天大部分时间在室内活动。云南盛产烟草，宣威男性多吸烟，女性多不吸烟。

该地虽以农业生产为主，但肺癌死亡率却很高。1973—1975 年肺癌标准化死亡率高达 27.95/10 万，男、女死亡率分别为全国平均水平的 4 倍和 8 倍，是国内肺癌的高发区，尤其女性肺癌死亡率居全国首位，在世界女性肺癌死亡率水平中亦属前列。

思考：

1. 宣威这个农业地区为何肺癌死亡率如此之高？
2. 当地妇女发病率高，能为病因学调查提供什么线索？
3. 要查明宣威肺癌高发的原因，该如何开展调查？

肺癌位居我国城市常见恶性肿瘤的首位，农村常见恶性肿瘤的第 3 位，且发病率和死亡率未见明显下降。我国云南省宣威地区一直是全球范围内肺癌发病率和死亡率最高的地区之一，其中女性肺癌死亡率居全国首位，农民肺癌死亡率是全国最高的地区之一，肺癌死亡率是全国农村地区的 6.4 倍。宣威肺癌高发的问题一直受到高度关注。

一、高发的原因

（一）长期使用劣质煤

宣威地区居民生活用煤大多使用当地自产的烟煤，每年每户燃煤量高达 6～8 吨。当地产的烟煤含焦油物质较高，燃烧时产生的多环芳烃等有害物质的浓度高，种类多。生活炉灶燃煤排放出大量的以 BaP 为代表的致癌性多环芳烃类物质，是导致宣威肺癌高发的主要危险因素。研究显示，该地区室内空气中 BaP 浓度与人群肺癌死亡率之间具有明显的剂量 - 反应关系，动物实验均表明，宣威地区空气颗粒提取物具有较强的致突变性与致癌性。

（二）生活环境特殊

宣威地区生活炉灶为“火塘”，类型独特，四边用条石砌成约半米见方的土炕，没有进风口和烟囱，在“火塘”中央用四块砖或土坯砌成一个小方坑，其中堆放当地自产的烟煤燃烧，小方坑上用活动三角架支起炊具。当地居民均使用此种开放式炉灶做饭、取暖，燃煤产生的煤烟易积聚在室内，造成室内空气严重污染。

（三）住宅设计不合理

当地居民住宅多为二层土木结构，底层一般为“堂屋”，内设“火塘”，用来做饭和烤火，二层主要为卧室和贮藏室，底层和二层之间多为木板分隔，密封差，底层的煤烟容易扩散到二层。居民住宅净高一般仅 2 米左右，多为单侧开窗，且面积较小，卧室多无窗，空气流通差，容易造成室内空气中煤烟积聚，造成室内空气易污染、不易扩散的特点。

（四）遗传易感性

与其他地区相比，宣威地区肺癌在易感变异位点、体细胞基因突变、突变频率、突变位点以及种类相关蛋白表达量等方面，均有一定差异。谷胱甘肽硫转移酶 M1（GSTM1）缺失者烟煤用量高，其患肺癌危险性增加。

肺癌发病机制复杂，已有研究成果有助于进一步探讨宣威肺癌发病机制中 BaP 暴露与遗传易感性的交互作用。

二、流行病学特征

（一）流行概况

20 世纪 70 年代，国家肿瘤防治办公室对全国 29 个省、市、自治区的死因调查的结果显示，云南省宣威地区是我国肺癌高发区，其中女性肺癌死亡率居全国首位，农民肺癌死亡率在全国也名列前茅。1973—1975 年间，宣威男性肺癌粗死亡率为 24.81/10 万，用中国标准人口年龄调整的死亡率为 27.95/10 万，世界标准人口年龄调整的死亡率为 39.17/10 万，0～74 岁累积死亡率为 4.66%。宣威女性肺癌粗死亡率为 21.35/10 万，用中国标准人口年龄调整的死亡率为 24.49/10 万，世界标准人口年龄调整的死亡率为 33.28/10 万，0～74 岁累积死亡率为 3.95%。宣威男女肺癌死亡率性别比值为 1.09，小于全国平均水平的 2.13。

（二）地区分布

宣威地区地处云南省东北部乌蒙山区，交通闭塞，长期以农业生产为主，生活水平较低。流行病学研究结果显示，宣威地区除了肺癌死亡率明显高于全国其他地区外，其他恶行肿瘤死亡率并不高于国内其他地区，表明该地区肺癌发病危险因素具有其特殊性。宣威地区不同区域人群的肺癌死亡率分布也有所不同，全境原 20 个公社（乡镇）中，肺癌调整死亡率最高的达 174.21/10 万，最低的为 1.12/10 万，相差 156 倍。其中中部区域发病最严重，而周围区域发病较低。发病程度的区域分布与使用燃料的种类呈现明显相关。中部地区主要使用当地产烟煤作为生活燃料，而周边地区主要使用木材与无烟煤作为生活燃料。

（三）人群分布

1. 女性肺癌死亡率高 宣威地区女性肺癌粗死亡率高达 21.35/10 万，位居全国之首。宣威地区肺癌死亡率男女性别差异不大，性别比为 0.87～1.09，部分乡镇（如来宾等）还出现女性死亡率高于男性的现象。而国内各地肺癌死亡率的男女性别比值一般都在 2 以上，且男性明显高于女性。

2. 农民肺癌死亡率高 全国同期调查资料表明，肺癌死亡率一般是城市高于农村，市区高于郊县。但宣威作为一个农业地区，当地农民的肺癌死亡率却高于国内大、中城市市区居民肺癌死亡率。

（四）时间分布

宣威肺癌的高发年龄较全国提前一个年龄组（5 岁），肺癌死亡率峰值较全国提前了 2～3 个年龄组，男、女死亡率峰值均出现在“55～”年龄组，平均死亡年龄较全国和其他地区小。虽然现在宣威地区烟煤和木柴穗杆的使用率降低，无烟囱炉灶（火塘）和有烟煤地炉的使用率下降，但宣威肺癌死亡率仍然维持在较高水平。2013 年有报道显示，宣威男性 15～60 岁人群肺癌死亡率为全国农村的 3～5 倍，女性为 7～9 倍，男性和女性接近的性别分布特点依然存在，肺癌患者死亡年龄仍然较全国平均水平提前。

三、病因学研究

宣威肺癌的病因目前尚未完全阐明。我国自 20 世纪 70 年代以来，通过多年、多学科、全面的研究，初步揭示了宣威肺癌高发的主要病因。

（一）吸烟不是宣威肺癌高发的主要危险因素

流行病学资料调查结果显示，宣威男性吸烟率为 32.6%～42.7%，女性吸烟率为 0.01%～0.23%，男性吸烟率比女性高200多倍，而肺癌死亡率在两性之间差别不大，吸烟率的高低与肺癌死亡率并不吻合，不能解释女性肺癌死亡率高的原因。病例对照研究也显示，当地肺癌死亡率与吸烟率之间无相关性。宣威地区吸烟率相仿的地区，肺癌发病率相差30多倍，在肺癌高发区或低发区中，吸烟与非吸烟人群肺癌死亡率之间差别不明显。综上所述，吸烟不是宣威肺癌高发的主要危险因素。

（二）工业污染与宣威肺癌高发无明显相关

宣威以农业为主，其工业规模小，投产时间短，且不存在特别致癌物质，基本上可以排除工业污染导致当地肺癌高发的可能性。宣威肺癌死者中绝大多数是农民，其死亡率是厂矿、机关职工及家属的9.8倍，说明与职业暴露无明显相关。

（三）室内空气煤烟污染与宣威肺癌高发存在明显联系

宣威是云南省主要产煤基地，但这种煤品质差，主要为烟煤。宣威农民家庭所用的生活燃料有烟煤、无烟煤和木柴三种，其中烟煤的使用量最大，烟煤燃烧排放物的颗粒小，并含有大量以BaP为代表的致癌性多环芳烃类化合物，具有较强的致突变和致癌性。宣威不同地区肺癌死亡率与其燃料构成存在密切相关，以燃烟煤为主的地区，肺癌死亡率最高。毒理学研究也证实，烟煤燃烧排放物组的肺癌发生率远远高于木柴组和对照组。燃烟煤农户室内空气中BaP浓度高达$626\mu g/100m^3$，研究发现当地室内空气中BaP浓度与肺癌死亡率之间存在剂量-反应关系。

对宣威地区室内空气污染状况、肺癌环境流行病学调查和实验室研究结果的综合分析表明，宣威地区室内空气煤烟污染是宣威肺癌高发的重要原因。

四、防治措施

肺癌的临床治疗效果差，预后不佳，死亡率高。当前国际上公认的肺癌预防策略是遵循一级预防为主的原则。现在研究表明，室内空气烟煤污染是宣威肺癌高发的重要原因，因此，采取积极有效的一级预防措施，是减少宣威肺癌发病率和死亡率的关键策略。

（一）预防和控制室内空气污染

1. 改变生活燃料种类 宣威地区燃烟煤排放的颗粒物粒径$<1\mu m$的占51%，而燃柴的居室内颗粒物粒径$<1\mu m$的仅占6%，燃烟煤BaP排放量是燃无烟煤的22倍，故生活燃煤应选品质好的无烟煤。另外，可推广清洁能源，如沼气、天然气等，可从根本上改善室内空气质量。

2. 改良生活炉灶 增加生活炉灶的排烟装置，可明显减轻室内空气污染物的浓度。

3. 改良住宅设计 生活炉灶区域与主室要有效分隔，避免污染物扩散污染其他居室。勤开窗换气，加强室内通风换气是降低空气污染物在室内积聚经济有效的手段。

（二）加强宣传教育，提高人群的预防意识

宣威地区地处边远山区，经济欠发达，文化落后，健康意识差。因此，运用多种手段进行科学知识的宣传和普及十分必要，使民众充分认识到宣威肺癌高发与不良的生活方式密切相关，崇尚科学，自觉采取预防措施。

知识链接

宣威市2023年肺癌早诊早治项目

宣威市肺癌早发现、早诊断、早治疗项目是中央财政资助地方重大慢性病防控工作之一，该项目自2010年开始启动实施，以来宾街道后夸村、来宾村、观云村、盘龙村、宗范村、普仓村、虎头村及凤凰街道所乐村、大屯村、河东村、朱屯村为筛查地区，利用低剂量CT对高危人群（45~80岁，吸烟≥

20 包/年，有长期职业致癌物暴露史，一级、二级亲属患肺癌，同时吸烟≥15 包/年或者被动吸烟≥15 包/年）进行肺癌筛查，并对发现的原位癌及肺癌患者进行及时发现、诊断、治疗和随访管理。项目实施以来累计完成肺癌筛查 26707 人次，及时发现患者 381 人，其中 345 人治疗，早期治疗率 90.55%。

本项目对宣威市肺癌重点地区的患者实现早发现、早诊断、早治疗，具有重要推进作用，是改善预后，提高生活质量和生存率，降低家庭经济负担的重要举措。

第四节　军团病

情境导入

情景：某学院新生因高热 4 天，咳嗽，痰中带血，血压下降而入院治疗，初诊为中毒性肺炎。入院后病情迅速恶化，经抢救无效，次日死亡。此后，该学院出现咳嗽、胸闷、头痛、发热等上呼吸道感染样症状的人数剧增，达到 600 多人。其中两例肺炎患者的症状与该新生很相似，入院诊断为疑似军团病，给予红霉素、利福平治疗后，病情迅速好转。

一周后，调查组对该学院患者和密切接触者进行了回顾性调查。采集调查对象的血清测定嗜肺军团菌抗体，采集痰液做细菌培养。同时采集该学院浴室（加温水井、进水管，浴池、喷头、排水管）、盥洗室锅炉（饮用水备用水池）和暖气管道的水样，进行豚鼠腹腔内接种和菌株分离培养。58 名调查对象中，12 人确诊为嗜肺军团菌感染，占 21%，患者主要症状为发热、寒战、咳嗽、胸闷等上呼吸道感染样症状。12 例军团病患者病前均有在同一浴室淋浴史，且淋浴时间距发病时间都处于该病的潜伏期之内。另外，在加温水井和喷头的水样中分离培养出了血清嗜肺军团菌。经调查分析，认为本次事件很可能是嗜肺军团菌污染了浴室水而引起的军团病暴发流行。

思考：

1. 军团菌主要存在于哪些地方？其传播途径有哪些？
2. 军团病有哪些主要临床表现？
3. 如何预防和控制军团病的发生？

军团病（legionnaires disease，LD）是由嗜肺军团菌引起的一种以肺部感染伴全身多系统损伤为主要表现的全身性疾病，也可表现为无肺炎的急性自限性流感样疾病。该病具有分布广、易造成流行和不易诊断的特点，病死率为 7% ~24%。

1976 年，在美国费城召开的退伍军人年会期间，与会者中暴发流行了一种不明原因的急性发热性肺部疾病，4400 名参会人员有 182 人感染，会议所在宾馆街区 39 人感染，共死亡 34 人，死亡率高达 15.38%。半年后，微生物学家 McDade 从死者肺组织中分离出一种新型革兰阴性杆菌。历时 13 个月的调查，美国疾病控制与预防中心（CDC）证实了该病是一种细菌性肺炎。1978 年，在美国召开的第一次军团病国际学术会议上，该病菌被命名为嗜肺军团菌，该病被命名为军团病。追溯历史发现，该病其实很早就已经在世界各地出现，所以，军团病只是一种新发现的传染病。

一、病因与发病机制

（一）发病原因

军团菌（legionella）为一种需氧革兰阴性杆菌，主要寄生于人类单核细胞和巨噬细胞内。现已确认的军团菌有50个种属，70多个血清型，其中至少有20种与人群发病有关。常见的有嗜肺军团菌、麦氏军团菌、博氏军团菌、菲氏军团菌等，其中嗜肺军团菌是引起军团菌肺炎的主要病原菌。

军团菌是一类水生细菌，在蒸馏水中可存活139天，在自来水龙头中可存活1年左右。军团菌嗜热怕冷，适宜生长繁殖的温度在25～42℃之间，在相对湿度为80%左右的环境中稳定性较好。当水温在31～36℃之间且水中含有丰富有机物时，军团菌可长期存活。

军团菌能与一些常见原虫形成共生关系，可寄生于阿米巴内而保持致病活力，这种生存方式对军团病的流行有重要意义。几乎所有军团菌都能感染棘阿米巴，棘阿米巴是土壤中常见的阿米巴，可以随尘进入空调系统的蒸发冷凝器内，当环境气温升高、湿度增大时，空调系统中的阿米巴数及其体内的军团菌数都会大量增加，从而增加了军团菌播散的风险。因此，军团病的传播流行与使用集中空调、淋浴设施等有密切关系。

（二）发病机制

军团病的发病机制仍不十分清楚。发病与否与病原菌的毒力以及机体的细胞免疫功能密切相关，军团菌属中致病性最强的为嗜肺军团菌。含军团菌的气溶胶经呼吸道被吸入肺部，与肺泡上皮细胞、巨噬细胞和中性粒细胞附着并进入细胞，在此过程中军团菌能逃避机体防御系统的作用，从而在细胞内大量繁殖、释放、导致细胞死亡，故细胞内寄生是其重要的致病因素之一。

军团菌进入Ⅱ型肺泡上皮细胞后大量繁殖。Ⅱ型肺泡上皮细胞遭到破坏后，表面活性物质产生不足，可致呼吸窘迫。Ⅰ型上皮细胞的再生，要通过Ⅱ型上皮细胞的增生分化，Ⅱ型上皮细胞破坏导致上皮细胞难以修复。军团菌也可以通过诱导细胞凋亡的方式产生损害作用。

军团菌的表面结构和产生的多种毒素，均与其致病作用有关。军团菌外膜蛋白可促进吞噬细胞对细菌的摄入，并破坏细胞杀菌功能；细胞毒素可抑制吞噬细胞的活化，损害单核－巨噬细胞的杀菌功能；作为内毒素的脂多糖，有利于细菌黏附宿主细胞，保护细菌免受细胞内酶破坏，阻止吞噬体与溶酶体的融合。军团菌不仅能产生多种毒素和酶，还能诱导人末梢血单核细胞产生前凝血因子活性物质，有助于感染过程中发生弥散性血管内凝血。

肺部感染军团菌后，产生的毒素和酶可逆行经支气管、淋巴管及血行播散到其他部位。少数细胞免疫功能低下者，可引起菌血症。菌血症和毒血症是引起心、肾、肝、脾、神经和肌肉等肺外多系统损伤的主要原因，而细菌直接侵犯肺外组织的情况较少见。

二、流行病学特征

（一）国内外流行情况

1. 国外流行概况 自1976年美国费城首次暴发军团病后，美国每年都有军团病暴发的报道，军团病已经成为美国法定报告的传染病。仅1976—1985年，美国报道军团菌感染病例达75000人，其中死亡11250人。另外，欧洲、澳大利亚等不同国家和地区也相继发现军团病的流行事件（表8－2），1986年，为了监测和研究军团菌感染，欧洲多个国家联合成立了欧洲军团菌感染工作组（EWGLI）。1987年建立监测网络，在1987—2007年间，EWGLI共诊断了6495例军团病。

表8－2 部分国家军团病暴发流行事件

国家	时间	事件概况
美国	1976年	在费城举行的退伍军人年会期间，221人发病，34人死亡
	2015年	纽约布朗克斯区南部，共确诊113人，12人死亡

续表

国家	时间	事件概况
英国	1985 年	Stafford General 医院暴发，确诊 68 人，22 人死亡
	1998 年	英格兰和威尔士地区，确诊 226 人，25 人死亡
	2012 年	苏格兰地区，确诊 41 人，疑似病例 48 人，9 人病情严重
荷兰	1999 年	全世界光顾荷兰花展的人群中，188 人发病，23 人死亡
西班牙	2001 年	木尔西亚市暴发了迄今为止世界上最大的军团病事件，800 多人患病，449 人确诊
	2006 年	潘普洛纳老城区有 109 人被检测为军团菌肺炎阳性，其中 49 人住院治疗
澳大利亚	2000 年	游览奥尔本市新落成水族馆的人群中，确诊 119 人，4 人死亡
加拿大	2005 年	多伦多市东部共报道 127 人感染，17 人死亡

2. 国内流行概况 1982 年，我国南京首次证实了军团病病例的存在。现国内已有多地多起军团病暴发流行及散发的病例报道。1989 年，北京市郊区发生 3 次军团菌肺炎的暴发流行。上海自 1994 年首次发现该病病例后的几年时间内，不断从患者及环境中检出军团菌，尤其是在地铁站、影院、医院、大型宾馆酒店及百货商场、办公楼，其空调系统、地表含藻水和淋浴设施中都检出了军团菌。1997 年 6 月，北京某写字楼 312 名员工中 193 人发病，发病率 61.9%。2003 年 8 月，北京市通州区一家月饼生产公司内，由于员工宿舍热水淋浴系统污染，导致住集体宿舍的 570 名员工中 76 例发病。近年来，对北京、上海、重庆、山东、广西、成都、山西等地的不同人群军团菌抗体水平检测，结果表明我国人群中军团菌感染普遍存在，不同地区军团菌抗体阳性率从 0.15% ~35.80% 不等，且不同地区不同人群抗体阳性率不同，使用集中空调的宾馆、商场等单位的从业人员是高发群体。虽然军团病并不是我国法定报告的传染病，但其危害性已受到人们的关注。

目前发现，军团病是人畜共患的急性呼吸道传染病。美国、英国、加拿大、荷兰、瑞典和西班牙等 30 多个国家和地区，相继报道了军团病在马、牛、羊、猪和犬等动物中的发生和流行。据报道，针对我国沈阳、成都地区部分畜禽的血清学调查，牛、羊、猪、鸡、鸭、鹅和狗均检出不同程度军团菌阳性抗体，感染率为 10.3% ~55.5%。

（二）军团病传播流行的三个环节

1. 传染源 军团菌广泛存在于自然环境和人工环境的水体中，且能在其中生长、繁殖。军团菌的感染多与人工水环境污染有关，如冷热水管道系统，空调冷却塔循环水和空气加湿器等。人工水环境一旦被含军团菌的气溶胶污染，军团菌就会在其中生长繁殖，人体在使用淋浴喷头、加湿器、冷却塔等过程中即可感染军团病。因此，被污染的空调冷却塔水和冷热水管道系统是最重要的传染来源。另外，医院温热水系统、被污染的呼吸道治疗器械（如雾化器）等，也可引起医院内感染。

2. 传播途径 吸入被军团菌污染的气溶胶是人感染军团菌的主要途径，而直接饮用被军团菌污染的水不会导致军团病的发生。气溶胶是军团菌传播、感染的重要载体。冷却塔和空调系统的风机、水龙头、淋浴、加湿器、人工喷泉等是形成气溶胶的主要动因。尤其是集中空调的使用过程中，既可污染室内，又可造成室外污染，这就是为什么 1976 年美国费城的军团病患者中，有 39 名患者是宾馆所在街道的居民。

军团菌另一个传播载体是原虫。阿米巴是军团菌的宿主，军团菌寄生在阿米巴等原虫细胞内，增强了其在环境中的存活能力、传播能力和致病性。

军团病患者一般不具有传染性，虽然军团病患者咳嗽和吐痰所产生的飞沫也含有军团菌，但这种飞沫颗粒较大，无法进入人类肺泡中，且目前尚无人与人之间直接接触传播军团病的报道。军团菌没有粪—口传播途径，与饮食无关。

3. 易感人群 人群对军团菌普遍易感，尚不完全清楚人类感染军团菌后能否获得巩固免疫力。

（三）军团病的“三间”分布

1. 地区分布 世界各地均有发病，已有数十个国家有病例报告，呈散发或点状暴发流行。患病率因地区不同而异，一般城市发病率高于农村，发达地区发病率比欠发达地区高。

2. 时间分布 军团病全年均可发生，但夏末秋初是发病高峰期，这与其他呼吸道传染病有着较明显的季节性区别，有研究认为发病率增高与这些季节暖和、潮湿的气候及相对湿度高的环境有关。EWGLI 的统计资料也显示，6～10 月是军团病的高发季节。

3. 人群分布 EWGLI 的监测结果显示，军团病的发病主要集中在中老年人群，其中以 50～59 岁年龄组发病人数最多，其次是 60～69 岁年龄组。军团病的主要易感人群：①老年人、幼儿；②免疫缺陷者；③透析或器官移植患者；④嗜烟酒者；⑤肿瘤和糖尿病患者；⑥原有肺部其他疾病的患者等。

（四）军团病的流行形式

军团病除暴发流行外，多半为散发性社区获得性感染。军团病的流行形式主要有以下几种。

1. 社区获得性感染 在日常生活环境和公共场所中，由于暴露于被军团菌污染的气溶胶中而感染致病，这种形式比较多见。

2. 医院获得性感染 一些非军团病患者由于自身免疫力低下，在住院治疗过程中被军团菌感染致病。医院内感染的病例，病死率较高，可达 40%。

3. 旅行获得性感染 旅游人群可能在宾馆、饭店、车船、营地等环境中获得感染，既可散发，也可暴发。2003 年，EWGLI 共报告 4578 例军团病病例，其中 632 例与旅游有关。

4. 办公室获得性感染 此类感染与职业无关，主要因为办公场所密闭、通风不良、使用集中空调等因素引起。因为我国城市中写字楼、办公楼越来越多，故该类型感染发病率有越来越高的趋势。

5. 职业获得性感染 某些特殊职业工作人员（如中央空调维护工人）在作业中频繁接触军团菌污染源，从而感染军团病。

三、临床表现与诊断标准

（一）临床表现

军团病是一种急性细菌性传染病，主要累及肺脏，亦可导致身体多系统的损害。其临床表现主要有军团菌肺炎和庞蒂亚克热两种类型。

1. 军团菌肺炎 军团菌肺炎潜伏期为 2～10 天，典型症状为亚急性发病（常高热，呈弛张热），有畏寒、寒战、厌食、乏力和肌痛，并有呼吸系统和其他系统表现。

（1）呼吸系统 咳嗽、干咳，咯非脓性痰、黏液稀痰、有时血性痰，而大量的脓痰并不多见。部分患者可出现咯血、胸痛、呼吸困难等。

（2）消化系统 恶心、呕吐、腹泻或稀便（可有腹绞痛和肠鸣音亢进），可出现肝功能异常。少部分患者可出现肝大、腹膜炎、胰腺炎、结肠炎、直肠周围脓肿和阑尾脓肿。胃肠道症状多出现在发病初期。

（3）神经系统 神经系统症状的发生率约 50%。主要有神经状态改变和意识模糊，严重者嗜睡、额部头痛、定向障碍，偶见言语障碍、步态失常、谵妄和精神错乱等。

（4）循环系统 相对缓脉是嗜肺军团菌侵犯心脏的表现，发生率为 31%～50%。此外，本病偶可引起白细胞和血小板减低、心内膜炎、心肌炎或心包炎。

（5）其他 部分患者镜下血尿、蛋白尿，近 10% 患者可发生急性肾衰竭，极少数患者可发生急性间质性肾炎、肾盂肾炎、肾脓肿和肾小球肾炎。少部分患者可引起免疫功能异常，可出现纤维蛋白化脓性肌炎、肌溶解和肌酶升高。

军团菌肺炎胸部X线检查与一般细菌性肺炎相似，无明显特征性。胸片上以渗出、实变为主，可呈斑片、结节样改变。开始主要见片状肺泡浸润，少数患者早期也可见到间质浸润，此征多见于免疫抑制患者。

2. 庞蒂亚克热 潜伏期1～3天，表现为发热、头痛、咳嗽、胸痛、肌痛、乏力、食欲缺乏、恶心等流感样症状。部分患者可出现胸膜炎及渗出炎症，但无肺炎表现。有时可累及肝和肾，但症状较轻。病程约1周，可自愈，预后良好，一般不出现死亡。

（二）诊断标准

军团病因无典型临床特征，很难与其他病原体所致的肺炎相区别，又因其多系统受累，还需与相关疾病鉴别，故临床诊断比较困难，早期常被误诊，导致病死率较高。因此，军团病的早期诊断对其预后具有重要意义。应结合流行病学资料、临床表现和实验室检查结果进行综合分析。确诊需依据患者恢复期血清军团菌抗体较急性期增高4倍或以上，或军团菌培养阳性。

1. 流行病学资料 全年均可发病，夏秋季高发。中老年病例较为多见。慢性肺病病史者、免疫功能低下者、建筑工地施工人员、近2周内的旅行者以及吸烟者，为易感人群。如果发现2例或以上的病例，应进行血清流行病学调查。同时对可疑军团病患者的标本，如痰、血液、胸水、支气管肺泡灌洗液进行军团菌的分离培养。还可对外环境，如宾馆、办公场所、医院等空调系统冷却塔水、淋浴水以及环境水体中，进行军团菌的分离培养。

2. 临床资料 表现为急性下呼吸道感染症状，有发热、头痛、寒战、咳嗽或痰中带血、胸痛和肌痛等症状，部分患者可出现恶心、呕吐、腹泻、相对缓脉，体格检查发现具备肺炎的典型特征，且影像检查支持肺炎诊断。有些患者尤其是儿童，可出现神经精神症状，如谵妄、幻觉，甚至昏迷等，重症患者可发生急性肾衰竭、休克。部分患者因菌血症产生其他器官感染。庞蒂亚克热患者临床表现类似感冒，症状有发热、咳嗽、头痛、肌痛和胸痛，但无肺炎表现，可自愈。

3. 实验室检查 多数患者血沉加快，白细胞计数增高，部分有中性白细胞核左移，可能有乳酸脱氢酶、天冬氨酸氨基转移酶、胆红素升高或有蛋白尿、低钠血症和低磷血症，尿液镜检可发现红细胞，但血尿并不多见。

对患者呼吸道分泌物和肺组织标本（痰液、支气管灌洗液、胸腔液、肺活检组织）进行军团菌分离培养，是军团菌感染的确诊依据。军团菌对人工生长条件有特殊要求，普通培养基上不生长，可在药用炭酵母浸液琼脂培养基（BCYE）上生长，生长速度缓慢，一般3～4天后可形成灰色菌落。该方法特异性强，但耗时长，敏感性很低，并且结果易受标本采集质量的影响。

特异性抗原检测和血清特异性抗体检测等免疫学方法，常用于军团菌的快速诊断。随着分子诊断技术的发展，特别是荧光定量PCR检测技术和DNA探针技术，具有高度特异性和敏感性，且快速、简便，但操作要求极为严格。分子生物检测方法可作为军团病诊断的重要参考指标。

4. 鉴别诊断 应注意与衣原体肺炎、支原体肺炎、肺炎链球菌肺炎、病毒性肺炎、鹦鹉热等鉴别；有明显神经精神症状，应与中枢神经感染鉴别；有严重呕吐、腹泻者，应与急性胃肠炎相鉴别，多系统受累，还需与肾综合征出血热和钩端螺旋体病等鉴别。

四、防治措施

军团病虽然是传染病，但目前尚无有效疫苗预防本病的发生，其空气传播的传播途径也难以切断，故军团病主要通过早发现、早治疗的综合措施来预防控制。加强水系统的卫生管理，以最大限度减少军团菌的繁殖以及气溶胶的扩散，是预防军团病发生和流行的关键。

（一）加强对军团菌滋生环境的卫生监督监测

军团菌主要存在于各种水环境中，然后通过气溶胶传播，故加强水环境的管理非常重要。加强对使用集中空调系统的饭店、宾馆、商场、写字楼等大型建筑物空调冷却塔系统和循环水系统的卫生管理。定期使用消毒剂对冷却塔进行清洗和消毒，对使用中的冷却塔及蒸发冷凝器进行军团菌的监测。

国际标准化组织已把水环境中军团菌的检测作为水质标准细菌性检查的一部分，包括对人工管道系统水的消毒处理。我国《公共场所集中空调通风系统卫生规范》（WS 394—2012），规定集中空调冷却水、冷凝水中，不得检出嗜肺军团菌。

（二）对健康人群进行血清流行病学调查

对健康人群进行血清流行病学调查，掌握军团病隐性感染和亚临床感染情况。对患者和疑似患者，特别是夏末秋初季节发生的流感患者和肺炎患者，进行病原学分离鉴定，做到早诊断、早治疗，降低病死率。发现军团病患者，应立即报告卫生行政部门，进行流行病学和环境卫生学调查，查明军团菌污染来源。

（三）对军团病患者进行有效的治疗

首选药物是红霉素；大环内酯类药物，如阿奇霉素、克拉霉素等，对军团菌治疗效果比较明显；利福平常用作联合治疗用药。β－内酰胺类药物和头孢菌素抗生素对军团菌无效，可能和军团菌产生的β－内酰胺和酰基转移酶能水解这两类抗生素有关。

（四）提高易感人群的抵抗能力和预防意识

军团病高发于抵抗力低下的人群，如中老年人。应鼓励易感人群加强锻炼，提高机体抵抗能力。体弱者避免去人员集中的空调环境，如商场、写字楼、酒店、宾馆等。加强饮水、饮食卫生，注意个人卫生，居室保持清洁通风。免疫缺陷者暴发流行本病时，口服少于治疗剂量的红霉素，可达到药物预防的目的；也可选用四环素、大剂量复方磺胺甲噁唑预防军团菌感染。

军团病被称为“城市文明病”。军团病的流行与人民生活水平的提高，城市建筑物中集中空调的使用频率密切相关。国内军团病并不是法定报告的传染病，且易误诊，导致很多人认为我国军团病的发病率极低，易忽略该病的危害。随着我国人民生活水平的快速提高，空调等设备的普及，军团病也离我们越来越近。

练习题

答案解析

一、单选题

1. 严重的环境污染引起的区域性疾病被称为（　）

A. 疫源性疾病　　B. 职业病　　C. 地方病

D. 公害病　　E. 以上都不是

2. 以下物质中最易通过血－脑屏障进入中枢神经系统的是（　）

A. 汞蒸气　　B. 甲基汞　　C. 氯化汞

D. 汞离子　　E. 升汞

3. 日本水俣病产生的原因是（ ）
A. 慢性铅中毒 B. 慢性镉中毒 C. 慢性甲基汞中毒
D. 慢性砷中毒 E. 慢性四乙铅中毒
4. 慢性甲基汞中毒最早出现的临床症状是（ ）
A. 精神症状 B. 运动失调 C. 中心性视野缩小
D. 谵妄 E. 语言和听力障碍
5. 慢性镉中毒的首要靶器官是（ ）
A. 毛发 B. 骨 C. 脾
D. 睾丸 E. 肾脏
6. 慢性镉中毒的叙述中错误的是（ ）
A. 患者均为多子女的妇女
B. 妊娠、哺乳、营养不良等是发病的诱因
C. 痛痛病是慢性镉中毒的典型案例
D. 尿镉主要与体内镉负荷量及肾镉浓度有关
E. 不同地区慢性镉中毒患者的临床表现相同
7. 以 5 岁为一个年龄组，宣威肺癌的男、女死亡率峰值均出现在（ ）年龄组
A. 35 ~ B. 45 ~ C. 50 ~
D. 55 ~ E. 60 ~
8. 宣威肺癌高发的主要原因是（ ）
A. 吸烟 B. 燃烟煤 C. 工业污染
D. 职业接触 E. 饮水污染
9. 军团菌传播、感染的重要载体是（ ）
A. 空气 B. 食物 C. 气溶胶
D. 水 E. 细菌
10. 军团病一年四季均可发病，但暴发流行多见于（ ）
A. 春夏季 B. 冬春季 C. 夏秋季
D. 秋冬季 E. 冬季

二、简答题

试述环境污染性疾病的特点。

（刘 峰）

书网融合……

本章小结 微课 题库

第九章　住宅与办公场所卫生

PPT

学习目标

知识目标

1. 掌握　住宅的平面配置，住宅的卫生规模、居室容积、居室净高、居室面积、居室进深，投射角和开角、采光系数等，室内小气候的概念；室内空气污染的来源和特点；室内空气主要污染物的危害；居室空气清洁度的评价指标。

2. 熟悉　住宅的基本卫生要求；室内小气候的卫生要求及健康影响；办公场所的概念。

3. 了解　住宅噪声、电磁辐射和电离辐射对健康的影响，办公场所污染物的分类和危害；室内空气污染对健康影响的调查。

能力目标

具备运用相关知识，对住宅进行卫生学评价及预防室内空气污染对健康影响的能力。

素质目标

具有联系生活实际，关注住宅与办公场所卫生状况及其与健康关系的职业素养。

情境导入

情景：1984 年，美国一新建商业大厦投入使用 1 周后便有人感到不舒服；2 周后，174 名员工中有 154 人诉说有头痛、恶心、上呼吸道刺激和疲倦等 20 多种症状。

思考：

1. 请简要分析产生上述症状的原因是什么。
2. 如果让你去调查这起事件，你准备从哪些方面开展调查研究，提出哪些治理措施？

第一节　住宅的卫生学意义和要求

住宅（residential building）是人们生活环境的重要组成部分，是人们为了充分利用自然环境和人为环境中的有利因素，防止其不良影响而创造的生活居住环境。住宅的形式和规模各异，可以是独立的单户住宅，也可以是多户共享的公寓、公寓楼或公寓大楼。住宅卫生状况与人群健康息息相关。

一、住宅的卫生学意义

1. 住宅是人们生活、居住、学习、工作的最重要环境　大多数人每天有 2/3 的时间是在室内度过。住宅规划、设计、建造中的不健康因素，导致环境受到污染，致使装修病、空调病等疾病在城市蔓延。作为特殊敏感人群之一的儿童，正处于生长发育重要阶段，室内生活时间长，可导致生理发育不成熟等，比成人更易受到污染的伤害。

2. 住宅的卫生条件和人类健康密切相关

(1) 良好的住宅环境有利于人体健康。光线充足、空气清洁、安静整洁、宽敞舒适、小气候适宜的住宅环境，可以减少患病风险，改善居民身体健康和生活质量。

(2) 不良住宅环境不利于人体健康。寒冷或炎热、阴暗潮湿、空气污浊、拥挤、噪声等会引起呼吸道疾病、过敏反应、哮喘、睡眠障碍等健康问题。

(3) 不良住宅卫生状况可以影响数代人和众多家庭成员的健康。

(4) 住宅环境对健康的影响具有长期性和复杂性，通常表现为慢性、潜在性不良影响和功能上的改变。

二、住宅卫生的基本要求

住宅是人们生活居住、工作、学习和娱乐的重要场所，是人们停留时间最长的室内环境。住宅卫生状况与健康密切相关。为了居住者的健康，住宅的基本卫生要求如下：住宅组成和平面配置适当，微小气候适宜，采光照明良好，空气清洁卫生，隔音性能良好，卫生设施齐全，环境安静整洁。住宅建设应遵循适用、经济、符合卫生要求、方便生活、美观的原则。

三、住宅卫生研究的主要任务

1. 研究住宅对居民健康的影响 室内空气质量、水质安全、噪声、污染、光照条件等。

2. 研究住宅室内空气有害物质和微生物的检测方法 空气质量监测仪器、微生物培养、聚合酶链反应（PCR）；其他技术和方法，如质谱分析、红外光谱、电化学分析等。全面评估和研究住宅室内空气中的有害物质和微生物。

3. 研究住宅室内空气污染的控制技术 通风换气、控制燃烧排放、正确选择室内装修材料、室内植物净化等。

4. 研究住宅的有效卫生监督 住宅环境的检查和评估，确保住宅内部的卫生状况符合卫生标准和要求，保障居民的健康和生活质量。

5. 提倡和推广先进的住宅 节能环保、智能化、健康与舒适等。

第二节 住宅设计的卫生要求

一、住宅的选址

建筑基地应选择在地质环境条件安全，可获得天然采光、自然通风等卫生条件的地段；建筑应结合当地的自然与地理环境特征，集约利用资源，严格控制对自然和生态环境的不利影响；建筑周围环境的空气、土壤、水体等不应构成人体的危害。

二、住宅的平面配置

1. 住宅朝向（direction of building） 指住宅建筑物主室窗户所面对的方向，对住宅的日照、采光、通风、小气候和空气清洁程度等，都能产生影响。我国绝大部分地区在北纬45°以南，居室最适宜的朝向是南向，居室应在冬季得到尽量多的日照，夏季能避免过多的日照和有利于自然通风的要求。

2. 住宅间距（distance of building） 指在满足日照要求的基础上，综合考虑采光、通风、消防、防灾、管线埋设、视觉卫生等要求，前后相邻两排建筑物之间应保持的最小间隔距离。一般根据《住宅建筑规范》（GB 50368—2005）规定时间要求推算，室内冬至日不小于1小时的满窗日照时间，北方大城市的大寒日照时数不少于2小时，北方中小城市和南方大城市大寒日，日照时数不少于3小时。

3. 住宅中房间的配置 每套住宅应设卧室、起居室（厅）、厨房和卫生间等基本空间。厨房应设置洗涤池、案台、炉灶、排油烟机及热水器等设施，或为其预留位置。

三、住宅的卫生规模

住宅的卫生规模是根据卫生要求提出的住宅居室容积、净高、面积和进深等应有的规模。

1. 居室容积（volume of living room） 指每个居住者所占居室的空间容积，是评定住宅卫生状况的重要指标之一。《农村住宅卫生规范》（GB/T 9981—2012）中规定主室人均居室容积为20～25m^3。

室内空气中二氧化碳（CO_2）的含量是评价空气清洁度的一个重要指标，能够反映室内空气的新鲜程度和质量。《室内空气质量标准》（GB/T 18883—2022）规定室内空气中CO_2卫生标准值≤0.10%。室内CO_2浓度超过0.10%时，人们会感到头晕、乏力、注意力不集中；长时间暴露可能会引起各种健康问题，如头痛、嗜睡、胸闷、心慌等。空气中CO_2浓度达到0.07%时，敏感的个体已有感觉。

2. 居室净高（net storey height） 指主室内地板到天花板间的高度或地板到无天花板屋顶间的高度；斜度屋顶的高度，以最高与最低处的均值计算。《住宅设计规范》（GB 50096—2011）规定住宅净高宜为2.8m，卧室、起居室（厅）的室内净高不应低于2.4m，局部净高不应低于2.1m，且局部净高的室内面积不应大于室内使用面积的1/3。居室净高越高，居室容积越大，越有利于采光、通风和改善室内小气候。适宜的净高给人以良好的空间感，净高过低使人压抑。实验表明，居室净高低于2.55m时，室内二氧化碳浓度较高，明显影响室内空气质量。

3. 居室面积（room area） 又称居住面积。为保证居室内空气清洁、安放必要的家具、有足够的活动范围，每人在居室中应有一定的面积。《农村住宅卫生规范》中规定，主室人均居室面积8～10m^2。根据《住宅设计规范》，卧室的使用面积应符合下列规定：双人卧室不应小于9m^2；单人卧室不应小于5m^2；兼起居的卧室不应小于12m^2。根据每人平均占有的居室容积和居室净高，可计算出每人应有的居住面积。

4. 居室进深（depth of living room） 指开设窗户的外墙内表面至对面墙壁内表面的距离。一般居室进深与居室宽度之比不宜大于2∶1，以3∶2较为适宜。居室进深与地板至窗上缘高度之比为室深系数。一侧采光的居室，建议将室深系数控制在2～2.5，确保室内有充足的自然采光；两侧采光的居室，室深系数控制在4～5之间，双侧窗户光线进入，可提高整体采光效果。

四、居室采光和照明的卫生要求

（一）基本概念

室内自然采光状况，常用窗地面积比值、投射角、开角和采光系数表示。

1. 窗地面积比值（A_w/A_f） 指窗户的有效透光面积（A_w）与室内的地面积（A_f）之比。我国《住宅建筑规范》规定，卧室、起居室（厅）、厨房应设置外窗，窗地面积比不应小于1/7。

2. 投射角与开角 投射角指室内工作点与采光口上缘的连线和水平线所成的夹角。投射角不应小于27°。如果采光口附近有遮光物时，还需规定开角要求。开角指室内工作点与对侧室外遮光物上端的连线和工作点与采光口上缘连线之间的夹角。开角不应小于4°。

3. 采光系数（daylight factor） 指室内工作水平面上（或距窗1m处）散射光的照度，与相同时间室外空旷地接受整个天空散射光（全阴天，见不到太阳，但不是雾天）水平面上照度的比值（%）。

（二）居室采光和照明的卫生要求

室内阳光的照射可以让人感到精神振奋、心情愉悦，提高工作和学习效率。此外，阳光中紫外线成分可以抑制病菌的生长繁殖，提高室内空气的质量，还具有抗佝偻病的作用。

室内天然光照度至少需要75lx，才能基本满足视觉功能的生理需求。《建筑采光设计标准》规定，住宅建筑的卧室、起居室（厅）、厨房应有直接采光。住宅建筑的卧室、起居室（厅）的采光不应低于Ⅳ级采光标准值，即侧面采光系数不应低于2.0%，室内天然光照度不应低于300lx。

根据《民用建筑设计统一标准》（GB 50352—2019）和《建筑采光设计标准》（GB 50033—2013）的要求，居住建筑的卧室和起居室（厅）、医疗建筑的一般病房的采光，不应低于Ⅳ级采光系数标准值（>1%）；每套住宅至少有一个居住空间满足采光系数标准要求；一套住宅中居住空间超过4个时，应有2个及以上满足采光系数要求。《住宅设计规范》（GB 50096—2011）规定，每套住宅应至少有一个居住空间能获得冬季日照。

表9-1　各采光等级参考平面上的采光标准值

采光等级	侧面采光		顶部采光	
	采光系数标准值（%）	室内天然光照度标准值（lx）	采光系数标准值（%）	室内天然光照度标准值（lx）
Ⅰ	5	750	5	750
Ⅱ	4	600	3	450
Ⅲ	3	450	2	300
Ⅳ	2	300	1	150
Ⅴ	1	150	0.5	75

五、住宅的卫生防护设施

1. 居室隔声　隔声指利用隔声材料和隔声结构阻挡声能的传播，把声源产生的噪声限制在局部范围内，或在噪声环境中隔离出相对安静的场所。居室隔声指用实体墙板、密封门窗等隔声屏障将居室相对封闭起来，使其与周围环境隔绝，减少噪声污染。居室隔声对于保证居室内环境相对安静尤为重要。《民用建筑设计统一标准》（GB 50352—2019）要求，民用建筑各类主要功能房间的室内允许噪声级、围护结构（外墙、隔墙、楼板和门窗等）的空气声隔声标准及楼板的撞击声隔声标准，应符合现行国家标准《民用建筑隔声设计规范》（GB 50118—2010）的规定：卧室昼间允许噪声级≤45dB（A），夜间允许噪声级≤37dB（A），起居室（厅）昼间和夜间允许噪声级均≤45dB（A）。我国《住宅建筑规范》（GB 50368—2005）规定，卧室、起居室在关窗状态下白天允许噪声级为50dB（A），夜间允许噪声级为40dB（A）。

2. 供排水设施　《住宅设计规范》规定，住宅各类生活供水系统水质应符合国家现行标准的相关规定。厨房和卫生间的排水立管应分别设置。排水管道不得穿越卧室。

3. 采暖设备　《住宅设计规范》规定，严寒和寒冷地区的住宅宜设置集中采暖系统。夏热冬冷地区住宅采暖方式，应根据当地能源供应情况、技术经济发展及用户承担能力等因素确定。普通住宅室内采暖温度，卧室、起居室（厅）和卫生间不应低于18℃，厨房不应低于15℃，设采暖的楼梯间和走廊不应低于14℃。

六、住宅设计的发展方向

1. 健康住宅（health residence）　WHO定义“健康住宅”，是能使居住者“在身体上、精神上、社会上完全处于良好状态的住宅”；即在符合住宅基本要求的基础上，突出健康要素，以人类居住健康的可持续发展理念，满足居住者生理、心理和社会多层次的需求，为居住者创造一个健康、安全、舒适和环保的高品质住宅及社区。

健康住宅围绕人居环境“健康”展开，具体要求：①会引起过敏症的化学物质的浓度很低；②为满足第一点的要求，尽可能不使用易发散化学物质的胶合板、墙体装修材料等；③设有性能良好的换气设备，能将室内污染物质排至室外，特别对高气密性、高隔热性的住宅，必须采用具有风管的中央换气系统，定时换气；④厨房灶具或吸烟处，要设局部排气设备；⑤起居室、卧室、厨房、厕所、走廊、浴室等全年保持在 17 ~ 27℃ 之间；⑥室内的湿度全年保持在 40% ~ 70% 之间；⑦二氧化碳要低于 1000ppm；⑧悬浮粉尘浓度低于 0.15mg/m^3；⑨噪声小于 50dB（A）；⑩日照确保在 3 小时以上；⑪设足够亮度的照明设备；⑫住宅具有足够抵抗自然灾害的能力；⑬具有足够人均建筑面积，并确保私密性；⑭住宅要便于护理老龄者和残疾人；⑮因建筑材料含有害挥发性有机物质，所以竣工后要隔一段时间才能居住，在此期间要通风换气。

2. 绿色生态住宅（green ecosystem residence） 指消耗最少的资源和能源，产生最少废弃物的住宅和居住小区。绿色生态住宅有别于健康住宅，注重人与自然的和谐共存，关注环境保护和废弃物的回收和再利用；贯彻节能节水节地和治理污染的方针，强调可持续发展原则，是宏观性的长期国策。2007年，国家环境保护总局发布了《环境标志产品技术要求生态住宅（住区）》（HJ/T 351—2007），对我国住宅（住区）在场地环境规划、节能与能源利用、室内环境质量、住区水环境和材料、资源五个方面，全生命周期的各个环节提出了具体要求。

绿色建筑（green building）指在全生命周期内，节约资源、保护环境、减少污染，为人们提供健康、适用、高效的使用空间，最大限度实现人与自然和谐共生的高质量建筑。2019 年，中华人民共和国住房和城乡建设部、国家市场监督管理总局发布《绿色建筑评价标准》（GB/T 50378—2019）。

知识链接

打造健康住宅，加强慢性非传染性疾病防控

截至 2018 年底，我国慢性病发病人数约为 3 亿人，其中 65 岁以下人群慢性病负担占 50%。针对慢性非传染性疾病防控，健康住宅要在减少居住环境健康危险因素、培养居民的健康行为上深入研究。住宅除了可以直接导致传染性疾病外，其危险因素对健康的累积效应更应引起我们的重视。

研究表明，通过改造住宅的围护结构、提高隔声/保温性能、冬季控制室温在 18℃ 以上、保证 24 小时机械通风、提高室内空气质量等措施，可以减少疾病发病率；糖尿病从 2.6% 下降至 0.8%，心脏病从 2.0% 下降至 0.4%，脑血管疾病从 1.4% 下降至 0.2%，高血压疾病从 8.6% 下降至 3.6%，关节炎从 3.9% 下降至 0.4%。这些数据表明，以保障人的健康为核心，建造的健康居住环境可以切实降低健康风险、减少健康隐患、规避健康损害，实现治未病、少生病的目标。

“没有全民健康，就没有全面小康。”因此健康住宅按照居民需求打造各类环境，实现健康管理与个性化健康服务，培养居民健康行为，对慢性非传染性疾病防控，实现全面小康将起到至关重要的作用。

第三节　住宅小气候对健康的影响及卫生学要求

一、小气候

小气候又称微小气候（microclimate），指小范围区域或建筑物内的气候。住宅室内由于屋顶、地板、门窗和墙壁等围护结构及人工空气调节设备等综合作用，形成了与室外不同的气候，称为室内小气候（indoor microclimate）；主要由气温、气湿、气流和热辐射（周围墙壁等物体表面具有温度而辐射电磁波的现象）四个气象因素组成。

1. 气温 通常气温以干球温度表示，人可以耐受的室内温度，冬季下限为8～10℃，夏季上限为28～30℃。

2. 气湿 相对湿度>80%为高气湿，<30%为低气湿，相对湿度在40%～70%为适宜。

3. 气流 舒适温度的气流为0.15～0.25m/s。

4. 热辐射 物体温度高于人的体表温度时，物体向人体辐射热流。使人受热，为正辐射，反之为负辐射。

微小气候四种物理因素综合作用于人体，使人感受到舒适。如机体处于无体温调节性活动（无寒战和分泌汗液等）、外周血流量适中时，即达到热舒适（thermal comfort）。

二、住宅小气候对健康的影响

（一）人体与住宅小气候的相互关系

室内小气候的直接作用是影响个体体温调节。良好的小气候能使机体体温调节功能处于不紧张的正常状态。小气候变动超出一定范围后，机体体温调节紧张，长期紧张会影响机体的功能，降低抵抗力，导致疾病发生。

热交换可用下式表示：

$$S = M \pm C \pm R - E$$

式中，S为人体蓄热状况；M为代谢产热量，成人约2000 kcal/d；C为传导、对流吸收或放散的热量；R为辐射散热或吸收的热量。当气温或人体周围物体表面温度高于人体皮温时，C或R为“+”值，反之为“-”值；E为蒸发散热量，当汗液蒸发时（不是汗珠滴下），蒸发汗液1g相当于放出潜热0.585 kcal，蒸发时E为“-”值。

机体产热和散热量相等时，S=0；产热多于散热时，S>0，造成热蓄积，体温上升；散热多于产热时，S<0，体温下降。

根据机制可将人体产热与散热分为生理性体温调节和行为性体温调节。生理性体温调节，指机体具有将体内温度稳定在（37±0.2）℃狭小范围内的能力。行为性体温调节，指通过体外调节改变外环境对机体生理的应激作用，经常采用的方式有穿衣或应用各种通风采暖设施，从而使体温调节维持在正常范围。

（二）小气候对人体影响常用的生理指标

1. 皮肤温度（皮温） 评价小气候对人体影响的常用生理指标。舒适的平均皮温为32～32.5℃。

2. 体温 是判断机体热平衡是否受到破坏的最直接指标。

3. 脉搏 高温条件下脉搏是一种简单和灵敏的指标。气温在35℃以上，脉搏可增加60%。

4. 出汗量 安静情况下，若相对湿度为22%，气温达30℃时，开始知觉出汗。知觉出汗是反映体温调节过程紧张的一项指标。休息时人的最大出汗量为1800g/h，劳动时最大出汗量约为3900g/h。

5. 温热感 是一种主观感觉，反映机体在小气候作用下皮肤、鼻腔、口腔、咽喉黏膜等外感受器，感受冷热的综合感觉。

6. 热平衡测定 是了解机体在小气候作用下生理反应的一种重要方法，但测量计算烦琐，一般不常使用。

三、小气候的评价指标

气温、气湿、气流和热辐射都会对人体热平衡产生明显影响，必须用四种因素的综合指标评价小气候。小气候综合评价指标可分为四类。

第一类：根据测定的环境因素而制定，如湿球温度表示气温和气湿综合作用的结果；黑球温度表示气温、热辐射和气流速度综合作用的结果。这类指标没有考虑机体反应，目前很少单独使用，常为其他综合指标的组成成分。

第二类：根据主观感觉结合测定的环境因素而制定，如有效温度、校正有效温度、风冷指数。

第三类：根据生理反应结合测定的环境因素而制定，如湿球－黑球温度等。

第四类：根据机体与环境间热交换情况而制定，如热强度指数、热平衡指数等。

下面介绍几种常见的小气候综合评价指标。

1. 有效温度（effective temperature，ET） 是人体在温度、湿度和风速综合作用下产生的热感觉指标。适当改变温度、湿度和风速的组合，可以产生相同的热感觉，这是有效温度的基础。有效温度适用于评价气温适中的气象条件，但在高温条件下相关性较差，且不能反映室内逗留较长时间时的温热感。

2. 校正有效温度 有效温度是根据受试者进入各种不同气温、不同相对湿度、不同气流速度的房间后，立即产生的温热感觉而制定。如将空气温度（干球温度）改用黑球温度，所得的有效温度为校正有效温度，它考虑了辐射的影响。

3. 湿球－黑球温度 具有简单、易测、易算等优点。常用于预测有太阳辐射时或高温环境中，人体适应工作的能力、时间和限度。

4. 风冷指数（wind chill index，WCI） 综合反映寒冷气候下空气温度和风速对人体温热感的影响。风冷环境中人体保暖，应着重考虑如下因素：①风冷效应；②隔热性能；③透气性；④透湿性或透气性。

四、住宅小气候的卫生要求

《室内空气质量标准》（GB/T 18883—2022）规定，夏季室内温度为22～28℃，相对湿度为40%～80%，风速≤0.3m/s；冬季室内温度为16～24℃，相对湿度30%～60%，风速≤0.2m/s。新风量≥30m³/（小时·人）。

第四节 室内空气污染对健康的影响及控制措施 微课

一、室内空气污染的来源和特点

绝大多数人70%～90%的时间是在室内度过，因此室内空气污染与健康的关系密切。室内空气污染（indoor air pollution）指由于室内引入能释放有害物质的污染源，或室内通风不佳导致室内空气中有害物质的浓度和（或）种类不断增加，当有害物质在有限空间达到一定浓度后，对人体身心健康产生直接或间接，近期或远期，或潜在的有害影响。

1. 室内空气污染的主要来源 ①室外，室外空气、建筑物自身、人为带入室内、相邻住宅污染、生活用水污染等。②室内，室内燃烧或加热、室内活动、室内建筑装饰材料、室内生物性污染、家用电器等。

2. 室内空气污染的主要特点 ①室外污染物对室内空气的污染；②室内外共存同类污染物对室内空气的污染；③吸烟对室内空气的污染；④建筑材料和装饰物品对室内空气的污染；⑤空调引起的室内空气污染（空调可分为封闭式、直流式和混合式三种空调系统）。

二、室内空气主要污染物的种类、来源及危害

室内空气污染的种类：①化学性污染物，如二氧化碳、燃烧产物、烹调油烟、甲醛及其他挥发性有机化合物；②物理性污染物，如噪声、非电离辐射；③生物性污染物，如病毒、细菌、真菌；④放射性污染物（表9－2）。

表9－2 常见室内空气污染物的来源、健康危害及标准

污染物	来源	健康危害	标准
二氧化碳	动植物新陈代谢	呼吸中枢、全身	≤0.10%
一氧化碳	燃料燃烧、吸烟等	中枢神经、心血管系统、全身	$\le 10mg/m^3$（1小时平均）
二氧化氮	燃料高温燃烧，吸烟及室外空气污染的引入等	呼吸道、全身	$\le 0.20mg/m^3$（1小时平均）
二氧化硫	含硫燃料燃烧、吸烟等	黏膜刺激、呼吸道影响；致敏、促癌等	$\le 0.50mg/m^3$（1小时平均）
可吸入颗粒物（PM_{10}）	木材和煤球燃烧、吸烟等，室外空气污染和引入等	黏膜刺激、呼吸道影响等	$\le 0.10mg/m^3$（24小时平均）
细颗粒物（$PM_{2.5}$）	木材和煤球燃烧、吸烟等，室外空气污染和引入等	黏膜刺激、呼吸道影响等	$\le 0.05mg/m^3$（24小时平均）
甲醛（HCHO）	燃料的燃烧、吸烟、建筑装修材料、家用化工产品等	嗅觉、皮肤、黏膜刺激、呼吸道刺激、全身	$\le 0.08mg/m^3$（1小时平均）
总挥发性有机物（TVOC）	建筑材料、装饰材料、家用有机化工产品、燃料燃烧、油烟、吸烟等	嗅觉、刺痛感、黏膜刺激、过敏、呼吸道症状、神经毒性作用、全身	$\le 0.60mg/m^3$（8小时平均）
微生物	气悬灰尘中的尘螨、真菌、花粉，人和动物的皮、毛、屑等	过敏、呼吸道症状等	—
氡（^{222}Rn）	房屋地基及建筑材料等	肺癌等	$\le 300Bq/m^3$（年平均参考水平）

（一）化学性污染物

化学性污染物主要为有害无机物和挥发性有机化合物（volatile organic compounds，VOCs）引起的污染。无机污染物主要为氨（NH_3），室内吸烟、做饭等燃烧产生的CO_2、CO、NO_x、SO_x、可吸入颗粒物和细颗粒物等。挥发性有机化合物包括醛类、苯类、烯类等300余种有机化合物。其中甲醛、苯、甲苯、二甲苯和氨是室内空气最主要的污染物。

1. 二氧化碳和一氧化碳

（1）来源 正常空气中CO_2含量为0.03%～0.04%。室内CO_2的主要来源：①人体呼出气；②碳物质的充分燃烧；③动植物新陈代谢。室内CO污染主要来自吸烟和燃料燃烧。

（2）危害 CO_2浓度<0.07%时，人体感觉良好；CO_2浓度为0.1%时，个别敏感者有不舒适感；CO_2浓度为0.15%时，不舒适感明显；3%时，使人呼吸程度加深；达4%时，使人产生头晕、头痛、耳鸣、眼花、血压上升；8%～10%时，呼吸困难，脉搏加快，全身无力，肌肉抽搐甚至痉挛，由神志兴

奋转至意识丧失；30%时，可致死亡。CO_2浓度升高时，往往伴有缺氧，也是引起致死的一个原因。

反映CO暴露情况的生物指标为血中COHb水平。长期暴露于CO的中毒症状有头痛、头昏、嗜睡、恶心、呕吐、神经损伤、心律失常、昏迷甚至死亡。CO中毒的标准迹象为视网膜出血。血中COHb水平>2.5%时，神经运动遭损害；COHb水平>5%，出现心血管方面的变化，如心输出量增加，冠脉血流量增加和心肌氧代谢受损；COHb水平>10%时，出现CO中毒症状，即眩晕、疲乏、头痛、记忆力降低等神经衰弱症候群。CO还可导致慢性心脏病患者的间歇性胸痛。

2. 可吸入颗粒物（PM_{10}）和细颗粒物（$PM_{2.5}$）

（1）来源　室外颗粒物主要通过门窗等维护结构缝隙的渗透、机械通风的新风及人员带入室内，影响室内颗粒物的分布。室外空气污染物中颗粒的来源主要有自然散发和人类生产、生活活动。

室内人员的活动或设备运行等，是室内颗粒物的另一主要来源。室内颗粒物的来源主要是燃烧过程、表面磨损、设备运行、人员行动及气溶胶消耗的产物，如有害物控制、清洁及室内污染物的化学反应等。室内燃烧过程是室内颗粒物的最主要来源，吸烟和做饭是室内细小颗粒物（$PM_{2.5}$）的主要来源。

（2）危害　室内颗粒物主要影响呼吸健康。室内颗粒物吸入后，沉积在呼吸系统内，对人体健康造成危害。室内颗粒物对人体的危害取决于：颗粒物的理化特性，颗粒物数目和直径，颗粒沉积部位。颗粒物质可能带来的健康危害有：①呼吸系统疾病，如哮喘、支气管炎、肺癌、发热、咳嗽、支气管收缩及肺炎等；②眼和鼻的刺激或干涩，其他过敏反应；③增加呼吸系统和心脏等疾病的死亡率。儿童各部位颗粒物沉积率，都较成年人高，故室内颗粒物对儿童，尤其是5岁以下儿童的危害更为严重。

3. 燃料燃烧产物

（1）来源　主要是室内由于燃煤、木柴等各种燃料燃烧而释放的氮氧化物（NO_x）、一氧化碳（CO）、二氧化碳（CO_2）、二氧化硫（SO_2）、颗粒物和多环芳烃（PAH）等。

室内空气污染的重要污染物是氮氧化物（NO_x）。NO_x是气体燃料完全燃烧的产物，其中冬季燃烧原煤产生的NO_x污染最为严重；燃烧煤气（液化气）产生的NO_x污染相对较轻；取决于燃料种类、消耗量和燃烧状态。

室内SO_2主要来自家庭取暖和烹调用燃煤。PAH主要来自各种含碳化合物的热解和不完全燃烧（如煤、木柴、汽油、柴油和烹调油烟等），多以附着在颗粒物上的形式，存在于空气中。

（2）危害

1）NO_x：被认为是过敏性鼻炎、慢性支气管炎、慢性咳嗽和多痰等呼吸道症状和疾病的重要病因。室内每天NO_2的暴露与儿童哮喘症状有关。

2）SO_2：易溶于水，吸入后立即被呼吸道黏膜吸收，主要作用于上呼吸道和支气管以上的气道。SO_2刺激呼吸道收缩，使气管和支气管腔变窄，气道阻力增加，肺功能降低。长期吸入造成慢性气道阻塞，是COPD的主要病因之一，导致慢性鼻炎、咽炎、慢性支气管炎、支气管哮喘及肺气肿。

3）PAH：脂溶性较强，可在生物体内蓄积，对环境危害严重。目前经常以苯并[a]芘（BaP）作为PAH的指示污染物。BaP具有致突变性，空气中BaP与皮肤癌和肺癌有明显的正相关性。

4. 甲醛及其他挥发性有机物

（1）来源　甲醛（HCHO）是一种无色易溶的刺激气体，40%的水溶液可用作消毒剂（福尔马林），室温时极易挥发，可经呼吸道吸收。室内空气中甲醛的主要来源：室内装饰的胶合板、细木工板、中密度纤维板和刨花板等人造板材；人造板制造的家具；含有甲醛成分并有可能向外界散发的其他各类装饰材料，如贴墙布、贴墙纸、化纤地毯、泡沫塑料、油漆和涂料等；燃烧后会散发甲醛的某些材料，如香烟及一些有机材料。

挥发性有机物（VOCs）除甲醛外，常见的还有苯、甲苯、二甲苯、三氯乙烯、三氯甲烷、二已氰酸酯类。主要来源有油漆家具、塑料地板、地砖、壁纸、塑料天花板等。

（2）危害　甲醛是构成黏合剂与防腐剂的重要成分，已经被WHO确定为可疑致癌和致畸性物质。它对健康的影响主要表现在嗅觉异常，刺激，过敏，肺功能、肝功能及免疫功能异常等方面；长期接触低剂量甲醛可以引起慢性呼吸道疾病，月经紊乱、妊娠综合征，引起新生儿体质降低、染色体异常，甚至引起鼻咽癌。

室内空气中甲醛含量为0.1mg/m^{3}时有异味和不适感，0.5mg/m^{3}时可刺激眼睛引起流泪，0.6mg/m^{3}时引起咽喉不适或疼痛，更高的浓度可引起恶心、呕吐、咳嗽、胸闷、气喘甚至肺气肿。长期接触甲醛，可出现头痛、头晕、乏力、视力障碍、皮肤干裂等。一般新装修房子的甲醛含量可达0.40mg/m^3，个别可能达1.50mg/m^3。

VOCs单独浓度低，但种类多，一般不单独表示，以总挥发性有机物（TVOC）表示总量。它们在室内共同存在，联合作用不容忽视；VOCs能引起机体免疫水平失调，影响中枢神经系统功能，出现头晕、头痛、嗜睡、无力、胸闷等症状；还可能影响消化系统，出现食欲不振、恶心等；严重时甚至可损伤肝脏和造血系统，出现变态反应等。

《室内空气质量标准》（GB/T 18883—2022）规定，室内甲醛的浓度不得高于0.08mg/m^3（1小时平均）；TVOC≤0.60mg/m^3（8小时平均）。

（二）物理性污染物

1. 噪声　短期接触80dB（A）以上的强烈噪声，使人感到刺耳、不适、耳鸣、听力下降、听阈提高10～15dB（A），离开噪声环境数分钟后可完全恢复，这是一种保护性生理功能，称为听觉适应。

较长时间接触90dB（A）以上的强烈噪声，听力明显下降，听阈提高15～30dB（A），离开噪声环境数小时至20多小时后，听力才能恢复，称为听觉疲劳。

2. 非电离辐射（non－ionizing radiation）　指能量较低，并不能使物质原子或分子产生电离的辐射，如紫外线、红外线、激光、微波。非电离辐射的电磁波波长大于100nm，能量低于12eV（电子伏），不能引起水和组织电离；对健康的危害具有多样性和非特异性。

（三）生物性污染物

1. 来源　室内生物性污染主要是细菌。细菌主要来源于地毯、毛绒玩具和被褥等。

2. 危害　军团菌属是革兰阴性杆菌，需氧菌，最适宜培养温度为35℃。该菌在自然界的抵抗力较强，广泛存在于土壤、水体中，也可存在于储水槽、输水管道等供水系统及冷却塔、存水容器中。一旦吸入，轻者在体内产生血清学反应，重者引起军团菌病。

尘螨属于节肢动物，普遍存在于人类居住和工作环境中，具有强烈的变态反应原性，可引起哮喘、变应性鼻炎和变应性皮炎、荨麻疹等。尘螨种类很多，室内最常见的是屋尘螨，大小为0.2～0.3mm，能在室温20～30℃环境中生存。尘螨易在空气不流通处生存，空气流动大时易死亡。

（四）放射性污染物

氡气（^{222}Rn）是一种无色、无味天然放射性惰性气体。

1. 来源　建筑材料和装修材料是室内氡的最主要来源，如砖头、水泥、混凝土、玻璃制品、地砖石材等；户外空气带入室内；生活用水释放出来；采暖和厨房设备的天然气中释放出来等。

2. 危害 WHO 曾将氡列为19种致癌物之一，并确认其为室内重要的，可致肺癌发病率增加的潜在污染物。氡的危害机制：氡被吸入体内，衰变产生的短寿命子体（^{218}Po 至 ^{214}Po）沉积在肺部支气管上皮细胞；发射的 α 粒子具有较高能量，造成细胞损伤；损伤的细胞可能发生变异，形成癌细胞；受机体免疫力等因素影响，会发展成肺癌。随着接受辐射剂量的增加，受照人群中肺癌的发病概率增加。

三、室内空气污染引起的疾病

20世纪80年代以来，国外专业杂志上频繁出现 SBS、BRI 和 MCS 三个英文缩写词，它们分别代表室内空气污染引起的三种疾病，即不良建筑物综合征（sick building syndrome，SBS）、建筑物相关疾病（building related illness，BRI）和化学物质过敏症（multiple chemical sensitivity，MCS）。

1. 不良建筑物综合征 是现代住宅室内多种环境因素（如物理因素、化学因素）联合作用，对健康产生影响的一种综合征，确切原因尚不十分清楚。特点：①发病快；②患病人数多；③病因很难鉴别确认；④患者一旦离开污染的建筑物后，症状即可缓解或消失。

主要根据人体的一系列主观不良反应进行评价。美国国家环境保护局（USEPA）推荐与 SBS 有关的不良反应有流泪、眼疼、眼痒、眼干、咳嗽、嗓子干、嗓子痛、气喘、皮肤发痒、皮疹、嗜睡、食欲下降等32种，多为不典型表现，只有综合评价才有较高的价值。

2. 建筑物相关疾病 是由于人体暴露于建筑物内的有害因素（如细菌、真菌、尘螨、一氧化碳、甲醛等）而引起的疾病，包括呼吸道感染、哮喘、过敏性皮炎、军团病、心血管病、肺癌等。

BRI 不同于 SBS，BRI 患者的症状临床上可以明确诊断；病因可以鉴别确认，直接找到致病的空气污染物，乃至污染源；患者即使离开致病现场，症状也不会很快消失，必须进行治疗才能恢复健康。

3. 化学物质过敏症 是多种化学物质作用于人体多个器官系统，引起各种症状的疾病。症状有眼刺激感、鼻咽喉痛、易疲劳、运动失调、失眠、恶心、哮喘、皮炎等。特点：①常复发、病程缓慢，由低浓度化学污染物引发；②很难找到具体单一的对应致病原，家庭成员轻重程度有明显差异。

四、居室空气清洁度的评价指标及卫生措施

（一）居室空气清洁度的评价指标

室内空气质量指标指室内空气中与人体健康有关的物理性、化学性、生物性和放射性指标及要求（表9-3）。《室内空气质量标准》（GB/T 18883—2022）于2022年7月由国家市场监督管理总局、国家标准化管理委员会发布，自2023年2月1日起正式实施。新国标对室内空气质量提出了更高的要求。

《室内空气质量标准》物理性指标4个，化学性指标16个，生物性和放射性指标各1个。新增细颗粒物（$PM_{2.5}$）、三氯乙烯、四氯乙烯3项指标；调整了二氧化氮、二氧化碳、甲醛、苯、可吸入颗粒物、细菌总数和氡7项指标的限值要求；有4项关键指标进行了限值缩紧调整：二氧化氮的限值从0.24mg/m^{3}调整为0.20mg/m^3；甲醛的限值从0.1mg/m^{3}调整为0.08mg/m^3；苯的限值从0.11mg/m^{3}调整为0.03mg/m^3；氡（^{222}Rn）的限值从400Bq/m^{3}调整为300Bq/m^3。

整体来看，《室内空气质量标准》的正式实施让室内空气质量标准变得更加严格、细致。同时为室内环境安全提供更有力的标准依据和技术支撑。

表 9-3 室内空气质量指标及要求

序号	指标分类	指标	计量单位	要求	备注
1	物理性	温度	℃	22~28	夏季
				16~24	冬季
2		相对湿度	%	40~80	夏季
				30~60	冬季
3		风速	m/s	≤0.3	夏季
				≤0.2	冬季
4		新风量	m^3/(小时·人)	≥30	
5	化学性	臭氧（O_3）	mg/m^3	≤0.16	1小时平均
6		二氧化氮（NO_2）	mg/m^3	≤0.20	1小时平均
7		二氧化硫（SO_2）	mg/m^3	≤0.50	1小时平均
8		二氧化碳（CO_2）	%[a]	≤0.10	1小时平均
9		一氧化碳（CO）	mg/m^3	≤10	1小时平均
10		氨（NH_3）	mg/m^3	≤0.20	1小时平均
11		甲醛（HCHO）	mg/m^3	≤0.08	1小时平均
12		苯（C_6H_6）	mg/m^3	≤0.03	1小时平均
13		甲苯（C_7H_8）	mg/m^3	≤0.20	1小时平均
14		二甲苯（C_8H_{10}）	mg/m^3	≤0.20	1小时平均
15		总挥发性有机化合物（TVOC）	mg/m^3	≤0.60	8小时平均
16		三氯乙烯（C_2HCl_3）	mg/m^3	≤0.006	8小时平均
17		四氯乙烯（C_2Cl_4）	mg/m^3	≤0.12	8小时平均
18		苯并[a]芘（BaP）[b]	mg/m^3	≤1.0	24小时平均
19		可吸入颗粒物（PM_{10}）	mg/m^3	≤0.10	24小时平均
20		细颗粒物（$PM_{2.5}$）	mg/m^3	≤0.05	24小时平均
21	生物性	细菌总数	CFU/m^3	≤1500	—
22	放射性	氡（^{222}Rn）	Bq/m^3	300	年平均[c]（参考水平[d]）

注：a. 体积分数；
b. 指可吸入颗粒物中的苯并[a]芘；
c. 至少采样3个月（包括冬季）；
d. 表示室内可接受的最大年平均氡浓度，并非安全与危险的严格界限。当室内氡浓度超过该参考水平时，降低室内氡浓度。当室内氡浓度低于该参考水平时，也可以采取防护措施降低室内氡浓度，体现辐射防护最优化原则。

（二）保持居室空气清洁的卫生措施

（1）选择良好地段的住宅，远离污染源，如工厂、主要道路等。

（2）选择环保建筑和装饰材料，减少有害物质的释放。

（3）合理规划住宅的平面布局，保持通风良好，尽量避免死角和潮湿地区。

（4）注意保持住宅的整洁与卫生，定期清扫、整理和消毒。

（5）采取措施改善室内空气质量，如使用空气净化器、室内绿植等净化空气。

（6）改善个人卫生习惯，保持清洁和健康，如勤洗手、正确处理垃圾等。

（7）合理使用和定期维护各种设施，特别是空调过滤装置，应定期清洗或更换以确保有效过滤。

（8）加强卫生宣传教育，提高居民的卫生意识，同时健全卫生法规与制度，促进卫生环境的改善。

五、室内空气污染的控制措施

（一）建立健全室内空气质量标准与技术体系

为了控制室内空气污染，保证室内空气清洁，近年来国家相关政府部门先后制定并更新了《公共场所卫生指标及限值要求》（GB 37488—2019）、《室内空气中臭氧卫生标准》（GB/T 18202—2000）、《室内装饰装修材料　胶粘剂中有害物质限量》（GB 18583—2008）、《室内装饰装修材料　木家具中有害物质限量》（GB 18584—2001）、《室内装饰装修材料　壁纸中有害物质限量》（GB 18585—2001）、《室内装饰装修材料　聚氯乙烯卷材地板中有害物质限量》（GB 18586—2001）、《室内装饰装修材料　地毯、地毯衬垫及地毯胶粘剂有害物质释放限量》（GB 18587—2001）、《民用建筑工程室内环境污染控制标准》（GB 50325—2020）、《室内空气质量标准》（GB 18883—2022），等一系列规范和标准。乌鲁木齐出台了地方标准《绿色建筑室内环境污染物控制规范》（DB 6501/T 048—2023）。这些规范包括对室内化学污染程度的检测和室内化学污染程度的控制措施，我国目前已基本形成控制室内环境污染的技术标准体系。

（二）做好室内环境质量管理工作

要想使室内化学性污染得到最大限度的控制，必须做好室内环境的质量管理工作。工作包括勘察阶段的空气质量控制、建筑及装修过程中室内空气质量的控制，必须严格遵守国家对室内环境污染的控制规范要求。此外，还要建立健全室内工程环境竣工验收规范及相关检测体系，确保严格按照室内空气质量规范要求进行工程质量的检测和验收。最后，有关单位要进一步做好室内环境质量的管理和监督工作。

（三）强化能源利用

我国应对能源结构合理优化，确保能源结构得到根本性改变，避免室内污染物的大量产生。生产厂家应对炉具、通风设施及灶具进行改进和完善，避免能源浪费，提高空气污染物的除污效率，避免外界污染物进入室内。

（四）不断研发室内空气污染控制技术及空气净化产品

我国应不断研发室内空气污染的控制技术，开发更加新型环保建筑装修材料，尽量减少化学胶黏剂的使用，降低和消除材料及胶黏剂中的有害物质，从而达到提高室内空气质量。另外，应该进一步优化空气净化产品，并推广使用。

（五）培养室内环境保护意识

培养民众室内环境保护意识，使民众意识到室内环境保护的重要性，主动缓解室内环境污染。加强卫生宣传教育，倡导不吸烟，禁止室内吸烟。

第五节　住宅卫生的防护措施、监督和管理

PPT

一、住宅卫生的防护措施

（一）设计中的卫生防护措施

建筑物的围护结构是分隔室内与室外及内部使用空间的建筑部件。

1. 保温与隔热

（1）保温　需要冬季保温的建筑应符合下列规定：①建筑物宜布置在向阳、日照遮挡少、避风的地段；②严寒及寒冷地区的建筑物应减少外表面积；③围护结构应采取保温措施，保温设计应符合现行国家标准和国家现行相关节能标准的规定；严寒及寒冷地区的建筑物不应设置开敞的楼梯间和外廊；严寒地区出入口应设门斗或采取其他防寒措施，寒冷地区出入口宜设门斗或采取其他防寒措施。

（2）隔热　需要夏季防热的建筑物应符合下列规定：①建筑围护结构的夏季隔热设计，应符合现行国家标准和国家现行相关节能标准的规定；②应采取绿化环境、组织有效自然通风、围护结构隔热和设置建筑遮阳等综合措施；③建筑物的东、西向窗户及采光顶应采取有效的遮阳措施，且采光顶宜能通风散热。

2. 遮阳与采暖

（1）遮阳　常见遮阳措施：①绿化遮阳，即建筑物利用爬墙或攀架植物作为遮阳物，减少太阳照射于墙面的辐射热，在冬季落叶后又不致影响冬季室内对太阳辐射热的吸收。遮阳植物有紫藤、爬山虎、葡萄、山葡萄、金银藤、五味子、丝瓜、扁豆等。②结合建筑设置各种遮阳物，如我国各地有不同形式固定的出檐、悬挂式的遮阳竹帘、百叶板、百叶窗等，都有良好的遮阳效果。

（2）采暖　我国北方冬季寒冷，每年冬春季需要采暖。采暖方式和设备主要有两类：①分散式采暖，常用设备有火炉、炕、火墙，要特别注意排气通畅。②集中式采暖，便于集中管理、热效率高、较易调节、室内空气不致污染、占地面积小、可布置在适当地点、室内气温较均匀。供暖建筑应按照现行国家标准《民用建筑热工设计规范》（GB 50176—2016）采取建筑物采暖措施。

3. 通风换气　室内外空气不断进行交换，即居室的通风换气。建筑通风首先要满足室内人员健康的需求。良好的通风可以通过引入新风，带走大部分的室内污染物，改善室内空气质量。通风的另一个作用是降温。过渡季节，室外空气温度适宜时，可以通过建筑的合理空间组合、调整门窗洞口位置、利用建筑构件导风等方式，使建筑内部形成良好的穿堂风，带走室内余热，达到降温目的。

因建筑本身或其他原因无法采用直接自然通风时，应设置机械通风设施（通风装置和通风系统）。

严寒地区的建筑，冬季均需采暖。采暖期间建筑物各用房的外窗、外门都要关闭。一方面因采暖、人为活动等原因使冬季室内污染严重，另一方面又不能开窗换气以免造成热量损失。因此，要求严寒地区的居住用房、厨房、卫生间应设置竖向或水平向自然通风道或通风换气设施（如窗式通风装置等）。

4. 隔声、降噪　控制住宅噪声的根本性措施在于居住区要与工业区、商业区、交通干线、机场、火车站隔离。采取有效的立法、技术和管理措施是治理噪声污染的关键。

控制环境噪声的技术措施主要有两方面：①控制声源和声传播的工艺技术；②采用吸声、隔声、隔振、安装消声器等技术，控制声源的辐射。有效隔声要加大窗间距，设置隔声窗，设置隔声板，降低室外噪音，合理布局。

5. 防水防潮　住宅的屋面、地面、外墙、外窗，应采取防止雨水和冰雪融化水侵入室内的措施。住宅的屋面和外墙的内表面，在设计要求的室内温度、湿度条件下不应出现结露。夏热冬冷地区的长江中下游地区和夏热冬暖地区建筑的室内地面，应采取防潮措施。

（二）住宅装饰中的主要卫生防护措施

因使用室内装修和施工辅助材料及施工工艺不合规范，造成建筑物建成后室内环境污染长期存在，是目前较为普遍的问题。杜绝此类问题，要严格按照《民用建筑工程室内环境污染控制规范》和现行国家标准关于室内建筑装饰装修材料有害物质限量的相关规定，选用合格的装修和辅助材料。同时，鼓励选用比国家标准更健康环保的材料，鼓励改进施工工艺。

二、住宅卫生的监督和管理

（一）卫生监督

国家没有专门针对住宅和办公场所卫生监督的法律法规，可参照《公共场所卫生管理条例》进行预防性和经常性卫生监督。但在实际工作中，很少开展监督工作，只在出现事故或事件时，由业主或经营管理单位委托相关单位进行检测、调查和评价。

（二）卫生管理

1. 住宅的物业管理 给大家一个干净、整洁、舒适的居住环境。保障充足的阳光、自然风、水源和植被，避免噪声污染，防止室内空气污染，设有防火救灾措施等，提高住宅使用效率和管理质量。同时也组织地段或住宅小区内居委会等机构开展卫生活动。

2. 住宅的卫生行政部门管理 卫生部门通过预防性和经常性卫生监督工作参与住宅的卫生管理，为居民提供健康、安全和舒适的居住环境。

第六节 办公场所卫生

一、办公场所的概念

办公场所（office place）指管理或专业技术人员处理或办理某种特定事务的室内工作环境。如公职人员、商务职员和企事业单位专业技术或管理人员履行职责的办公环境。

办公场所卫生是指应用现代环境卫生学的理论、方法和技术，研究各种办公场所存在的环境卫生问题，阐明其对人群影响的性质、程度和规律；提出利用有利环境因素和控制不利环境因素的对策，为制定办公场所卫生标准和实施卫生监督提供科学依据，创造良好的办公场所卫生条件，预防疾病，保障人群健康。

办公场所作为环境卫生学的重要组成部分，引起人们的普遍关注，存在的问题涉及大气卫生、小气候卫生、采光与照明卫生及通风、采暖、噪声等。

二、办公场所的分类和卫生学要求

我国办公场所的种类很多，根据办公场所的性质、规模和特点可分为以下五类：①行政管理办公场所；②商务、律师办公场所（写字楼）；③文化、教育事业办公场所；④企业单位办公场所；⑤商业服务、金融邮电、社区服务等部门办公场所。随着信息产业迅速发展，劳动工具的计算机化，如编辑、写作、绘画、美术、音乐作曲、教案准备以及多媒体制作、网上交流等，都以计算机作为主要办公工具，可居家办公。

办公场所的基本卫生学要求：①办公场所的用地选择，符合城乡总体规划的要求，合理布局；②采光照明良好，充分利用自然采光，保证人工照明照度充足；③适宜的小气候，充分利用自然或机械通风，空调、加湿器等；④空气质量良好，避免污染；⑤宽松的环境，避免拥挤，减少噪声污染。

三、办公场所的卫生学特征

（1）办公人员相对集中，流动性较小。

（2）办公人员滞留时间长，活动范围小。

（3）办公场所分布范围广泛，基本条件和卫生状况之间相差较大。

（4）办公场所中存在诸多影响人体健康的不利因素。

四、办公场所污染的分类和危害

办公场所污染物的种类很多，按其属性分为物理性、化学性、生物性和放射性四大类。物理性污染物主要包括气温、气湿、气流、辐射、采光、照明、噪声等。化学性污染物主要包括颗粒物、一氧化碳、二氧化碳、臭氧、氨、甲醛、挥发性有机物等。生物性污染物主要包括细菌、病毒、真菌、病媒生物（苍蝇、蚊子、尘螨、蟑螂等）、致敏植物花粉等。放射性污染物主要来自建筑物中的放射性物质。这些污染物相互关联、共同存在，对机体产生不良影响和危害。办公场所环境污染物的控制应符合《室内空气质量标准》（GB/T 18883—2022）的规定。

五、办公场所卫生的监督

办公场所卫生监督参照《公共场所卫生管理条例》和《公共场所卫生管理条例实施细则》的相关规定执行。办公场所卫生监督可采用现场卫生学调查、卫生检测或评价报告、行政处罚等方式实施。

为保证室内空气安全，保障人体健康，我国先后制定了《民用建筑工程室内环境污染控制标准》《室内装饰装修材料有害物质限量》《室内空气质量标准》等规范和标准。这些规范、标准的颁布和实施，对控制住宅、办公场所室内空气污染起到了积极作用。卫生行政部门应根据相关规范、标准，开展室内空气污染对健康影响的调查，参与住宅、办公场所新建、改建、扩建工程项目的选址、设计审查和竣工验收等工作。

六、办公场所卫生的管理

办公场所卫生管理参照《公共场所卫生管理条例》《公共场所卫生管理条例实施细则》的相关规定执行。

办公场所的单位应当负责卫生管理，建立卫生责任制度，对办公场所的人员进行卫生知识培训和考核。定期检查办公场所各项卫生制度、措施的落实情况，及时消除危害健康的隐患。

第七节　室内空气污染对健康影响的调查

一、室内空气污染对健康影响调查的目的

（1）查明室内空气污染的来源与污染状况。

（2）查明室内空气污染对人体健康的危害。

（3）提出预防控制室内空气污染的对策与措施。

二、室内空气污染对健康影响调查的内容与方法

（一）室外空气污染来源调查

室外污染来源调查适用于以室外污染源为主的室内空气污染来源调查，按照大气污染调查方法进

行。具体内容与方法见第三章。

（二）室内空气污染状况调查

按照《室内空气质量标准》（GB/T 18883—2022）进行。主要包括室内空气质量指标检测的点位布设、采样时间和频次、采样仪器、采样方法、采样记录、样品运输和保存、检验方法、质量保证措施、结果计算及表述和实验室安全等。

1. 点位布设

（1）采样点的数量　根据监测的室内面积和现场情况设定，能准确反映出室内空气污染物水平。单间小于25m^2的房间应设1个点；25～50m^2（不含）应设2～3个点；50～100m^2（不含）应设3～5个点；100m^2及以上应至少设5个点。

（2）布点方式　单点采样在房屋的中心位置布点，多点采样时应按对角线或梅花式均匀布点。采样点应避开通风口和热源，离墙壁距离应大于0.5m，离门窗距离应大于1m。

（3）采样点高度　原则上应与成人呼吸带高度一致，相对高度在0.5～1.5m之间。条件允许情况下，考虑坐卧状态的呼吸高度和儿童身高，增加0.3～0.6m相对高度的采样。

2. 采样时间和频次　年平均浓度（如氡）应至少采样3个月（包括冬季），24小时平均浓度（如苯并[a]芘、$PM_{2.5}$、PM_{10}等）应至少采样20小时，8小时平均浓度应至少采样6小时，1小时平均浓度应至少采样45分钟。根据测定方法的不同，可连续或间隔采样。

3. 采样仪器和采样方法　根据各类指标在室内空气中的存在状态，选择合适的仪器设备。仪器设备的噪声应小于50dB（A）；如噪声过大，应安装消音盒等减少室内噪声。

各类指标的采样方法参照测定方法中的具体规定，经过方法适用性验证，适当调整采样方法参数，包括采样体积、采样流量和采样时间，以满足室内空气质量指标检测要求。指标采用年平均和8小时平均两项指标，在测定方法允许的情况下，可先进行筛选法采样；若检验结果符合指标要求，可直接评价；若不符合，应按累积法采样。苯并[a]芘、$PM_{2.5}$、PM_{10}等采用24小时平均指标，受测定方法限制，无法采用筛选法，直接采用累积法。

4. 采样记录　采样时应对现场情况、可能的污染源、检测指标、采样日期、时间、地点、采样点数量、布点方式、大气压力、温度、相对湿度、风速、采样编号（采样点位、采样器、采样管等）及采样人员等进行详细记录，随样品一同送至实验室。

5. 样品运输和保存　样品按采样记录核对后由专人运送，运送过程中做好样品的有效处理和防护，防止物理、化学、生物等因素，使组分和含量发生变化。样品运抵后，应与接收人员交接并登记，注意保存条件，及时进行实验室检验。

6. 测定与质量保证措施

（1）测定方法　室内空气中各种参数的检验方法按相关国家标准执行。

（2）质量保证措施

1）气密性检查：采样前应对采样系统的气密性进行检查，不得漏气。

2）现场仪器校准：委托第三方计量检定机构进行检定或校准；流量恒定时，采样前和采样后均要在负载条件下，用检定合格的流量计校准，前后两次校准的相对偏差不得超过5%，取两次结果的平均值为采样流量的实际值。宜在采样现场对采样器校准。

3）现场空白检验。

4）平行样检验。

7. 检测结果的分析和评价　测试结果以平均值表示，化学性、生物性和放射性指标平均值都符合标准值的要求，为符合标准；如果有一项检验结果未达到标准要求，为不符合标准。

三、人群健康调查

根据住宅、办公场所人群健康调查的目的，制定具有针对性的调查方案；明确调查范围、调查对象、研究方法、观察指标、资料整理分析方法等。

1. 确定调查范围 根据人群健康不良影响状况、住宅办公场所环境，确定住宅办公场所调查范围。选取未对人群健康产生不良影响及危害的结构或类型相近的住宅办公场所为对照组，减少混杂因素的干扰，保证结果科学、准确。

2. 确定调查对象 调查对象必须来自对健康产生不良影响、危害住宅办公场所内的人群。同时应避免职业暴露、服用药物、吸烟、饮酒等行为，及非室内空气污染等混杂因素的干扰。对照人群应来自上述对照组住宅办公场所的人群，且性别、年龄、职业种类、生活饮食习惯、经济水平等基本相同。调查时，应向被调查对象说明调查的目的、意义，调查的内容和方法，并征得被调查对象的知情同意。

3. 确定观察指标 包括污染物暴露指标和健康效应指标。

（1）污染物暴露指标 包括个体采样和生物材料检测。个体采样常用于SO_2、NO_2、CO、甲醛等测定；生物材料检测常用指标有血液 COHb、血铅、尿铅、尿氟、尿汞、呼出气中的 CO、苯、甲苯、二甲苯等。

（2）健康效应指标 疾病资料、儿童生长发育资料、生化指标、生理功能指标、免疫指标、遗传毒性试验等。

4. 资料统计分析 采用卫生统计学和流行病学的方法对资料进行统计分析。分析比较室内空气污染组与对照组间有无显著性差异；找出室内空气污染程度与居民健康调查结果间的相关性；筛选出室内空气污染对居民健康影响的主因和辅因；初步估计室内空气污染对健康危害的可能性等。

练习题

答案解析

一、单选题

1. 住宅环境对健康影响的特点有（ ）
   A. 主要影响人们的生活、居住、学习、工作
   B. 主要对健康产生慢性、潜在性和功能上的不良影响
   C. 主要影响小气候
   D. 主要对新迁入居住的家庭成员健康产生影响
   E. 主要影响小气候、日照、采光、噪声、绿化和空气清洁状况等
2. 以下因素不会受住宅朝向影响的是（ ）
   A. 日照　B. 通风　C. 小气候
   D. 空气清洁程度　E. 土壤
3. 根据《住宅设计规范》（GB 50096—2011），卧室、起居室（厅）的室内净高宜为（ ）
   A. 1.8～2.2m　B. 2.0～2.5m　C. 2.4～2.8m
   D. 2.5～3.0m　E. 3.0～3.5m
4. 在一侧采光的居室，建议将室深系数控制在（ ），以确保室内充足的自然采光
   A. 2～2.5　B. 4～5　C. 3～4
   D. 1～2　E. 2～5

5. 居室内的自然照度至少需要（　），才能基本满足视觉功能的生理需要

A. 55lx　　B. 60lx　　C. 65lx

D. 75lx　　E. 70lx

6. 居室采光和照明的卫生要求中，投射角和开角的要求是（　）

A. ≥4°和≥27°　　B. ≤27°和≤4°　　C. ≥27°和≤4°

D. ≥27°和≥4°　　E. ≥4°和≤27°

7.《住宅建筑规范》（GB 50368—2005）规定，卧室、起居室在关窗状态下的白天允许噪声级和夜间允许噪声级为（　）

A. 45dB（A）和40dB（A）　　B. 50dB（A）和45dB（A）

C. 40dB（A）和40dB（A）　　D. 50dB（A）和40dB（A）

E. 40dB（A）和37dB（A）

8. 热交换可用公式 $S = M \pm C \pm R - E$ 表示，当机体产热低于散热量时（　）

A. $S = 0$　　B. $S > 0$　　C. $S \geq 0$

D. $S < 0$　　E. $S \leq 0$

9.《室内空气质量标准》（GB/T 18883—2022）规定，夏季室内温度、相对湿度和风速分别规定为（　）

A. 22～28℃、40%～80%、≤0.3m/s　　B. 16～24℃、30%～60%、≤0.2m/s

C. 16～24℃、40%～80%、≤0.2m/s　　D. 22～28℃、30%～60%、≤0.2m/s

E. 16～24℃、40%～80%、≤0.3m/s

10. 室内空气氡主要来自（　）

A. 房屋地基及建筑材料　　B. 吸烟　　C. 人的呼出气

D. 燃料的燃烧　　E. 家用电器

二、简答题

1. 简述住宅的基本卫生要求。

2. 住宅的卫生规模包括哪些？

（林　麒）

书网融合……

本章小结　　微课　　题库

第十章　公共场所卫生

PPT

学习目标

知识目标

1. 掌握　公共场所的概念、卫生学特点；公共用品用具的定义。

2. 熟悉　公共场所的分类和范畴；公共场所空气污染的物理性因素；公共场所卫生指标与限值；公共场所卫生管理规范；公共场所监督。

3. 了解　公共场所空气中影响健康的因素；公共场所空气污染的化学性、生物性和放射性因素；公共场所卫生法规、设计卫生规范、卫生标准和检验方法标准。

能力目标

在整体了解公共场所卫生定义和理论的基础上，运用相关的法律法规和标准进行公共场所卫生管理与监督；具备理论与实践相结合的能力。

素质目标

通过本章学习，树立关注公共场所卫生、降低公共场所相关性疾病发生，促进健康的职业素养。

情境导入

情景：某县卫生健康局于2022年6月25日对A宾馆开展现场监督检查，检查发现：公示栏公示的卫生检测报告日期为2021年4月20日。酒店负责人介绍自2021年4月20日以来，酒店暂时没有组织对室内空气质量、微小气候、水质、采光、照明、噪声、公共用品用具等进行检测；顾客使用的茶具和拖鞋在同一个消毒间内进行消毒；洗衣房布局不合理，通道与污物通道交叉；7名服务员中2人的健康合格证明已过期；公共场所卫生管理档案中无公共用品用具更换、清洗、消毒记录。卫生监督员当场拍摄相关照片及视频，制作了现场笔录，下达卫生监督意见书，责令A宾馆限期改正违法行为。

思考：

1. 该宾馆存在哪些卫生问题？
2. 旅店业卫生监督要点包括哪些？

第一节　概　述

一、公共场所的概念

公共场所（public place）是在自然环境或人工环境的基础上，根据公众生活和社会活动的需要，由人工建成，具有多种服务功能的封闭式（宾馆、展览馆、电影院等）和开放式（体育场等）的公共设施，供公众进行学习、工作、旅游、度假、娱乐、交流、交际、购物、美容等活动的临时性生活环境。

二、公共场所的分类和范畴

我国公共场所种类繁多，各种公共场所功能不同，根据《公共场所卫生管理条例》（2020 年版）分为 7 大类 28 种：①宾馆、饭馆、旅店、招待所、车马店、咖啡店、酒吧、茶座；②公共浴室、理发店、美容店；③影剧院、录像厅（室）、游艺厅（室）、舞厅、音乐厅；④体育场（馆）、游泳场（馆）、公园；⑤展览馆、博物馆、美术馆、图书馆；⑥商场（店）、书店；⑦候诊室、候车（机、船）室、公共交通工具。

随着我国经济和社会的快速发展，公共场所的类型不断增多，向多功能综合性方向发展。除了上述传统公共场所外，还出现了一些新的公共场所，如银行、邮政营业厅、证券交易厅、会展中心、照相馆（婚纱影楼）、网吧、KTV、歌厅、按摩店、足浴室、棋牌室、保龄球馆、斯诺克台球室、老年人活动中心、商城（集市）、娱乐城、儿童乐园、温泉度假村、高尔夫球场、旅游景点等。此外，由于我国国土辽阔，不同地区的风俗习惯各异，社会经济发展水平差异显著，同一地区不同人群的经济收入、消费需求和生活方式差异很大，因此各种公共场所的档次和特色各不相同。全国各地许许多多各色各样的民众聚集活动地，都可以视为公共场所。

三、公共场所的卫生学特征

据不完全统计，全国公共场所数量从 2016 年的 112. 6 万个增长至 2022 年的 159. 6 万个，增长 41. 74%；从业人员数量从 2016 年的 605. 5 万人增长至 2022 年的 806. 1 万人，增长 33. 13%。公共场所大多有围护结构和特有的功能，具有以下卫生学特点。①人群密集，流动性大：一定空间和时间内，不同性别、年龄、职业、不同健康状态的人员密切接触，给疾病传播提供了机会。②设备及物品易被污染：如不消毒或消毒不彻底，可通过交叉污染危害人群健康。③涉及面广：无论城乡，只要有人群居住的地方，都会有大小不一、数量不等、建筑各异、功能不同的公共场所。④从业人员流动性大，素质参差不齐。

第二节　公共场所环境污染及对健康的影响

公共场所的许多环境因素与居室、办公场所相似，但也有其独特的卫生特征。公共场所的环境污染主要有以下几种类型。

一、公共场所空气污染

空气污染是公共场所的主要卫生问题。公共场所空气中影响健康的因素有物理性、化学性、生物性及放射性。

1. 物理因素　如露天游泳池、桑拿室的高温、高湿，小剧院、网吧、图书馆、博物馆、美术馆、展览馆等场所的不良采光、照明和噪声等，使人心情烦躁，影响人体体温调节和人体消化、呼吸、循环等系统的生理功能，甚至导致一些亚健康状态出现或疾病的发生。

2. 化学性因素　如通风换气不良导致场所内 CO_2浓度增高；密闭的环境吸烟，饭馆及烧烤店使用火炭、燃气炉、小型煤油加热器等，可致 CO 增多；公共场所外大气污染，场所内人群活动，地面清扫等使可吸入颗粒物 PM_{10}、$PM_{2.5}$浓度增加；建筑材料、装修材料和公共场所内的一些用具用品，挥发的甲醛、氨、苯和挥发性有机物等。这些化学性污染物使室内的人感到不舒服，对人体健康的危害同居室、办公场所。

3. 生物性因素 空气中生物性污染是公共场所卫生的一个重要问题：污染物包括细菌、病毒、真菌、病媒生物（蚊子、苍蝇、蟑螂、尘螨等）、植物花粉等。出现流行性感冒、百日咳、流行性脑脊髓膜炎、肺结核、严重急性呼吸综合征（severe acute respiratory syndrome，SARS）等呼吸道传染病流行时，密闭拥挤的公共场所，易发生交互感染。

4. 放射性因素 公共场所空气中也可能存在放射性污染：如氡及其子体，主要来源于建筑物的地基和建筑材料。

二、公共场所水污染

游泳池和公共浴池的水质容易受到污染。长时间开放的浴池，水中的细菌和大肠菌群数量通常会增加，定时更换水的浴池比循环供水更严重。这些污染通常会超过游泳池卫生标准。温泉水适合细菌滋生，有传播疾病的潜在风险，需要定期消毒和科学管理。游泳池中，游泳者的汗液、尿液和皮肤污垢会导致水中尿素含量过高，与水中的含氯消毒剂反应，形成氯胺类物质，从而污染水质。可能传播脚癣、咽炎、结膜炎、软疣、中耳炎等传染病。许多公共场所使用二次供水系统，其中开放式水塔容易受尘埃和病原微生物污染；如果水池内壁涂料、填充剂、水管密封剂等不符合卫生标准，可能释放出有害物质，对人体健康造成危害。空调系统的冷却水和冷凝水也容易受到军团菌污染。

三、公共场所集中空调通风系统污染

集中空调通风系统指为了使房间或密闭空间空气温度、湿度、洁净度和气流速度等参数达到给定的要求，而对空气进行处理、输送、分配，并控制其参数的所有设备、管道、附件及仪器仪表的总和。目前许多公共场所的集中空调通风系统存在诸多卫生问题。如通风管道被污染，细菌总数和真菌总数超标，甚至出现致病微生物。空调系统内的污染物既来自室外，也来自室内，包含悬浮颗粒物（粉尘、微生物、花粉、气溶胶）和各类有机、无机化合物。因此空调系统收集空气，经处理后又把空气送回到室内，其可能成为传播、扩散污染物的媒介。此外，送风口空气不良可引起不良建筑综合征及各类过敏症，还会导致大型室内公共场所新风量不足，CO_2浓度升高。

四、公共用品用具污染

公共用品用具指公共场所经营者，提供给顾客重复使用的床单、枕套、被套、毛巾、浴巾、浴衣、杯具、洁具、拖鞋、美容美发工具、修脚工具以及其他重复使用，且与皮肤、黏膜等接触的物品。公共场所人群密集，流动性大，保洁意识差，公共用品用具不消毒或消毒不规范、不彻底，会造成交叉污染。各种棉纺织品和杯具、洁具、卫生间、拖鞋等不清洁，可传播性病、皮肤病及其他传染病。不洁的地毯内尘螨可导致过敏症。使用不洁的美容用具，可引起头癣、化脓性球菌感染、急性出血性眼结膜炎；操作不慎造成的创面可能通过交叉污染传播乙型肝炎、丙型肝炎和艾滋病等。医院候诊室（楼）的厕所内、门把手和水栓可能使就诊者受感染的机会增多。此外，扶梯、座椅、窗台、公用电梯按钮等，都可能造成疾病交叉感染。

五、公共场所卫生特征和问题

公共场所的卫生学特点，决定了其环境卫生质量比住宅和办公场所更加难以控制。公共场所环境的卫生特征和问题，概括起来有以下 6 个方面。

1. 公共场所的环境和物品容易被污染 《北京市2019年国民经济和社会发展统计公报》显示，2019年北京市接待旅游总人数3.22亿人次。公共场所中从地面到每一件物品、用具或设施，都要被公众反复使用、触摸，公众中存在一些传染病患者或隐形感染者，如果从业人员责任心和自觉性不够，就会加大公共场所室内外环境保洁的难度，也增加了公共用品用具的污染机会。

2. 病原一旦进入，迅速传播 公共场所内环境影响人体健康的因素极多，进入公共场所的人群高度聚集，人员之间彼此接触的机会频繁；同一种公共用品用具被公众反复接触使用，很容易引起公共场所公共用品用具的污染。公共场所的服务人员如果清洗、消毒不彻底，病原微生物便可能在短时间内被接触的人群带向四面八方，造成广泛传播，引起更大范围的暴发流行。

3. 公共场所从业人员的卫生水平偏低 目前，我国公共场所的从业人员，很大一部分是来自卫生水平相对落后地区的进城务工人员，卫生观念和卫生意识相对较差。有的宾馆客房服务人员把卫生间坐便器的抹布，用来擦拭洗脸池、洗脸台以及浴盆；把擦拭写字台和茶几的抹布，用来擦拭水杯、茶具；有的宾馆把专用消毒间设在服务员的休息室，水杯的清洗池就是工作人员的洗手池。有的招待所，对客房的卧具、茶具、拖鞋、脸盆、脚盆等，不坚持一客一换一消毒，让顾客反复使用，造成交叉和重复感染。

4. 部分公共场所的卫生制度不健全 部分公共场所的主管和经营单位缺乏规范的卫生管理制度，卫生观念淡薄。这些公共场所的主管部门和经营单位，在制定卫生管理制度时，追求形式不讲实效，制定的卫生管理制度缺乏做好公共场所卫生工作的具体要求和考核标准。

5. 部分公共场所的建筑和布局不合理 部分公共场所建设项目，其选址和设计未根据国务院《公共场所卫生管理条例》规定要求，报请当地卫生行政部门审查批准。部分场所建成后没有报送卫生行政部门监测验收、核发“卫生许可证”，便开业经营；检查发现存在大量的卫生问题，不得不返工，造成人力和物力的巨大浪费。有些宾馆游泳池缺乏净化和消毒设备，使用人工投加消毒剂、搅拌；有些大型室内游泳池，无强制性通过式浸脚消毒池。有些饭店、宾馆的中央空调排风出口与新风入口相邻，造成废气重新吸入的“气体短路”等。

6. 公共场所经营单位缺乏卫生管理知识，卫生意识淡薄 《公共场所卫生管理条例》规定，公共场所的卫生管理应由公共场所的主管部门和经营单位负责，各级卫生防疫机构，负责管辖范围内的公共场所卫生监督工作。目前有些公共场所主管部门和经营单位管理不到位。

知识链接

创造无烟公共场所，保护公众健康

2023年，WHO发布第九份《世界卫生组织全球烟草流行报告》，总结了各国为实施《世界卫生组织烟草控制框架公约》中能够最有效减低烟草需求的措施而做出的努力。这些措施能够减少烟草使用，统称为“MPOWER”一揽子控烟措施。无烟公共场所是其中的一项。无烟环境有助于人们呼吸清洁的空气，保护公众免受致命二手烟雾的伤害，激励人们戒烟，打破吸烟积习，预防青少年吸烟或使用电子烟。报告显示，40%的国家现在拥有完全无烟的室内公共场所。

5月31日是世界无烟日，2023年的主题是“无烟，为成长护航”。我们呼吁人民要营造无烟环境，不在室内、公共场所、工作场所和交通工具内吸烟；也要维护自身健康权益，劝阻他人吸烟，鼓励和帮助吸烟者戒烟。创造无烟环境，人人有责！

第三节　公共场所的卫生要求

公共场所卫生是指研究公共场所特殊环境下的各种物理、化学和生物性污染因素，对滞留在场所内的人群产生危害的性质和强度，阐明这些因素对人体健康的效应，制定公共场所的卫生要求和标准，采取相应的预防控制和卫生干预措施，通过法律手段，进行卫生监督，防止有害因素的健康危害，创造一个舒适、有益健康的环境条件。

一、公共场所卫生的基本要求

（一）选址、设计和装修要求

1. 选址的基本要求　合理的服务半径，地势高而不潮湿，环境安静优雅，周围无较大污染源，交通便利。

2. 平面布置的基本要求　布局和工艺流程合理，有利于微小气候的调节，有利于维持环境卫生和预防疾病。

3. 内部结构的基本要求　在建筑物的进深、净高、采光、照明、通风和基本卫生设施等方面充分满足卫生标准要求，以利于群众健康。

4. 装修的基本要求　选用绿色环保材料，耐用，表面光滑，易于清洁，严格执行国家标准，加强通风换气，以便有效及时排除有害物质。

（二）基本卫生要求

良好的环境，适宜的微小气候，优质的空气质量，公共用品和用具清洁卫生，各种卫生设施运转正常，从业人员身体健康并具备基本卫生知识。

二、公共场所卫生法规

我国与公共场所相关的法律有《中华人民共和国宪法》《中华人民共和国传染病防治法》《中华人民共和国基本医疗卫生与健康促进法》《中华人民共和国环境保护法》等，这些法律的不同条款规定了公共场所卫生相关工作和要求。

《公共场所卫生管理条例》是国务院发布的第一部公共场所卫生法规，为国家行政法规。1987 年 4 月 1 日由国务院发布；2016 年 2 月 6 日第一次修订，2019 年 4 月 23 日第二次修订。它适用于所有在中华人民共和国领域内，从事《公共场所卫生管理条例》第二条所列七大类公共场所经营的单位和个人；既包括国营、集体、个体经营的公共场所，也包括我国与外商合资或外商独资兴办的公共场所。

三、公共场所卫生标准

为贯彻实施《公共场所卫生管理条例》，原卫生部于 1988 年发布了旅店业，文化娱乐场所，公共浴室，理发店、美容店，游泳场所，体育馆，图书馆、博物馆、美术馆、展览馆，商场（店）、书店，医院候诊室，公共交通等候室和公共交通工具 11 类场所的卫生标准。1996 年对上述卫生标准修订，并增加了《饭馆（餐厅）卫生标准》。1998 年发布了《公共场所卫生监测技术规范》，2000 年发布了 30 项公共场所标准检验方法。至此，12 项公共场所卫生标准及 31 项检验方法标准构建了公共场所卫生标准的基本体系。

2007 年国家标准化管理委员会和卫生部，对《公共场所卫生标准》和《公共场所卫生检验方法》中 12 项公共场所卫生标准及 31 项检验方法标准，进行了重新整合，形成了由《公共场所卫生指标及限值要求》《公共场所设计卫生规范》《公共场所卫生管理规范》《公共场所卫生学评价规范》和《公共场所卫生检验方法》5 大类标准构成的公共场所卫生标准体系。其中《公共场所卫生指标及限值要求》是对原 12 项标准中卫生标准值的修订，《公共场所设计卫生规范》是对原标准中涉及卫生设计要求内容的修订，《公共场所卫生管理规范》是对原标准中有关经常性卫生管理要求的修订，《公共场所卫生学评价规范》为新制定标准。2014 年实施的《公共场所卫生检验方法》基于《公共场所卫生管理条例》及实施细则，参考了国内外相关标准，并充分考虑到我国南北方、东西部经济、社会发展水平和气候的差异，同时兼顾了公共场所卫生监督管理的实际情况以及公共场所系列标准之间的协调一致。国家市场监督管理总局和国家标准化管理委员会，于 2019 年发布并实施了《公共场所卫生指标及限值要求》（GB 37488—2019）、《公共场所设计卫生规范》（GB 37489. 1 ~37489. 5—2019）、《公共场所卫生管理规范》（GB 37487—2019）三项强制性国家卫生标准和《公共场所卫生学评价规范》（GB/T 37678—2019）一项推荐性国家标准。加上 2013 年、2014 年发布实施的《公共场所卫生检验方法》（GB/T 18204. 1 ~ 18204. 6）六项推荐性国家标准，形成了较为完善的公共场所卫生标准体系（图 10 – 1）。

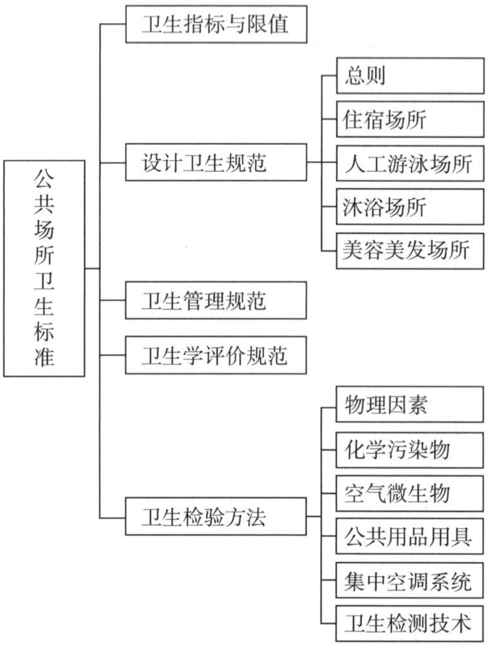

图 10 – 1　公共场所卫生标准体系

（一）公共卫生指标及限值要求

《公共场所卫生指标及限值要求》（GB 37488—2019）依据《公共场所卫生管理条例》的要求，整合了 GB 9663 ~9673—1996 和 GB 16153—1996 中有关卫生指标限值的内容。标准规定了公共场所物理因素、室内空气质量、生活饮用水、游泳池水、沐浴用水、集中空调通风系统和公共用品用具的卫生要求。

物理因素有室内温度、相对湿度、风速、采光照明和噪声 5 个指标的限值要求。为减少公共浴室和游泳场（馆）冬季使用者感冒等呼吸道疾病患病率，公共浴室和游泳场（馆）冬季室内温度宜达到表 10 – 1 的要求；其他公共场所冬季采用空调等调温方式的，室内温度宜在 16 ~20℃之间；公共场所夏季采用空调等调温方式的，室内温度宜在 26 ~28℃之间。

表 10－1　公共浴室和游泳场（馆）冬季室内温度要求

场所类别			温度（℃）
公共浴室	更衣室、休息室		≥25
	浴室	普通浴室（淋、池、盆浴）	30～50
		桑拿浴室	60～80
游泳场（馆）			池水温度±（1～2）

噪声限值指标进行了简化。①有睡眠、休憩需求的公共场所，考虑到顾客在该类场所待的时间较长，环境噪声进行了强制性要求，要求环境噪声不应大于 45dB（A）；空调、排风设施、电梯等运行产生的噪声，对场所环境造成的影响，不得高于设备设施关闭状态时环境噪声值 5dB（A）；两者加起来的噪声限值要求，与现行标准中三至五星饭店、宾馆噪声不得高于 45dB（A）的要求一致。②候诊室、候车（机、船）室噪声宜小于 70dB（A），影剧院、录像厅（室）、游艺厅、舞厅、音乐厅等娱乐场所噪音宜小于 85dB（A）。③考虑到地铁在中国城市的发展，增加地铁站台噪音限值要求。根据目前地铁站台设计规范及监测结果，标准要求地铁站台噪声宜小于 85dB（A）。④对其他场所统一规定，环境噪声宜小于 55dB（A）。

室内空气质量指标规定了新风量、二氧化碳、细菌总数、一氧化碳、可吸入性颗粒物（PM_{10}）、甲醛、甲苯、二甲苯、氨、硫化氢等 10 项指标的限值要求。如标准规定有睡眠、休憩需求的公共场所，室内新风量不应小于 $30m^3$/（小时·人），室内二氧化碳浓度不应大于 0.10%；其他场所室内新风量不应小于 $20m^3$/（小时·人），室内二氧化碳浓度不应大于 0.15%。有睡眠、休憩需求的公共场所，室内空气细菌总数不应大于 $1500CFU/m^3$ 或 20CFU/皿；其他场所室内空气细菌总数不应大于 $4000CFU/m^3$ 或 40CFU/皿。理发店、美容店室内空气中氨浓度不应大于 $0.50mg/m^3$；其他场所室内空气中氨浓度不应大于 $0.20mg/m^3$。

标准规定公共场所提供的生活饮用水应符合 GB 5749 的要求。人工游泳池水、天然游泳池水、沐浴用水等，应符合相应的水质指标要求，池水原水及补充用水应符合 GB 5749 的要求。集中空调通风系统应符合 WS 394 的要求。公共用品用具中的杯具、棉织品、洁具、鞋类、美容美发工具、修脚工具及其他用品用具中的指标，如外观、细菌总数、大肠菌群、金黄色葡萄球菌、真菌总数等，应符合相关限值要求。

（二）公共场所设计卫生规范

我国早期的公共场所卫生标准中，对设计方面的卫生要求较少。仅在《旅店业卫生标准》（GB 9663—1996）、《公共浴室卫生标准》（GB 9665—1996）、《理发店、美容店卫生标准》（GB 9666—1996）和《游泳场所卫生标准》（GB 9667—1996）中，有独立的设计卫生要求章节，且存在部分条款笼统、缺乏具体量化指标、操作性差等问题。其他部委制定的标准中，对于公共场所设计卫生内容也有所涉及，如《旅馆建筑设计规范》《游泳池给水排水工程技术规程》等。这些设计卫生要求较为分散，需要在实际工作中不断挖掘和积累，往往容易被忽视。

《公共场所设计卫生规范》（GB 37489—2019）分为 5 个部分，为公共场所的设计者提供了一套完整的卫生设计理念，指导他们从可行性论证阶段开始，即可从公共卫生的角度对公共场所进行卫生设计，并将该理念始终如一地贯穿公共场所的论证、设计、施工等各个阶段，从源头上控制公共场所的健康危害隐患，保障人民群众健康。《公共场所设计卫生规范》对公共场所的运营者亦有法制观念和健康意识的宣教作用。

公共场所在设计过程中涉及的卫生要求很多，主要包括选址、总体布局与功能分区、暖通空调、给水排水、采光照明、卫生与消毒设施等。

1. 选址 既要避免场所的卫生状况受到周围环境的影响，又要防止场所对周围人群健康产生不良影响。

2. 总体布局与功能分区 应处理好主体建筑与附属建筑的关系，合理划分建筑的功能分区，避免附属建筑产生的噪声和废气等对主体建筑的干扰；以主要经营项目为核心，根据不同的服务内容、对象和各种辅助服务设施，便于经营、方便群众的基础上，合理划分功能区，避免各功能区间相互干扰，使其符合卫生要求。

3. 暖通空调设计 通风换气，创造适宜的微小气候是公共场所的首要问题。公共场所建筑应充分利用自然资源，最大限度地使用自然通风。空调系统的设计应根据公共场所的功能，采取适当的形式，重点关注新风的质量。

4. 给水排水 关系到公共场所生活饮用水的卫生安全。据统计，造成生活饮用水污染的原因主要有管网渗漏破裂、污水管与上水管相连、管网低压时出现虹吸现象、水箱材料污染等。

5. 采光照明 是公共场所设计易忽视的环节。公共场所建筑应充分利用自然采光，采光系数达到有关公共场所卫生标准的规定。自然采光无法满足要求的建筑，应采用人工照明，弥补自然采光的不足。

6. 卫生与消毒设施 是公共场所设计的重点之一。搞好公共场所卫生与消毒是改善公共场所卫生状况，保障人群健康的重要措施。如宾馆、饭店应设有餐饮具清洗消毒间及专用清洗消毒设施、公用卫生间；游泳场（馆）的入口处应设淋浴装置、强制式浸脚消毒池，游泳池应有净化消毒设备；理发店、美容店应配备毛巾、刀具、胡刷消毒设施等。 微课

标准使用过程中应注意：①标准适用于新建、改建、扩建的公共场所，已建的公共场所不强制要求执行本部分，建议经营者通过改建达到本标准要求；②本标准适用范围按照《公共场所卫生管理条例》中的分类方式进行描述。本标准适用范围包括宾馆、旅店、招待所、公共浴室、理发店、美容店、影剧院、录像厅（室）、游艺厅（室）、舞厅、音乐厅、体育场（馆）、游泳场（馆）、展览馆、博物馆、美术馆、图书馆、商场（店）、书店、候诊室、候车（机、船）室，共21种公共场所，其他公共场所可参照使用。依据现阶段社会经济发展现状和国务院相关文件规定，公园、车马店、饭馆、咖啡馆、酒吧、茶座未纳入适用范围；考虑到公共交通工具的设计有别于建筑类公共场所的设计，亦未列入适用范围。

（三）公共场所卫生管理规范

《公共场所卫生管理规范》（GB 37487—2019）依据《公共场所卫生管理条例》和原卫生部颁布的《公共场所卫生管理条例实施细则》要求，整合了GB 9663～9673—1996和GB 16153—1996有关经常性卫生要求内容。该标准基本要求和准则是针对公共场所的基本卫生要求、卫生管理和从业人员卫生3个管理环节做出的相关规定。

1. 基本卫生要求 包括物品配置、物品储存、公共用品用具、通风换气、空调设施、生活饮用水、游泳池水和沐浴用水、卫生相关产品、卫生专间、公共用品用具清洗消毒、卫生清扫工具、工作车管理、外送清洗管理、病媒生物防治、环境清扫保洁、标志标识16项管理内容。

2. 卫生管理环节 包括卫生管理组织、卫生管理制度、操作规程、证件管理、档案管理、传染病和危害健康事故管理、卫生检测7项管理内容。

3. 从业人员卫生 包括从业人员健康管理、从业人员培训、从业人员个人卫生3项内容。该标准正文、附录相关条款对上述26项管理环节做出了相应规定。

（四）公共场所卫生学评价规范

《公共场所卫生学评价规范》（GB/T 37678—2019）是第一次制定发布的用于公共场所卫生学评价的技术规范。该规范规定了卫生学评价技术要求和方法应用的不同阶段：包含新建、改建、扩建，未正式营业的公共场所（如在可行性研究、设计、施工阶段进行的卫生学预评价和尚未营业、竣工阶段，未实施日常卫生管理）的验收卫生学评价；已营业的公共场所日常卫生学评价。还规定了适用于《公共场所卫生管理条例》和国务院相关文件规定的7大类22种公共场所，其他公共场所开展卫生学评价可以参照本规范执行。该规范规定了从事公共场所卫生学评价工作的评价机构和人员、机构质量管理体系的基本要求，重点规定和说明了开展预防性和经常性卫生学评价的评价目的、评价依据、评价内容、评价方法、评价步骤、评价结论和建议、评价报告的编制、质量控制的要求。

（五）公共场所卫生检验方法

《公共场所卫生检验方法》分为六个部分：第1部分为物理因素；第2部分为化学污染物；第3部分为空气微生物；第4部分为公共用品用具微生物；第5部分为集中空调通风系统；第6部分为卫生监测技术规范。该方法规定了公共场所相关指标的检测方法。

第四节 公共场所卫生的监督和管理

一、公共场所卫生的监督

公共场所卫生监督指卫生行政部门依照国家有关卫生法规的规定，对公共场所进行的预防疾病、保障健康的卫生监督检查工作。目前国家疾病预防控制局主管全国公共场所卫生监督管理工作。县级及以上地方各级人民政府卫生行政部门负责本行政区域的公共场所卫生监督管理工作；根据公共场所卫生监督管理需要，建立健全公共场所卫生监督队伍和公共场所卫生监测体系，制订公共场所卫生监督计划并组织实施。国境口岸及出入境交通工具、铁道部门所属的公共场所，由这些部门系统的卫生行政部门负责监督管理。公共场所卫生监督分为预防性卫生监督和经常性卫生监督。

（一）预防性卫生监督

公共场所预防性卫生监督，指卫生行政部门对新建、改建和扩建公共场所的选址、设计和竣工验收，实施的预防性卫生监督活动；它是卫生监督最积极、最有效的预防措施，并为公共场所经常性卫生监督奠定工作基础。预防性卫生监督与建设项目同步进行，即在设计、施工、竣工验收三个阶段，进行公共场所预防性卫生监督。

1. 公共场所设计审查 经过技术审查论证和综合分析后，卫生行政部门对审查同意的建设项目，发给“建设项目卫生许可证”。

2. 施工监督 工程建设过程中，卫生监督人员应深入施工现场，对卫生防护设施的施工情况进行监督。

3. 项目竣工的卫生验收 公共场所建筑项目竣工进行试营业，卫生防护设施必须同时投入运行使用。卫生行政部门根据建设工程的性质和卫生标准进行审查和监测，对工程涉及的卫生质量做出全面评价，写出卫生评价报告书。符合卫生要求的，卫生行政部门向被监督单位发出“建设项目竣工卫生验收认可书”；该公共场所建筑可以交付使用，该单位可同时向卫生行政部门申请“卫生许可证”。

（二）经常性卫生监督

经常性卫生监督，指卫生行政部门对公共场所卫生有计划地进行定期或不定期检查、指导、监督和监测，主要包括下面几方面工作。

1. 发放“卫生许可证” 国家对公共场所实行卫生许可证管理。卫生许可证是卫生行政部门在公共场所开业前，依据经营者申请，进行预防性卫生监督后，认为经营项目符合卫生标准和要求，制发的卫生许可证明书。未取得卫生许可证的，不得营业。县级及以上地方人民政府卫生行政部门，应当自受理公共场所卫生许可申请之日起20日内，对申报资料进行现场审核，做出准予或不予行政许可的决定。公共场所卫生许可证有效期限为4年，每2年复核一次。公共场所卫生许可证应当在经营场所醒目位置公示。

2. 开展公共场所健康危害因素监测 卫生行政部门指定县级及以上疾病预防控制机构，对公共场所的健康危害因素进行监测、分析，为制定法律法规、卫生标准和实施监督管理提供科学依据。

3. 实施量化分级管理 卫生行政部门应当根据卫生监督量化评价的结果，确定公共场所的卫生信誉度等级和日常监督频次。信誉度等级分为A、B、C、D四个等级，A等每年监测1次；B等每年监测2次；C等每年监测3次；D等属于不符合卫生要求的公共场所，应限期改进或停业整顿。公共场所卫生信誉度等级，应当在公共场所醒目位置公示。

4. 处理危害健康事故 卫生行政部门对发生的公共场所危害健康事故，可以依法采取封闭场所、封存相关物品等临时控制措施。经检验，属于被污染的场所、物品，应当进行消毒或销毁；未被污染的场所、物品或经消毒后可以使用的物品，应当及时解除控制措施。

5. 处罚公共场所卫生问题 卫生行政部门采取现场卫生监测、采样、查阅和复制文件、询问等方式，检查和监督各公共场所执行《公共场所卫生管理条例》的情况，对违反《公共场所卫生管理条例》的经营者依据《公共场所卫生管理实施细则》进行处罚。

二、公共场所卫生的管理

公共场所卫生管理是指公共场所经营者依照国家有关卫生法律法规的规定对公共场所进行的预防疾病、保障公众健康的卫生管理工作。1987年国务院颁布了《公共场所卫生管理条例》，2011年5月原卫生部颁布了《公共场所卫生管理条例实施细则》，2019年4月国家市场监督管理总局和中国国家标准化管理委员会发布国家标准《公共场所卫生管理规范》（GB 37487—2019）。上述三个文件均明确规定公共场所经营单位的法人或负责人是卫生安全的第一负责人。公共场所卫生管理主要承担如下责任。

1. 成立卫生管理机构，配备卫生管理人员 各类公共场所要从保护群众的身体健康出发，按照条例、细则和标准规范的要求，成立卫生管理机构（组织），配备专职或兼职卫生管理人员，具体负责本公共场所的卫生管理工作。

2. 建立卫生管理制度和卫生管理档案 建立健全卫生管理制度，提出做好卫生工作的具体要求，把卫生服务纳入整个服务工作的考核内容中，促使单位全面达到《公共场所卫生标准》规定的各项卫生要求。建立卫生管理档案，包括卫生管理部门、人员设置情况及卫生管理制度，空气微小气候（湿度、温度、风速）、水质、采光、照明、噪声的检测，顾客用品用具的清洗、消毒、更换及检测，卫生设施的使用、维护、检查，集中空调通风系统的清洗、消毒情况等，安排从业人员健康检查和培训考核，公共卫生用品进货索证管理，公共场所危害健康事故应急预案或方案等。卫生管理档案应有专人管理，分类记录，至少保存两年。

3. 建立卫生培训制度和从业人员健康检查制度 公共场所从业人员必须学习和掌握《公共场所卫生标准》《公共场所卫生管理条例》和《公共场所卫生管理实施细则》的内容及一些卫生法律知识。熟悉有关本职岗位上的卫生工作，掌握必要的卫生操作技能和常用的消毒方法，了解常见传染病的传播途径和预防措施，了解常见突发事故的现场救护方法。从业人员经考核合格后方可从事本职工作。公共场所的经营者应负责组织本单位从业人员的健康检查工作，获得有效健康证方可上岗，患有甲型病毒性肝炎、戊型病毒性肝炎、细菌性痢疾、伤寒、活动性肺结核、化脓性或渗出性皮肤病等疾病的从业人员，治愈前不得从事直接为顾客服务的工作。

4. 配备健全卫生设施设备及维护制度 公共场所经营者应当根据经营规模项目，设置清洗、消毒、保洁、盥洗等设施设备和公共卫生间。建立卫生设施设备维护制度，定期检查，确保其正常运行，不得擅自拆除、改造或挪作他用。公共场所设置的卫生间，应当有单独通风排气设施，保持清洁无异味。应当配备安全、有效的预防控制蚊、蝇、蟑螂、鼠和其他病媒生物的设施设备，废弃物存放专用设施设备，并保证相关设施设备的正常使用，及时清运。

5. 加强禁烟控烟管理 国家逐步通过立法禁止公共场所吸烟，有的省市已通过并实施相关法规。经营者应当设置醒目的室内公共场所禁止吸烟警语和标志；室外公共场所设置的吸烟区，不得位于行人必经的通道上。应当开展吸烟危害健康的宣传，配备专（兼）职人员对吸烟者进行劝阻。

6. 定期开展卫生检测 公共场所经营者应当按照公共场所卫生标准的要求对公共场所的空气、微小气候、水质、采光、照明、噪声、顾客用品用具等，进行卫生检测，每年不得少于一次；结果不符合卫生标准、规范要求的，应当及时整改。经营者不具备检测能力的，可以委托他方机构检测。应当在醒目位置如实公示检测结果。

7. 制定危害健康事故预案 公共场所危害健康事故，指公共场所内发生的传染病疫情或因空气质量、水质不符合卫生标准，用品用具或设施受到污染，导致的危害公众健康事故。常见事故：①因微小气候或空气质量不符合卫生标准所致的虚脱或休克；②饮水受到污染而发生介水传染病流行或水源性中毒；③放射性物质污染公共设施或场所，造成的内照射或外照射的健康损害；④公共用具、卫生设施被污染所致的传染性疾病流行和暴发；⑤意外事故造成的一氧化碳、氨气、氯气、消毒杀虫剂等中毒。公共场所经营者应当制定公共场所危害健康事故应急预案或方案，定期检查各项制度、措施的落实情况，及时消除危害公众健康的隐患。一旦发生危害健康事故，应当立即启动预案，防止危害扩大，并及时向县级人民政府卫生行政部门报告，不得隐瞒、缓报、谎报。

练习题

答案解析

一、单选题

1. 公共场所的主要卫生问题有（　）

A. 游泳池水污染　B. 空气污染　C. 土壤污染

D. 公共用品用具污染　E. 微生物染污

2. 国务院发布的第一部公共场所卫生法规是（　）

A.《中华人民共和国传染病防治法》

B.《中华人民共和国宪法》

C.《中华人民共和国基本医疗卫生与健康促进法》

D.《公共场所卫生管理条例》

E.《中华人民共和国环境保护法》

3.《公共场所卫生指标及限值要求》（GB 37488—2019）中，物理因素有限值要求的指标不包括（　）

A. 室内温度　B. 可吸入性颗粒物（PM_{10}）　C. 风速

D. 采光照明　E. 噪声

4. 根据《公共场所卫生指标及限值要求》（GB 37488—2019），公共浴室冬季桑拿温度宜达到的要求为（　）

A. ≥30℃　　B. ≤50℃　　C. ≤60℃

D. 60～80℃　　E. 30～50℃

5. 目前全国公共场所卫生监督管理工作主管部门是（　）

A. 国家卫生健康委员会　　B. 国家疾病预防控制局　　C. 国务院

D. 国家市场监督管理总局　　E. 国家药品监督管理局

二、简答题

简述公共场所卫生特征和问题。

（程义斌）

书网融合……

本章小结　　微课　　题库

第十一章　城乡规划卫生

PPT

学习目标

知识目标

1. 掌握　人居环境的定义和分类；城乡规划卫生的定义；城市规划卫生的基本原则和基础资料；自然环境因素对城市规划的卫生学意义；城市功能分区的原则；居住区环境质量评价指标；城市绿化的卫生学意义；城市环境噪声的来源和评价指标；城市光污染来源及其危害；乡村规划的原则和要求，乡村功能分区的卫生学要求。

2. 熟悉　城市各功能分区的卫生学要求；城市绿地分类；城市生态基础设施；城市道路与交通；城市光污染；城市规划的其他卫生问题。

3. 了解　城乡规划有关的法律法规。

能力目标

能够运用有关概念、定义、基本原理和相关内容进行城乡规划，创造宜人的人居环境。

素质目标

通过本章学习，贯彻可持续发展战略和以人为本的指导思想，实现人与自然的和谐统一，促使城乡生态环境向着良性循环发展。

情境导入

情景：某古城是世界文化遗产核心区域。古城文化街区存在建筑风貌受损，年久失修；使用布局不能满足现代功能需求；内涝隐患大；管线布局乱等诸多问题。2022 年，市里开展古城保护发展工作。按照“一轴三片”（一轴：中山路历史文化街区，三片：西街、后城、城南片区）的古城保护结构，深化拓展古城保护规划体系，锚定“一街一特色，一巷一亮点”目标，将古城范围内 173 条传统街巷作为主要提升内容，完成了市政、交通、消防、绿地、防灾等专项规划。在古城整治提升中，坚持“原真性保护”方针，即“留魂、留形、留乡愁”，坚持“活态式利用”原则，即“见人、见物、见生活”。

思考：

1. 根据城市规划卫生的基本原则，阐述上述规划方案的优缺点。
2. 在城市规划中如何保护当地的历史文化遗产和地方特色？

城乡是基于自然环境创建的次生环境，包括城镇和乡村。城镇具有城市和集镇的含义，通常指以非农产业和非农业人口聚集为主要特征的居民点，包括按国家行政建制设立的直辖市、市和镇。乡村一般指以从事农业活动的农业人口为主的聚落。

随着现代化和城市化发展，我国的城乡建设也得到迅速发展。国家通过立法手段，加强城乡规划管理。根据《中华人民共和国城乡规划法》（简称《城乡规划法》），城乡规划是以促进城乡经济社会全面协调可持续发展为根本任务、促进土地科学使用为基础、促进人居环境根本改善为目的，涵盖城乡居民点的空间布局规划。

科学合理的建设和发展是协调城乡空间布局，改善人居环境，促进城乡经济社会全面协调可持续发展，保护居民健康的重要保障。预防医学从保护人群健康的角度，参与城乡规划。

第一节　概　述

城乡规划法中明确规定，城乡规划包括城镇体系规划、城市规划、镇规划、乡规划和村庄规划。

一、人居环境概要

人居环境（human settlement environment）是人类工作劳动、生活居住、休息游乐和社会交往的空间场所，包括城市、村庄和集镇。人居环境是与人类生存活动密切相关的地表空间，是人类工作劳动、生活居住、休息娱乐和社会交往的空间场所，是人类在大自然中赖以生存、繁衍、发展的基础。

1. 人居环境构成　人居环境的核心是人，是次生环境的一种，包括自然环境和人文环境要素，可分为 5 个系统：人类系统、居住系统、自然系统、社会系统及支撑系统。

2. 人居环境科学　人居环境学是指以环境和人的生产、生活活动为基础，研究保护和发展从建筑到城镇的人工和自然环境的学科。人居环境科学是以包括乡村、城镇、城市等在内的所有人类聚居形式为研究对象的科学，着重研究人与环境之间的相互关系；强调把人类聚居作为一个整体，从政治、社会、文化、技术等各方面，全面、系统、综合地加以研究；目的是了解、掌握人类聚居发生、发展的客观规律，从而更好地建设符合人类理想的聚居环境。

3. 人居环境建设目标　是充分运用规划手段，建设可持续发展的、宜人的居住环境；满足生态环境的需求，即达到生物人在生物圈内生存的多种条件的满足；满足人文环境的需求，即作为社会人在社会文化环境中多种需求的满足。

4. 人居环境建设原则　不同时期对人居环境有共同的追求，各个时期和地区也有各自的特殊要求，我国人居环境建设要满足 5 个原则，即生态、经济、技术、社会以及文化原则。

二、城乡规划卫生学意义

人居环境需要科学的城乡规划来实现。根据人居环境建设的目标要求，积极调控人与环境的关系，从生态和人文两方面去建设人与自然和谐的人居环境。城乡规划是人居环境科学和环境卫生学的重要方法。

城乡规划卫生（city and village planning health）是在城乡规划中贯彻可持续发展战略和以人为本的指导思想，利用各种自然环境信息、人口信息、社会文化经济信息，以维持和恢复生态系统为宗旨，以人类与自然环境的和谐共处为目标，建立优良的人居环境，以获得人类生存所需的最佳环境质量。

因此，城乡规划卫生是人居环境科学与环境卫生学相结合的结果。城乡规划卫生要考虑到与自然的生态平衡、人居环境的改善和提高、社会生态的合理和生存环境的相互适应，促使城乡生态环境向着良性循环发展，创造既满足居民生理、心理、社会、人文等多层次的需求，又安全、便捷、舒适、健康的人居环境，达到预防疾病、促进健康、延长寿命、提高生活质量的目的。

城市规划卫生和乡村规划卫生是城乡规划卫生的核心内容。

第二节 城市规划卫生

城市是一个大型的人类聚居地，利用地表空间和自然环境，以集聚经济效益为目的，集约人口、经济、科学技术和文化的空间地域系统，是政治、经济、文化、交通、人们交往和生活的中心。可见，城市是国民经济、社会文化、自然环境和居民生活等各种成分组成的综合复杂体系。

一、城市问题与健康城市 微课

（一）城市问题

城市化正以前所未有的速度向前发展。世界范围内，居住在城市中的人口超过居住在乡村中的人口。联合国人居署在最新发布的《2022 世界城市状况报告》中指出，到 2050 年，全球城镇化比例为 68%，预计新增 22 亿人口。我国城镇人口数量也超过农村。国家统计局数据显示，2022 年我国城镇化率为 65.22%，城镇常住人口 92071 万人。城市发展不断加速，人口快速增长、住房拥挤、交通拥堵、环境污染和土地紧张等问题日益凸显。

城市化是人类社会发展不可避免的趋势，都市圈、城市群、城市带和中心城市的出现，标志着中国城市化进程明显加快。因此，贯彻人居环境科学和环境卫生学理念，改善和保护城市生态系统，建设健康城市，势在必行。

（二）健康城市

为了解决城市问题，WHO 在 1994 年就提出了“健康城市”（health city）的概念。即不断创造和改善自然环境、社会环境，不断扩大社区资源，使人们在享受生命和充分发挥潜能方面，能够相互支持的城市。我国学者将健康城市定义为：从城市规划、建设到管理各个方面，都以人的健康为中心，保障广大市民健康生活和工作，成为人类社会发展所必需的，健康人群、健康环境和健康社会有机结合的发展整体。

健康城市建设是一个长期持续发展的项目，它追求的目标是把健康问题列入城市所有决策中，创建有利于健康的支持性环境，提高居民的生活质量，满足居民基本的卫生需求，提高卫生服务的可及性，从而提高居民的健康状况和城市的人居环境。

WHO 提出了“健康城市 10 条标准”：①为市民提供清洁安全的环境；②为市民提供可靠和持久的食品、饮水、能源供应，具有有效的垃圾清除系统；③通过富有活力和创造性的各种经济手段，保证市民在营养、饮水、住房、收入、安全和工作方面的基本需求；④拥有相互帮助的市民群体，其中各种不同的组织能够为改善城市而协调工作；⑤市民参与制定涉及日常生活，特别是健康和福利的各种政策；⑥提供各种娱乐和休闲场所，方便市民之间的沟通和联系；⑦保护文化遗产并尊重所有居民；⑧把保护健康视为公共决策的组成部分，赋予市民选择有利于健康行为的权力；⑨努力改善健康服务质量，并能使更多市民享受健康服务；⑩能使人们更健康长久地生活。作为建设健康城市的努力方向和衡量指标。在解决城市问题的同时，不同城市必须要充分考虑自身情况和健康城市的基本特征：和谐性、整体性、持续性、高效性、区域性、参与性及独特性。健康城市是目前及今后相当长时期内全球城市发展的最佳选择，是必然趋势和根本出路。

二、城市规划卫生的原则和基础资料

城市规划卫生的目标就是要建设和发展健康城市，必须以系统化原则统筹人、环境与社会，充分考虑城市发展的环境承载力、人文历史背景及地理特点和城市形象定位，进行综合整体的规划，创造真正可持续发展的城市人居环境，全面实现健康城市的建设目标。

（一）城市规划卫生的基本原则

1. 控制城市规模 城市规划不宜过大，不然将会带来严重的环境污染和居民生活条件的恶化。

2. 确定城市的性质 根据国民经济和社会发展计划，全面分析当地的自然环境、资源条件、历史背景和现状特点，确定城市的产业结构，拟定城市发展的主导要素，作为城市规划布局和发展的依据。

3. 远期规划和近期规划及总体规划和建设规划相结合 城市规划要有预见性和超前性，确定城市在一定时期内的发展远景。近期规划一般以 5 年为限，远期规划一般以 20 年为限，两种规划要相互配合并要留有足够的备用地。

4. 保护城市生态环境和景观环境 城市规划要合理开发和保护自然资源，保护和改善城市生态环境，保持生物多样性，防止污染和其他公害，提高城市绿化水平，妥善处理城市废物，提高人居环境质量。还要注意保持人类文明和文化的可持续发展，保护历史文化遗产和风景名胜，维护城市传统风貌、地方特色和自然景观，充分体现城市各自的特色。

5. 加强安全防患，促进人际交往 城市安全是人居环境规划和建设的重要内容，要考虑城市的交通安全、公共安全、防灾减灾能力，保障公众利益。现代信息技术使人们在交往过程中跨越了时间和空间的限制，交往范围更加广阔。因此，应该通过物质环境的建设来促进人们面对面的交往，以降低信息技术带来的负面影响，保持人类社会生活的和谐。

（二）城市规划卫生的基础资料

编制城市规划应当了解掌握有关区域和城市的社会、经济、自然环境、资源条件、历史情况和现状等基础资料。因此，应当协同规划、城建、卫生、环保、水文、气象、地质、工业、交通、通讯、公用事业和房地产等部门进行实地调查研究，搜集基础资料，如地理位置、地形、水文、气象、地质等；自然资源、能源、人口等资料；城市现有功能分区及土地利用资料；各种厂矿、对外交通运输、仓库的用地现状和发展计划；高等院校、非市属机关团体、科研等单位的发展计划；城市现有住宅和公共建筑的用地面积及其分布，现有给排水、污水处理、道路交通、电讯、煤气等市政公用设施，绿地、名胜古迹、风景区现状及城市发展史料等；大气、水、土壤等环境要素的质量，工农业、交通运输、市政服务、居民生活等产生的废气、污水、固体废弃物的种类和数量及其收集、运输和处理情况等。卫生行政部门应收集城市人口的年龄构成、自然增长情况，居民健康状况指标，各种传染病、生物地球化学性疾病、慢性病、肿瘤、伤害的发生率和死亡率等资料；有关环境质量与居民健康关系；办公场所和公共场所的卫生条件，医疗卫生服务设施的现状和发展计划等。

三、自然环境因素在城市规划中的卫生学意义

城市规划应分析当地的气候、地形、水文、土壤、绿化等自然因素，充分利用对健康有益的良好自然因素，消除或减弱其不良影响，创造人与自然和谐的人居环境。

（一）气候

城市内由于人口密集、大量能量释放等原因，往往存在与周围地区大自然气候不同的城市小气候。对城市规划影响较大的气象因素主要有太阳辐射、风、温度、降水与湿度。

（二）地形

不同地形条件，对城市规划布局、道路的走向和线型、各项基础设施的建设、建筑群体的布置、城市的形态与形象等，均会产生一定影响。

（三）水

地表水不但可作为城市水源，还在水路运输、改善气候、稀释污水以及美化环境等方面发挥作用。在城市规划时，需对地表水的流量、流速、水位、水质等水文资料进行调查分析，制定防止水源污染的措施。

（四）土壤

城市规划应选择地下水位低的地区，防止积水和滋生蚊子和建筑物受潮。曾被有机物污染而无机化过程尚未终结的土壤，放射性本底高的地区，均不能用作居住区用地。

四、城市人口规模

城市规模是以城市人口和城市用地总量表示的城市大小，包括城市人口规模和用地规模。由于用地规模随人口规模而变，所以城市规模通常以人口规模来表示。城市人口规模就是实际居住人口之和，是编制城市规划的一项重要基础指标。

（一）城市规模划分标准

2014 年，国务院印发《关于调整城市规模划分标准的通知》，明确了新的城市规模划分标准，以城区常住人口为划分标准，将城市划分为五类七档。

1. 小城市 城区常住人口＜50 万的城市为小城市，其中 20 万～50 万的为Ⅰ型小城市，＜20 万的为Ⅱ型小城市。

2. 中等城市 城区常住人口 50 万～100 万的城市为中等城市。

3. 大城市 城区常住人口 100 万～500 万的城市为大城市，其中 300 万～500 万的为Ⅰ型大城市，100 万～300 万的为Ⅱ型大城市。

4. 特大城市 城区常住人口 500 万～1000 万的城市为特大城市。

5. 超大城市 城区常住人口＞1000 万的城市为超大城市。

（二）城市人口构成及变化

城市人口是不断变化的，通过分析一定时期内城市人口的性别、年龄、寿命、家庭、婚姻、劳动、职业、文化程度、健康状况等方面的构成情况，反映城市人口的特征；结合自然增长率和机械增长率预测城市人口规模，为城市总体规划提供数据支撑。

（三）城市环境容量

城市环境容量（city environment capacity）是在一定的经济技术和安全卫生要求前提下，环境对城市规模及人类活动可承受的容许限度。城市扩张时代，人口、城市规模、建设用地功能不断变化，因此，在城市规划中，应高度重视城市环境容量。

五、城市功能分区

城市功能分区（city functional districts）是将城市中各种物质要素按不同功能进行合理分区布置，组成一个相互联系的有机整体，从而最大限度地消除和防止环境污染对人群健康的影响。

城市用地分为以下几类：①居住用地；②公共设施用地；③工业用地；④仓储用地；⑤对外交通用地；⑥道路广场用地；⑦市政公共服务设施用地；⑧绿化用地；⑨特殊用地。

（一）城市功能分区的原则

城市功能分区从卫生学角度应考虑下列原则：城市一般设居住区、工业区、对外交通运输和仓储区、郊区，结合自然条件和功能特点合理配置，避免相互交叉干扰和混杂分布；居住用地应选择城市中卫生条件最好的地段；工业用地应按当地主导风向配置在生活居住用地的下风侧、河流的下游。工业用地与生活居住用地之间应保持适当距离，中间配置绿化防护带；预留发展余地保证在到达规划期时，各功能分区仍有进一步扩展的余地，并保证城市各部分用地协调发展；各功能分区的用地选择应同时进行，改建、扩建的城市在选择新区用地时，应考虑旧城的改造利用及与新区的关系。

（二）城市各功能分区的卫生学要求

1. 居住区 应选择日照良好、风景优美、环境宁静和清洁的地段作为居住区用地。居住区必须保证有充足的面积，人口密度不宜过高，一般人口规模控制在5万左右。可利用地形、河流或干道，将各个居住区隔开。每个居住区内应配置成套的文化、教育、商业等生活服务设施。

2. 工业区 是城市中工业企业比较集中的地区，其规划布局直接影响城市环境质量。工业区与居住区之间，应根据国家有关标准设置卫生防护距离。卫生防护距离范围内应尽量绿化，也可设置消防站、车库、浴室等非居住性建筑物，但不得修建公园、体育场、学校和住宅建筑。可将危害最大、要求防护距离最远的工厂设在离居住区最远的地段，然后由远及近配置危害由大到小的工厂。

盆地和谷地不宜布置排放有害气体的工业，以免引起严重大气污染。配置工业区时，可考虑集中布置“三废”性质近似的工厂，以便工业垃圾统一综合处理。对暂时无法综合利用的垃圾，应考虑合适的堆置场地，并防止废渣飞扬或对水源和土壤造成污染。

3. 对外交通运输和仓储区 城市总体规划中，尽量减轻对外交通运输设施对城市环境的影响。铁路不应将城市包围或分割，如穿越市区应采取立体交叉道路或地铁方式。过境公路设置在城市外围，或利用环城路作为过境交通干道。长途汽车站、铁路客运站、客运码头等可设在市区边缘，相互有便捷的交通联系。港口的客运和货运码头应分开设置。飞机场应布置在郊区，从机场到市区的距离以乘机动车辆需时30分钟左右为宜。

仓储区应设置在铁路、公路或码头附近。石油、煤炭、危险品、易燃品仓库，应设在城市主导风向下风侧的远郊区，并与居住建筑之间有一定隔离地带。屠宰厂、皮毛加工厂的仓库以及禽畜宰前的圈舍，均需设在下风侧的市郊，并防止水源污染。

4. 郊区 城市郊区包括市辖郊县、卫星城镇等。郊区的绿地和卫生防护带具有改善城市小气候和防风的作用。城市的给水水源、污水处理厂、垃圾处理厂和填埋场、火葬场、墓地、机场、铁路编组站、仓库等，一般均设在郊区。占地面积大、污染严重的工业，应设在远郊，加上配套的居住区和生活服务设施，形成相对独立的卫星城镇。

六、居住区规划卫生

居住区是组成城市的基础，居住区规划直接关系到居民的生活质量和城市的环境质量。规划时应满足居民对环境的需求，创造交通便捷、居住安全、购物方便、清洁美观、与自然和谐的环境。

居住区用地由住宅用地、公共服务设施用地、道路用地、绿化用地组成。居住区分为三级：①居住区，指被城市干道或自然分界线所围合的居住生活聚居地，人口规模3万～5万；②居住小区，指被居住区级道路或自然分界线所围合的生活居住单元，人口规模1万～1.5万；③居住组团，是居住区的基本居住单位，由若干幢住宅组成，人口规模1000～3000人。

（一）居住区环境质量评价指标

1. 容积率（plot ratio/floor area ratio） 指居住区总建筑面积与建筑用地面积的比值，这个比值越小，居住区容纳的建筑总量越少。

2. 居住建筑密度（density of residential building） 是居住用地内，各类建筑的基底总面积与居住区用地面积的比率。居住建筑密度过高则院落空地相对减少，影响绿化和居民室外休息场地，房屋的间距、日照、通风也将不能保证。

3. 居住区人口密度 单位居住用地上居住的人口数量，称为人口毛密度（residential density）。单位住宅用地上居住的人口数量，称为人口净密度（net residential density）。人口净密度增高，使传染病易于流行；建筑密度提高后，会影响住宅的通风和日照。因此，从卫生学角度出发，城市规划应采用较低的人口净密度。

从环境卫生学角度，还需要根据居住用地面积、建筑物的日照和通风、绿化、小气候、公共服务设施等情况，结合居民健康状况、患病率、死亡率等统计资料，研究制定能保证居住区良好卫生条件的用地定额、建筑密度和人口密度标准。

（二）居住区规划布局与空间环境

居住区规划布局应综合考虑周边环境、路网结构、公共建筑与住宅布局、群体组合、绿地系统及空间环境等的内在联系，构成一个完善的、相对独立的有机整体。

1. 居住区规划的原则 ①自然环境优良，注重自身和周边环境污染影响；②方便居民生活，有与居住人口规模相对应的公共活动中心，方便使用和社会化服务；③合理组织人流、车流，有利安全防卫和物业管理；④留有发展余地，构思新颖，体现特色。

2. 居住区规划的布局 ①集中布置：当城市规模不大，有足够的用地且在用地范围内无自然或人为障碍，采用集中布置。②分散布置：当城市用地受到地形、产业分布和道路交通设施的限制，采取分散布置。③轴向布置：当城市用地以中心地区为核心，沿着多条由中心向外围放射的交通干线发展时，居住区可依托交通干线进行轴向布置。

（三）居住区的公共服务设施

公共服务设施承担着具体的社会服务，其设置数量、设施水平、服务内容决定了居住区的生活环境质量。

1. 主要公共服务设施 教育、医疗卫生、文化体育、商业服务、金融邮电、社区服务、市政公用、行政管理、老年文化娱乐和卫生服务设施等。

2. 公共服务设施服务半径 居住组团级服务半径不超过150m；居住小区级服务半径不超过300m；居住区级服务半径不宜超过500m；偶然性使用的公共建筑，如商店、影剧院、医院、药房等，服务半径一般为800～1000m。

3. 合理布置公共服务设施 根据各种公共建筑的不同性质和功能，做出合理布置。

七、城市绿化

城市绿化（urban affore station）是在城市中栽种植物和利用自然条件以改善城市生态、保护环境，为居民提供游憩场地和美化城市景观的活动。

（一）绿化的卫生学意义

1. 调节和改善小气候 植物能降低周围环境温度；树冠能减弱到达地面的太阳辐射；植物叶面通过大量蒸发水分调节湿度；树林能减低风速及影响范围；还可减弱城市热岛效应，降低采暖和制冷的能耗。

2. 净化空气，降低噪声 植物能吸收大量二氧化碳和一些有害气体；植物对空气中的尘埃有阻挡、过滤和吸附作用；许多植物的分泌物有杀菌作用。树木具有反射和吸收噪声的作用，还可以阻隔放射性物质和辐射的传播。

3. 对人类有良好的生理和心理作用 绿化带的小气候可调节机体热平衡；绿色环境能调节视神经的紧张度；植物可增加空气中的阴离子含量，通过光合作用维持生态系统中的氧平衡；绿色环境能使人产生满足、安逸、活力、舒适等心理效应；绿地可丰富生活，陶冶情操，使人精神焕发，祛除疲劳，有益于居民身心健康。

此外，绿化可减少地表径流，减缓暴雨积水，涵养水源，蓄水防洪、保持水土、减灾抗灾。

（二）绿地系统

城市绿地，是指以自然和人工植被为地表主要存在形态的城市用地。城市绿地系统是城市中各种类型和规模的绿化用地组成的整体。城市绿地系统按主要功能分为五大类：公园绿地、生产绿地、防护绿地、附属绿地、其他绿地。

我国《城市用地分类与规划建设用地标准》（GBJ 137—90）规定，人均绿地面积标准为≥9.0m^2/人（其中公共绿地≥7.0m^2/人）。绿地率新区建设应不低于30%，旧区改建不宜低于25%。

城市绿地系统规划布局的总体目标是保持城市生态系统的平衡，满足城市居民的户外游憩需求，满足卫生和安全防护、防灾、城市景观要求。

八、城市环境噪声与光污染

（一）城市环境噪声

环境噪声污染指环境噪声超过国家规定的环境噪声限定标准，干扰他人正常生活、工作和学习的现象。

1. 城市环境噪声的来源 交通、工业、建筑施工、社会生活等。

2. 城市环境噪声的评价指标

（1）A声级 用A计权网络测得的声压级，用L_A表示，单位为dB（A）。A声级比较接近人听觉器官的感觉，被用作噪声评价的主要指标。

（2）等效连续A声级 简称为等效声级，指在规定测量时间（T）内A声级的能量平均值，用$L_{eq,T}$表示，简写为L_{eq}。

（3）昼间等效声级、夜间等效声级 在昼间时段内测得的等效连续A声级称为昼间等效声级，用L_d表示；在夜间时段内测得的等效连续A声级称为夜间等效声级，用L_n表示。

“昼间”指6：00至22：00之间的时间段；“夜间”指22：00至次日6：00之间的时间段。

（4）累计百分声级 指占测量时间段一定比例的累积时间内A声级的最小值，用L_N表示。

（5）最大声级 在规定的测量时间段内或对某一独立噪声事件，测得的A声级最大值，用L_{max}表示，单位为dB（A）。常用于偶发噪声、非稳态噪声的评价。

3. 城市环境噪声的控制措施 包含规划措施、工程技术措施、管理措施。

（二）城市光污染

过量的光辐射对人体健康和人类生存环境造成的不良影响称为光污染。光污染包括可见光、红外线和紫外线等造成的污染。

1. 光污染来源及其危害

（1）白亮污染 指白天阳光照射强烈时，城市建筑物表面的玻璃幕墙、釉面砖墙、磨光大理石和各种涂料等反射光线引起的光污染。白亮污染强烈的反射眩光可使人感到刺眼，引起眼睛酸痛、流泪，降低行人和司机的视觉功能。

（2）人工白昼　城市中的夜景照明、霓虹灯、灯箱广告等的强光直刺天空，使夜间如同白日，称为人工白昼。这种光污染可影响地面天文台的空间观测；造成人体入睡困难或失眠；影响动物对方向的辨认并误导其行为习性；破坏植物的生物钟节律。

（3）彩光污染　歌舞厅、夜总会安装的黑光灯、旋转灯、荧光灯以及闪烁的彩色光源构成了彩光污染。黑光灯可诱发流鼻血、脱牙、白内障，甚至可导致白血病和皮肤癌等癌变。彩色光源让人眼花缭乱，对眼睛有害，还可干扰大脑中枢神经，出现头晕目眩、恶心呕吐、失眠、注意力不集中等症状。

（4）其他　室内装修采用镜面、瓷砖和白粉墙，电脑、雪白的书本纸张等，这些物体表面对光的反射系数特别高，对人的角膜和虹膜造成损伤，抑制视网膜感光功能的发挥，引起视力疲劳和视力下降，还可使人出现头昏、失眠、食欲下降、情绪低落、乏力等症状。

2. 污染的防治措施　采取以防为主、防治结合的措施：①建筑物外墙尽量不用玻璃、大理石、铝合金等材料，涂料也要选择反射系数低的；②在规划设计城市夜景照明时应注意防止光污染；③重视城市绿地景观规划，减少光污染；④室内装修要合理分布光源，注意色彩协调、避免眩光，消除眼疲劳，保护视力；⑤建立和健全光污染防控监管机制。

九、城市道路与交通

城市道路交通规划布局是否合理，关系到城市经济、社会的发展，人们的生产生活环境、生活方式、公共安全及健康。

1. 城市道路系统　由车行道、人行道、广场、停车场、隔离带、各种桥梁、地下通道等构筑物及地上、地下的管线、设施等组成，承载着城市的交通运输、公共空间、防灾救灾和引导城市布局的功能。城市道路系统规划不仅要考虑交通方便、安全、快速的要求，也应考虑城市安全、城市环境及美化城市景观等方面的要求。城市道路分为快速路、主干路、次干路和支路四类。

2. 城市交通　是城市范围内采用各种运输方式运送人和货物的运输活动以及行人的流动，是城市综合功能的重要组成部分。城市交通规划要体现绿色交通的理念。

十、城市规划的其他卫生问题

（一）城市废水和垃圾处理

1. 城市废水　城市排水系统主要是对城市各类污水、废水和雨水的综合排除和处理。应结合城镇自身情况，制定城市排水系统规划，使城镇排水管网建设和污水处理厂同步协调发展。同时需要建立污水深度处理系统和再生水回用系统，以充分利用废水资源，缓解城市供水紧张。污泥无害化处理与城市污水处理同步进行，以填埋为主。

2. 城市垃圾　是城市居民的生活垃圾、商业垃圾、市政维护和管理中产生的垃圾。在编制城市规划时，根据城市规模与垃圾产量建设城市垃圾处理设施。减少垃圾产量，尽可能回收、综合利用、资源化。

（二）城市公共安全与防灾减灾

1. 城市公共安全　指城市在生态环境、经济、社会、文化、人群健康、资源供给等方面保持的一种动态稳定与协调状态，以及对自然灾害和社会经济异常或突发事件干扰的一种抵御能力。在制定城市发展规划的同时，必须制定城市公共安全与防灾规划。

城市公共安全规划是通过城市风险分析，最大限度降低突发事件对城市的不利影响，而对城市用地、设施及人类活动进行的空间和时间上的安排。城市公共安全事件主要分四类：自然灾害、事故灾难、公共卫生事件和社会安全事件。

2. 城市防灾 是为抵御和减轻各种自然灾害、人为灾害及由此引发的次生灾害，对城市工程设施、居民生命财产可能造成的危害和损失所采取的各种预防措施。

第三节 乡村规划卫生

乡村又通称为农村，是除城市规划区域以外的其他地区，如村庄、集镇等。乡村是包括村庄和集镇等各种不同规模居民点的总社会区域，是人与自然最接近的人居环境。

一、乡村规划卫生的原则和要求

（一）乡村规划的原则

乡村规划应当从农村实际出发，体现地方和农村特色，做到全面规划、合理布局、节约用地、统筹安排、有利于可持续发展的规划原则。

（二）乡村规划的要求

（1）节约土地和资源，维持自然生态过程的完整性和持续性。

（2）因地制宜，与农村产业发展相协调。

（3）满足居民的社会需求，保障安全卫生的生存环境。

（4）村民共同参与乡村规划设计。

（5）延续乡村的地域和人文特色。

（6）留有发展余地。

二、乡村规划卫生学意义

乡村规划要根据收集的基础资料，对建设用地、自然资源和历史文化遗产保护、防灾减灾等做出合理规划。

（一）乡村规划的基础资料

乡村规划前，着重调查农业（包括林、牧、副、渔业）、工业、贸易、交通运输等经济发展计划，收集农民对居民点分布和规划的要求。

乡政府所在镇的人口数可按当地自然增长率和各部门发展计划，预测拟迁进或迁出的人口数来推算。村庄居民点的人口数可结合居民点分布和并迁规划，按照自然增长率推算。由于城市化的影响，农村人口向城市流动，导致一些村庄人口减少，人口年龄构成改变，乡村规划应注意这一特点。

（二）乡村的规模与用地选择

编制乡村规划首先要确定乡村性质和发展规模。乡村性质是指在一定区域内乡村在政治、经济和文化等方面担负的任务和作用。乡村规模是指乡村人口规模和用地规模，受乡村性质与经济结构、人口规模、自然地理条件和乡村布局特点等影响。

乡村用地选择受到多种因素影响，在综合评价用地的自然环境条件、建设条件，以及社会政治关系、文化关系及地域生态等基础上对用地进行选择。应满足如下要求：①考虑各类用地的相互关系，合理布局；②节约用地，尽量不占用耕地；③乡村发展用地，应结合现状或规划的交通，尽可能避免铁路与公路对乡村的穿插分割和干扰；④符合安全和卫生的要求。

（三）乡村功能分区的原则与卫生学要求

1. 乡村功能分区的原则 乡村规划用地的布局根据其功能进行合理的功能分区；公共建筑应按照各自的功能合理布置；功能接近的建筑要尽量集中，避免功能不同的建筑混杂布置。

2. 乡村各功能分区的卫生学要求

（1）居住区 包括各户住宅基地、院落、公共建筑、绿地和各户间通道，应布置在乡村自然条件和卫生条件最好的地段，符合《村镇规划卫生规范》（GB 18055—2012）要求。

（2）工业副业区 指各种工厂、农副产品加工和副业生产用地。对环境影响较大、易燃易爆和排放三废的工厂应设在专门的工业区内，并位于当地主导风向的下风侧、河流的下游。为农业服务的农机修配厂等，可设在居民点边缘靠近农田的地点；为农副产品加工的工业，应靠近农产品仓库；为居民生活服务的工业，可分设在居住区内。

（3）饲养区 家禽、家畜和奶牛等饲养场应配置在居民点外围，居住区下风侧和河流下游。

（4）农业生产区 指各种农用仓库、打谷场、役用牲畜棚、拖拉机站和运输车辆车库等的用地。农业生产区与居住区应该有适当的分隔距离，避免各种农业生产用地及其附属设施对居住区、学校、医院等区域造成干扰，应避免农业生产过程造成的环境污染。

（四）乡村规划的其他卫生问题

乡村规划还应考虑以下问题。

（1）建设能源利用、给排水、粪便垃圾的无害化处理等关系农村生存环境的基础设施。

（2）居住区内应有一定数量的公共绿地面积和基本卫生设施。

（3）合理配置行政管理、文化教育、医疗卫生、商业服务等功能不同的公用建筑设施。

（4）我国乡村防灾基础薄弱，要有配套设施建设和可靠的技术支持。

知识链接

改善人居环境，促进村庄清洁

深入贯彻“改善农村人居环境”的重要指示精神，按照党中央、国务院及市委市政府各项决策部署。陕西省千阳县王家庄村以建设“宜居健康王家庄”为目标，动员群众广泛参与，积极改善居住环境。一是集中处理污水。建设占地300m^{2}村污水处理站1座，建成污水收集管道4286m，采用“厌氧+人工湿地”处理工艺，日处理生活污水200吨。二是全面开展农村垃圾转运处置。建成160m^{2}的垃圾分类回购中转站1座，设置垃圾台5个，配备专职保洁人员6名，车载垃圾桶185个，抽渣车1辆，每3天对全村垃圾进行清运处理。三是大力实施“厕所革命”。建成村公共厕所1座，提升改造无害化卫生厕所402座，占常住群众的86%。四是开展绿化行动。在村组主干道和巷道栽植樱花、月季、石兰、白皮松3800株。

王家庄村从实际出发，统筹规划，因地制宜，突出农村特色，弘扬传统文化，有序推进农村人居环境综合整治，加快美丽乡村建设，形成绿色发展新方式。

第四节 城乡规划卫生的监督

一、城乡规划卫生法律法规

城乡规划法规体系是按照国家立法程序制定的关于城乡规划编制、审批、实施管理、监督检查、行业管理等方面的法律、行政法规、地方性法规、部门规章、地方政府规章等法律法规的总称。与城乡规划相关的法律法规主要有《中华人民共和国城乡规划法》《土地管理法》《环境保护法》《环境噪声污染防治法》；城乡规划的相关国家标准主要有《城市用地分类与规划建设用地标准》（GB 50137—2011）、《城市居住区规划设计规范 》（GB 50180—2018）、《城市综合交通体系规划规范》（GB/T 51328—2018）、《城市给水工程规划规范》（GB 50282—2016）、《城市排水工程规划规范》（GB 50318—2017）、《城市绿地分类标准》（GJJ/T 85—2017）、《镇规划标准》（GB 50188—2007）、《村镇规划卫生规范》（GB 18055—2012）、《农村住宅卫生规范》（GB 9981—2012）、《村庄整治技术规范》（GB 50445—2019）等。

二、预防性和经常性卫生监督

城乡规划卫生监督分为预防性卫生监督和经常性卫生监督。对城乡规划进行卫生监督时，卫生行政部门应协同有关部门在城乡规划中贯彻环境卫生学的要求，通过现场勘查和调查研究，收集当地自然条件和社会经济资料，了解城市形成历史和乡村聚居区的演化过程及今后发展目标、人口变迁和分布、现有功能分区和各项基础设施、绿地系统和公共服务设施的资料，重点掌握当地的环境质量和存在问题，以及居民中地方病和其他与环境因素有关的疾病和健康状况。

答案解析

练习题

一、单选题

1. 常见城市功能分区，不包括（　）
   A. 居住区　　B. 工业区　　C. 仓储区
   D. 农业生产区　　E. 对外交通运输区
2. 以下关于工业区与居住区配置的说法，错误的是（　）
   A. 工业区面积应宽阔，交通方便
   B. 工业区应位于生活饮用水源的上游
   C. 工业区与居住区要设置卫生防护带
   D. 对严重污染的工厂，应设在边郊
   E. 工业区应位于该地区常年主导风向的下风向
3. 以下关于卫生防护距离的描述，错误的是（　）
   A. 是指产生有害因素的企业、场所的主要污染源的边缘至住宅建筑用地边界的最小距离。
   B. 严重污染源的卫生防护距离内应设置防护林带
   C. 卫生防护距离因污染源不同而距离不同
   D. 卫生防护距离的制定是由各企业根据自己的企业性质制定的
   E. 可将危害最大要求防护距离最远的工厂企业设置在离居住区最远的地段
4. 大城市城区常住人口标准是（　）
   A. 50 万～100 万　　B. 100 万～500 万　　C. 500 万～1000 万
   D. 1000 万～1500 万　　E. 1500 万～2000 万
5. 我国《城市用地分类与规划建设用地标准（GBJ 137—90)》规定，人均绿地面积标准为不低于（　）m^2

A. 7　　B. 8　　C. 9
D. 10　　E. 11

二、简答题

1. 在城市规划卫生的时候需要收集基础资料，如何收集？收集哪些方面的内容？
2. 简述居住区环境质量评价指标。

（刘福志）

书网融合……

本章小结　　微课　　题库

第十二章　环境质量评价

PPT

学习目标

知识目标

1. **掌握**　环境质量评价的概念；环境质量评价的内容与方法；环境质量现状评价内容等。
2. **熟悉**　大气、水质量现状评价内容；环境影响评价的概念、内容与程序。
3. **了解**　环境对人群健康影响评价的一般内容与方法；环境影响评价概述与方法。

能力目标

在了解环境质量评价的基础上，运用有关概念、定义、基本原理和相关内容进行环境评价工作；具备环境质量评价的基本认知和理解能力。

素质目标

通过本章学习，树立环境质量意识、保护生态意识，树立绿色可持续发展、维护健康的职业素养。

情境导入

情景：某镇有常住居民近 6 万人。2012 年以来，该镇山上废弃的小学被改造成酸洗冶炼厂，从事非法酸洗冶炼。将废旧金属运到此酸洗冶炼厂，通过硝酸、硫酸等化学物质进行酸洗后，提取溶液中的银，产生大量含有铜的废液。在没有废水、废气处理设施设备的情况下，该非法酸洗冶炼厂产生的废水没有经过处理直接排放，导致邻近的水库水源被污染，致使部分村民出现腹痛不适、肠道溃疡、口角炎及咽喉疼，部分家畜死亡。卫生行政部门对水库、水池、家用水源、土壤进行了监测，发现 pH、硝酸盐、铁、铜、锰、锌、铅和镉等多项监测项目不合格，不符合《生活饮用水卫生标准》等国家标准。

思考：

1. 拟对该镇的污染现状进行评价，请列出调查内容与评价方法。
2. 拟调查居民的健康危害，请列出调查方案。

第一节　概　述

环境质量是以人类为中心的环境要素客观存在的一种本质属性。生态环境部发布的《“十四五”环境健康工作规划》中指出，良好的环境是人类健康生存和发展的基础。环境质量是存在于大气、水、土壤等环境介质中的感官性状、物理、化学及生物学的质量。环境质量通常是用环境要素中物质的含量加以阐述。因此，环境质量既是环境的总体质量，也体现在各环境要素中的质量。环境质量评价（environmental quality assessment）是从环境卫生学角度，按照一定的评价标准和方法对一定区域范围内的环境质量进行定性和定量的调查分析、描述、评价和预测。环境质量评价实际上是对环境质量优劣的评定过程，包括环境评价因子的确定、环境监测、评价标准、评价方法、环境识别，因此环境质量评价的正确性体现在这些环节中的科学性和客观性。环境质量评价既是一种方法学，又是环境保护的一项重要工作。

一、环境质量评价的目的和种类

1. 环境质量评价的目的 主要包括：掌握和比较环境质量状况及其变化趋势；寻找污染治理重点；为环境综合整治和城市规划及环境规划提供依据；研究环境质量与人群健康的关系；预测和评价规划或建设项目对周围环境可能产生的影响。

2. 环境质量评价的类型

（1）按评价因素分类 可分为单因素环境质量评价和综合环境质量评价。前者反映大气、水、土壤等各单项环境因素的综合质量，如大气质量评价、水质评价、土壤质量评价和噪声质量评价等；后者反映若干环境因素构成的综合质量。

1）单项环境因素的质量评价：通常用多个指标或污染物参数表达，故还要考虑几种污染物的综合影响。例如在水质综合评价时，通常考虑水体中同时存在的数种污染物，如化学耗氧量 COD、生化需氧量 BOD、溶解氧 DO 等污染物浓度的综合影响。

2）综合环境质量评价：某地区“总环境质量”的综合环境质量评价是将若干个环境要素综合起来的评价。

（2）按评价时间分类 可分为回顾性评价、环境质量现状评价（简称“环境质量评价”）和环境影响评价。

1）回顾性评价：对评价区域内过去某阶段环境质量变化的评价，预测其发展趋势。

2）环境质量现状评价：对现时环境质量的评价，为当前的环境决策提供依据。

3）环境影响评价：对拟议中的建设和工程项目等活动可能对环境产生影响的评价，体现了对源头污染的早期预防。

（3）按评价区域分类 可分为局地的、区域的、流域的及全球环境质量评价等。既可以是地理区域的评价，如水系、城市区域、居住生活区，农田生态、海域等，也可以是行政区域的环境质量评价等。

二、环境质量评价的内容和方法

环境质量评价的内容取决于评价种类和目的，一般应包括污染源、环境质量和环境效应三部分的评价，并在此基础上做出环境质量综合评价，提出环境污染综合防治方案。如水系环境质量评价，包括水质、底质和水生生物等，需要评价水体的污染来源，水质污染对生态系统以及居民健康的影响，在评价基础上提出水污染综合防治方案。

下面以城市区域的环境质量评价为例予以阐述。比较全面的城市区域环境质量评价，包括污染源、环境质量、环境效应评价及综合评价，提出环境污染综合防治方案，为环境污染治理、环境规划制定和环境管理提供参考，以逐步改善环境质量，达到环境卫生标准或环境质量标准要求，保障人群健康（图 12－1）。

1. 污染源调查和评价 是为了查清污染源的类型、数量、分布和所排放的主要污染物，找出造成区域环境污染的主要根源。污染源一般有工业、农业、生活和交通污染源等。污染源评价首先应调查和实地监测污染源所排放污染物的浓度和绝对数量，再通过数理模型做出科学合理的评价，并确定该区域主要污染源和主要污染物。

2. 环境质量调查评价 是城市区域环境质量评价的核心内容。在对该区域内较重要的几项环境因

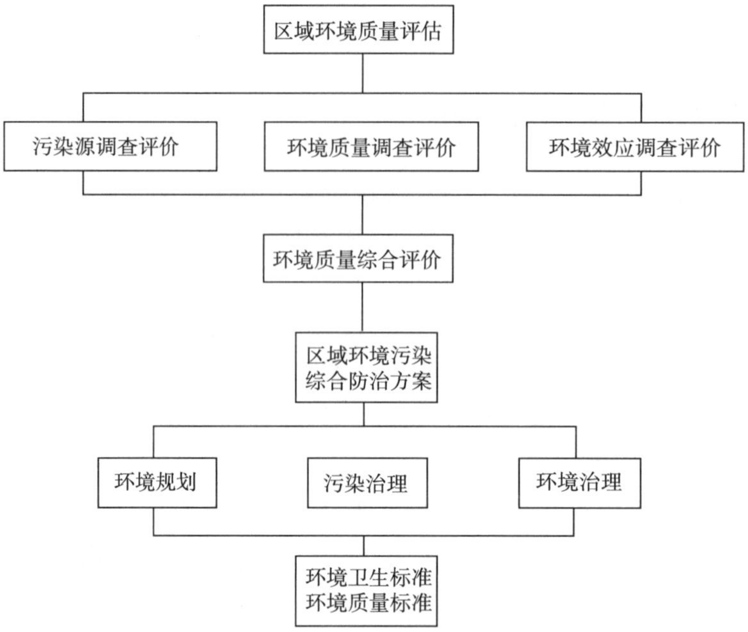

图 12－1　区域环境质量评价内容及其与环境污染综合防治的关系

素进行调查和监测的基础上，采用数理统计方法对监测数据做分析整理，然后依据环境卫生标准或环境质量标准进行评价。数理统计方法只能对监测项目逐个分别进行评价。

3. 环境效应评价　包括环境质量对生物群落、人群健康、社会经济等方面的影响，其中环境质量对人群健康影响尤为重要，是环境卫生学研究的核心问题。环境质量健康效应评价可采用环境流行病学调查和环境健康危险度评价的方法，对人群暴露状况、污染物的健康危害、污染水平与人群效应的相关性等做出评价。

第二节　环境质量现状评价 微课

一、污染源的调查评价

污染源是向环境排放或释放对环境和人体有害物质的场所、设备和装置。对污染源及其污染物评价目的是筛选出主要污染源和主要污染物，以此作为该区域环境治理的重点对象，同时还可评价污染防治的措施和治理的效果。污染源的评价是建立在污染源调查的基础上。污染源调查是查清评价区域内污染源的数量、类型、分布以及污染物种类和排放量。污染物排放量可以采用实地调查监测或物料平衡推算两种方法：①污染源实地调查监测，包括了解污染源的规模、位置、管理及污染物治理等情况，排放污染物的种类、理化及生物学特征，排放方式及排放规律，排放量和排放强度；②物料平衡推算，是根据生产过程中使用的燃料、物料及其单位时间内消耗的量，以及产物和副产物中有关成分含量，推算出转化为污染物的量。两种方法同时采用，互为补充。在污染源、污染物调查的基础上，对污染源和污染物的潜在污染能力做出评价。

污染源评价可以是单项污染物的评价，也可以是综合性的评价。

（一）对单一污染物的评价

采用污染物排放的相对含量（排放浓度）、绝对含量（排放体积和质量）、超标率（超过排放标准率)、超标倍数、检出率、标准差等来评价污染物和污染源的强度。当实测浓度大于排放标准时，标准差可以反映污染源排放强度，其值越大，表示排放越严重。标准差的计算如式 12-1 所示。

$$\delta=\sqrt{\frac{\sum(\rho_i-\rho_{oi})^2}{n-1}} \tag{12-1}$$

式中，δ 为实测值排放标准的标准差；ρ_i为污染物排放实测浓度，mg/m^3或 mg/L；ρ_{oi}为污染物排放浓度标准，mg/m^3或 mg/L；n 为某污染物排放浓度的监测次数。

（二）污染源综合评价

对污染物综合评价一般可采用等标污染负荷、排毒系数等方法。

1. 等标污染负荷 把 i 污染物的排放量稀释到其相应排放标准时所需的介质量。用以评价各污染源和各污染物的相对危害程度，其计算式为：

$$P_i=m_i/C_i \tag{12-2}$$

式中，P_i为 i 污染物的等标污染负荷；m_i为 i 污染物的排放量，kg/d；C_i为 i 污染物浓度的排放标准，mg/m^3或 mg/L。

某工厂几种污染物的等标污染负荷之和即为该厂的总等标污染负荷。同理，若评价区域内有若干个污染源（工厂等），则该区域总等标污染负荷为所有污染源的等标污染负荷之和。

此外，还可以计算污染物或污染源的等标污染负荷比。污染物等标污染负荷比是某污染物的等标污染负荷占该厂或该区域所有污染物总等标污染负荷的百分比。等标污染负荷比值最高的一种污染物，即为最主要的污染物。

污染物占工厂的等标污染负荷比

$$K=P_i/\sum P_i=P_i/P_n \tag{12-3}$$

污染源占区域的等标污染负荷比

$$K_n=P_n/\sum P_n \tag{12-4}$$

等标污染负荷比最高的工厂，即为该区域内最主要的污染源。所谓最主要的污染物和污染源，意味着该污染物和该污染源对评价区域环境污染的相对危害程度最大，应列为环境治理的重点。按等标污染负荷比的大小顺序排列各污染源和各污染物，即可列出环境污染治理的优先顺序。

2. "排毒系数"法 是表示某种污染物的排放量及其毒性对人群健康慢性危害程度的相对指标，计算式为：

$$F_i=m_i/d_i \tag{12-5}$$

式中，F_i为 i 污染物的排毒系数；m_i为 i 污染物的排放量，kg/d；d_i为 i 污染物的排放标准。

很多污染物对人体健康的危害可呈现为慢性中毒，故计算排毒系数的评价标准可选用污染物慢性毒作用的阈剂量（或阈浓度）：

废水 d_i = i 污染物的慢性毒作用阈剂量（mg/kg）×成人平均体重（55kg）。

废气 d_i = i 污染物的慢性毒作用阈浓度（mg/m^3）×成人每日呼吸空气量（$10m^3/d$）。

排毒系数，指假设每日排放的 i 污染物数量长期全部被人们吸入或摄入时，可引起呈现慢性中毒效应的人数。采用排毒系数同样可以计算区域内各污染源或各污染物的排毒系数及其占全区域总排毒系数的分担率。通过分担率大小的排序也可以确定环境污染治理重点对象的主要污染源和主要污染物。

二、环境质量评价方法的分类

目前常用评价方法有数理统计法、环境质量指数法、模糊综合评判法、灰色聚类法、密切值法等，其中最常用的、最经典的是数理统计法和环境质量指数法。

（一）环境质量评价方法的基本要素

环境质量的评价方法一般需具备监测数据、评价参数、评价标准、权重以及评价模式等。

1. 监测数据 是环境质量评价的基础。取得准确、足够有代表性的监测数据，必须通过周密的计划和布点，对环境要素中有代表性的监测指标进行监测。

2. 评价参数 即监测指标。环境要素是由监测指标来反映的。环境质量综合评价方法中应该根据评价目的选择最常见、有代表性、常规监测的污染物作为评价参数。实际工作中除了考虑评价参数的代表性、全面性外，也要考虑监测技术、工作量及费用等。一般除了常规监测指标外，可针对评价区域的污染源和污染物的排放实际情况，增加某些评价参数。

3. 评价标准 是评判环境质量优劣程度的依据，也是评价环境质量对健康影响的依据。通常采用环境卫生标准或环境质量标准作为评价标准。

4. 评价权重 由于各评价参数或评价的环境要素对健康的影响程度、对环境质量的影响程度以及对社会产生的反应均不相同，因此在评价中需要对各评价参数或环境要素给予不同的权重以体现其在环境质量中的重要性。

5. 环境质量评价模型 可以分为指数模型、分级模型等。

（1）指数模型 是对某一环境因子的监测指标计算所得，或由多个环境因子的监测指标综合算出。

（2）分级模型 是对观察和分析所得到的定量数值综合归类，明确其所赋予的环境质量等级，以此来反映该环境的健康效应或生态效应。

（二）数理统计法

数理统计法是环境质量评价的最基本方法。通过对原始监测数据的整理分析，可以获得环境质量的空间分布及其变化趋势，所得到的统计值可作为其他评价方法的基础资料，其作用是不可取代的。数理统计方法是对环境监测数据进行统计分析，求出有代表性的统计值，然后对照卫生标准或环境质量标准，做出环境质量评价。

（三）环境质量指数法

环境质量指数（environmental quality index），是将大量监测数据经统计处理后求得代表值，以环境卫生标准为评价标准，把它们代入专门设计的计算式，换算成定量评价环境质量的无量纲数值，就叫“环境质量指数”，也称“环境污染指数”。

环境质量指数可分为单要素的环境质量指数和总环境质量指数两大类。

1. 单要素的环境质量指数 有空气质量指数（air quality index）、水质指数（water quality index）、土壤质量指数（soil quality index）等。它们或是由若干个用单独某一个污染物或参数反映环境质量的“分指数”，或是用该要素若干污染物或参数按一定原理合并构成反映几个污染物共同存在下的“综合质量指数”。

2. 总环境质量指数 若干个单要素环境质量指数按一定原理可以综合成“总环境质量指数”，用于评价这几个主要环境要素作用下形成的“总环境质量”。

环境质量指数的计算，有比值法和评分法两种。比值法如前所述，是以 C_i/S_i 的形式作为各污染物的分指数。评分法是将各污染物参数按其监测值大小定出评分，应用时根据污染物实测的数据就可求得其评分。用比值法和评分法得到的若干个分指数可以构成一个综合质量指数，常用的构成方法有简单叠加法，即将各分指数叠加成一个综合指数。

三、环境质量评价方法的应用

（一）大气质量评价

目前应用最多的评价方法是大气质量指数法，下面介绍几种大气质量指数。

1. 比值算术均数型大气质量指数 该类指数是在比值叠加的基础上加以平均，其特点是计算简便，消除了选用参数个数的影响，但由于它是各分指数的平均值，故当只有某个分指数很高，而其余各分指数不高时，最后得出的综合质量指数值可能偏低，从而掩盖高浓度那个参数的影响。

如南京城区环境质量评价（1973 年）采用这种环境质量指数，其计算式为：

$$Q_{大气} = \frac{1}{n}\sum_{i=1}^{n}\frac{C_i}{S_i} \tag{12-6}$$

该指数选用 SO_2、NO_2 和降尘三个参数（$n=3$），计算 0.25km^2 内的分指数和大气综合质量指数。

此外，在此公式基础上，依据各参数的相对重要性赋以不同的权重（权值），形成加权算术均数型指数。实际上该式存在重复计权，因为评价标准的倒数本身就是一种权重。计算式为：

$$Q_{大气} = \frac{1}{n}\sum_{i=1}^{n}W_i\frac{C_i}{S_i} \tag{12-7}$$

式中，W_i 为第 i 项参数的权重。

2. I_1 大气质量指数 该指数是兼顾最高分指数和平均分指数的环境质量指数。它是由姚志麒教授推导的。他认为，在计算大气综合质量时，仅考虑平均分指数是不够的，因为大气中某种高浓度的污染物可能会对环境和健康产生较大危害，因此要适当兼顾最高分指数的影响。其计算式为：

$$I_1 = \sqrt{x \cdot y} \tag{12-8}$$

式中，I_1 为大气质量指数；x 为最高分指数，即各个 C_i/S_i 值中的最高值；y 为平均分指数，即各个 C_i/S_i 比值中的平均值。

这种大气质量指数的特点是除了简单、便于计算外，它适当兼顾了最高分指数的影响，且保持一定的含义：当各分指数都等于 1 时，I_1 等于 1；当各分指数都等于 2 时，I_1 等于 2，依此类推。根据大气质量指数 I_1 的值，一般可将大气质量分为 5 级（表 12－1）。

表 12－1 按大气质量指数（I_1）划分的大气质量级别

大气质量指数（I_1）	大气质量分级	大气质量评语
≤0.49	Ⅰ	清洁
0.50～	Ⅱ	尚清洁
1.00～	Ⅲ	轻污染
1.50～	Ⅳ	中污染
≥2.00	Ⅴ	重污染

大气质量指数（I_1）曾被用于评价上海市历年大气质量变化的趋势。

3. 大气污染超标指数 该指数也是原上海医科大学姚志麒教授设计（1979 年），它反映了监测期内若干种污染物屡次出现超标高浓度的总状况。污染超标指数由若干个超标分指数综合而成。其超标分指数是以历次超标浓度总和的数量，除以相应卫生标准，并乘上修正系数（未完成监测的次数与计划完成次数的相对比例）加以计算的。计算式如下：

$$I_2 = \sqrt{E_1^2 + E_2^2 + \cdots + E_N^2} \tag{12-9}$$

$$E_i = \alpha \cdot \frac{A_i}{S_i} \tag{12-10}$$

式 12－9 和 12－10 中，I_2为污染超标指数；E_i为 i 污染物的超标分指数；A_i为 i 污染物全年监测数据中超过或等于 S_i，（日平均或 1 小时最高容许浓度）的历次高浓度的累计总和；S_i为 i 污染物的卫生标准（日平均或 1 小时最高容许浓度）；

α 为修正系数，由于全年实际取得的有效实测数据有可能不满原订监测计划规定的次数要求，故引入修正系数 α。

假设某市大气监测项目包括 SO_2、NO_2、总悬浮颗粒和铅四种污染物，则大气污染超标指数为：

$$I_2 = \sqrt{E_S^2 + E_N^2 + E_P^2 + E_L^2} \qquad (12-11)$$

式中，E_S、E_N、E_P、E_L，依次分别代表 SO_2、NO_2、总悬浮颗粒和铅四个超标分指数。

4. 分段线性函数型大气质量指数　这类指数的各分指数与其实测浓度呈分段线性函数关系，指数的表示也以各分指数分别表示或选择最高的表示，并赋予其健康效应含义和应采取的措施。最有代表性的是 1976 年美国的"污染物标准指数（pollutant standard index，PSI）"。美国自 1979 年起将其作为大气质量评价的统一方法。PSI 指数的参数包含 SO_2、NO_2、CO、O_3、颗粒物，以及颗粒物与 SO_2的乘积，具体内容可参考其他书籍。

我国目前使用的环境空气质量指数（air quality index，AQI）也是按照 PSI 原理建立的每天或者每时向社会上报告的空气质量指数，因此被称为我国城市空气质量日报或时报。该指数所选用的参数为 PM_{10}、$PM_{2.5}$、SO_2、NO_2、CO、O_3。对各项目的评价执行《环境空气质量标准》（GB 3095—2012）中的二级标准，具体指数的分级及浓度限值见表 12－2。表 12－2 中各参数的浓度限值为：必测参数的日均值是日报报告周期内各小时浓度的平均值；SO_2、NO_2、CO、O_3的小时均值是指日报报告周期内小时浓度最大值。

表 12－2　空气质量指数对应的污染物浓度限值

空气质量分指数 AQI	二氧化硫（SO_2）		二氧化氮（NO_2）		颗粒物 ≤10um	一氧化碳（CO）		臭氧（O_3）		颗粒物 ≤2.5um
	24 小时平均	1 小时平均[1]	24 小时平均	1 小时平均[1]	24 小时平均	24 小时平均	1 小时平均[1]	24 小时平均	1 小时平均[1]	24 小时平均
0	0	0	0	0	0	0	0	0	0	0
50	0.050	0.150	0.040	0.100	0.050	2	5	0.160	0.100	0.035
100	0.150	0.500	0.080	0.200	0.150	4	10	0.200	0.160	0.075
150	0.475	0.650	0.180	0.700	0.250	14	35	0.300	0.215	0.115
200	0.800	0.800	0.280	1.200	0.350	24	60	0.400	0.265	0.150
300	1.600	[2]	0.565	2.340	0.420	36	90	0.800	0.800	0.250
400	2.100	[2]	0.750	3.090	0.500	48	120	1.000	[3]	0.350
500	2.620	[2]	0.940	3.840	0.600	60	150	1.200	[3]	0.500

说明：[1] 二氧化硫（SO_2）、二氧化氮（NO_2）和一氧化碳（CO）的 1 小时平均浓度限值仅用于实时报，在日报中需使用相应污染物的 24 小时平均浓度限值；

[2] 二氧化硫（SO_2）1 小时平均浓度值高于 0.800mg/m^{3}的，不再进行其空气质量分指数计算，二氧化硫（SO_2）空气质量分指数按 24 小时平均浓度计算的分指数报告；

[3] 臭氧（O_3）8 小时平均浓度值高于 0.800mg/m^{3}的，不再进行其空气质量分指数计算，臭氧（O_3）空气质量分指数按 1 小时平均浓度计算的分指数报告

5. 空气质量预报　是对未来某一区域空气质量的预测。所谓预报，一般是对未来 24～36 小时污染物浓度的定量预报。城市空气污染预报一般是对 200km 以内空气污染的时空分布预报。其水平影响范围可大于 3000km，其垂直尺度必须考虑到整个对流层。目前国内外做预报的污染物项目多为 SO_2、NO_2、CO、PM_{10}等。某一段时间内地形条件和排放状况是相对稳定的，此时影响大气质量的主要是气象因子，如风速、雾、雨、相对湿度等。

6. 普适指数 国内学者提出采用S形曲线表示空气污染物对环境空气质量的危害程度，并用遗传算法对公式中的参数进行优化，得出一个对多种空气污染物通用的环境空气质量评价的普适指数公式。以二氧化硫、氮氧化物、二氧化氮、可吸入颗粒物、总悬浮颗粒物、一氧化碳、降尘这七项指标为参数。

（二）水环境质量评价

1. 比值简单叠加型的水质指数 上海市在评价黄浦江有机污染程度时，采用"有机污染综合评价值（A）"（1981年），计算式如下：

$$A = \frac{BOD_i}{BOD_0} + \frac{COD_i}{COD_0} + \frac{(NH_3 - N)_i}{(NH_3 - N)_0} + \frac{DO_S - DO_i}{DO_S - DO_0} \quad (12-12)$$

式中，BOD、COD、NH_3-N、DO代表生化需氧量、化学耗氧量、氨氮、溶解氧四项参数；下角i表示实测值，下角0代表评价标准。DO_S表示某温度时水中溶解氧饱和含量；四项参数均以mg/L为单位。

2. 算术均数型的水质指数

（1）水质综合污染指数 该指数是一种算术均数型的水质指数，选用高锰酸盐指数、BOD_5、COD、氨氮、石油类、挥发性酚、总磷、总汞八种指标为参数。

$$P = \frac{1}{n}\sum_{i=1}^{n} P_i \quad (12-13)$$

$$P_i = \frac{C_i}{S_i} \quad (12-14)$$

式中，P为水质综合污染指数，P_i为某污染物的分指数；C_i为污染物实测浓度的平均值；S_i为评价标准。根据水质综合指数来判别水体污染程度是相对的，即对应其水体功能要求评价其污染程度。$P \leq 0.8$为合格，表明水质指标基本上能达到相应的功能标准，个别超标（1倍以内）。$0.8 < P \leq 1.0$为基本合格，有少数指标超过相应类别标准，但水体功能没有明显损害；$1.0 < P \leq 2.0$为污染，多数指标超过相应的标准，水体功能受到制约。$P > 2.0$为重污染，各项的总体均数已超过标准1倍以上，部分指标超过数倍，水体功能受到严重危害。

（2）污染断面的综合污染指数 综合污染指数评价指标一般选用CODmn、BOD_5、NH_4-N、NO_2-N、NO_3-N、挥发性酚、总氰化物、As、Hg、Cd、Pb、六价铬12项水质指标。

3. 水质类别判定 目前我国水质评价除了综合污染指数外，还采用生态环境部颁发的《地表水环境质量评价办法（试行）》（环办〔2011〕22号），该办法依据《地表水环境质量标准》（GB 3838—22）和有关技术规范，主要用于评价全国地表水环境质量状况，以及按功能区划分的地表水环境功能区达标评价。

4. 评分加权征询法 该指数是由美国学者R. M. Brown建立的，从35项水质参数中选定9项水质评价参数，专家对各参数的评分尺度。评分范围从0到100分，以0分代表最差水质，100分代表最佳水质。然后，收集所有专家的评分曲线加以统计，整理成平均的评分曲线。

5. 综合营养指数 生态环境部于2004年提出《湖泊（水库）富营养化评价方法及分级技术规定》，其湖泊（水库）富营养化状况评价方法，该方法综合了叶绿素、总氮、总磷、透明度和化学耗氧量5种常见参数的综合评价指数。

6. 水体的生物学评价 首先应对生物学个体与种群进行监测，掌握水体中某断面、某水期或全年的水生生物的种属数、生物密度（单位面积中水生生物的个体总数）、优势种属占总数百分比。然后根据评价目的采用适当的评价方法加以评价。

（1）污生指数（saprobic index，SI） 源于污生系统。污生系统把水体按污染程度划分成多污带、α-中污带、β-中污带、寡污带和清水带，生物按其在不同污生带的存在与否被相应划分为多污、α-

中污、β－中污、寡污和清水的指示种类。

污生指数根据不同生物的种类及其出现的频率，分别给予分值，计算后根据 SI 值评价水体污染程度。该指数适用于采用浮游植物、着生藻类、着生原生动物评价水体有机污染。它反映了生物种类在各污染带的指示意义和指标作用的强弱，较单纯生物指示法全面。

（2）均衡度指数　该方法将实测的多样性指数 H 与一定的 S 值时的最大 H 值（H_{max}）相比较，得出均衡度指数 e。

采用浮游植物、着生生物和底栖动物监测水体有机污染状况时，可采用均衡度指数进行评价。均衡度指数除了反映种类数、个体总数和个体数外，还反映各种个体数的分布情况，能更准确地反映水体污染程度。

（三）土壤环境质量评价

土壤环境质量评价因子一般有重金属类，如汞、镉、铅、铜、铬、镍、砷等；有机毒物，如氰、酚、DDT、六六六、BaP、多氯联苯等。也可以根据评价目的选择评价因子。土壤环境质量评价方法如下。

1. 生物法　即根据土壤中的生物反应土壤污染，如用植物叶片、长势和产品来判断土壤污染状况。

2. 毒理法　即根据土壤、作物及人体摄入量的关系来评价土壤污染。

2005 年 4 月至 2013 年 12 月，环境保护部会同国土资源部开展了首次全国土壤污染状况调查。调查的范围是除香港、澳门、台湾以外的陆地国土，调查点位覆盖全部耕地，部分林地、草地、未利用地和建设用地，实际调查面积约 630 万平方公里。调查采用统一的方法、标准，基本掌握了全国土壤环境总体状况。

调查结果显示，全国土壤环境状况总体不容乐观，部分地区土壤污染较重，耕地土壤环境质量堪忧，工矿业废弃地土壤环境问题突出。全国土壤总的点位超标率为 16.1%，其中轻微、轻度、中度和重度污染点位比例分别为 11.2%、2.3%、1.5% 和 1.1%。从土地利用类型看，耕地、林地、草地土壤点位超标率分别为 19.4%、10.0%、10.4%。从污染类型看，以无机型为主，有机型次之，复合型污染比重较小，无机污染物超标点位数占全部超标点位的 82.8%。从污染物超标情况看，镉、汞、砷、铜、铅、铬、锌、镍 8 种无机污染物点位超标率分别为 7.0%、1.6%、2.7%、2.1%、1.5%、1.1%、0.9%、4.8%；六六六、滴滴涕、多环芳烃 3 类有机污染物点位超标率分别为 0.5%、1.9%、1.4%。

（四）生态环境质量评价

生态环境质量评价是对生态环境优劣度及动态变化状况进行的评价。生态环境部 2015 年实施《生态环境状况评价技术规范》（HJ 192—2015），旨在加强生态环境保护，充分发挥环保部门统一监督管理的职能，综合评价我国生态环境状况及变化趋势，对评价内容和评价方法作了明确的阐述规定。

评价内容一般包括：

1. 生物丰度　即被评价区域内生物多样性的丰贫程度。

2. 植被覆盖指数　包括被评价区域内林地、草地及农田三种类型的面积占被评价区域面积的比重等。

3. 水网密度指数　包括被评价区域内河流总长度、水域面积和水资源量及其占被评价区域面积的比重等。

4. 土地退化指数　如风蚀、水蚀、重力侵蚀、冻融侵蚀和工程侵蚀的面积及其占被评价区域面积的比重。

5. 污染负荷指数　如单位面积上担负的污染物的量等。具体计算方法本章不做阐述。

四、环境对人群健康影响的评价

环境对人群健康效应评价是环境质量评价的一项重要内容，对阐明环境与人群健康影响有着非常重要的意义，人群健康效应评价是卫生工作者的重要职责，也是环境卫生学的主要研究内容。

环境健康效应评价中，广泛应用环境流行病学调查方法，研究环境质量与人群健康效应的关系。近年来，较多采用危险度评定的方法对环境污染的健康影响做定性及定量的评价。

人群效应评价首先应做好人群环境污染暴露评价工作。因此暴露评价的正确与否对阐明人群健康效应量效关系的正确性至关重要。关于暴露评价内容与方法本章不做赘述。

（一）人群健康效应评价的一般内容与方法

1. 一般内容 人群健康效应指标应具有代表性、可比性和可靠性。人群健康效应评价首先应选择好暴露人群和对照人群。为保证对人群健康效应测量的可靠性，应严格选定不同暴露水平的人群和对照人群，由于大多环境因素对人群健康影响是低浓度和弱效应，应采用敏感和高危险人群，如儿童、老年人等，容易观察到不良效应。在调查设计上应保证随机和数量足够，暴露与对照人群选择应符合统计设计要求。

人群健康效应指标可以是敏感的生理、生化及免疫指标，也可以采用疾病或死亡来反映环境污染的效应指标。前者可以采用各种特异性和非特异性生物学效应指标，以及疾病前期亚临床的健康效应指标。后者可以采用一般疾病以及与环境污染有关疾病的发病率、患病率、死亡率、疾病构成比、死因构成比等资料。人群健康效应评价上应注意观察人群的遗传背景、年龄、性别、营养状况、生理状况（妊娠期或哺乳期）、一般健康状况，以及先前的暴露（如职业暴露等）情况。

2. 评价方法 在分析和评价环境污染的效应时，可以采用横断面调查、病例对照研究、队列研究的方法。一般根据研究目的，选择不同的研究类型及分析方法。如在研究大气污染的短时间暴露的健康效应时，可以采用时间序列分析法。污染物低浓度长期作用以及多种污染物联合作用的健康效应分析可以采用大规模人群的队列研究或多元回归分析法，也可以根据目前已有的文献资料进行 meta 分析。总之，人群健康效应评价应分析环境质量及人群的暴露与健康效应之间是否存在内在的联系，是否有暴露－反应关系。利用人群健康危险度评价方法评价环境污染的健康效应，是近 20 年来国内外逐步进入环境评价领域的一项工作。

（二）环境污染健康影响评价

环境污染健康影响评价是对现有环境污染，包括长时间污染物排放或突发性事故引起的环境污染，对健康造成影响的评价，有别于环境健康影响评价。它有比较系统的评价方法和程序，并趋于逐步完善，是得到国际公认的科学评价体系。我国原卫生部于 2001 年 6 月颁布了《环境污染健康影响评价规范（试行）》。这对于科学、正确、公正地评价环境污染对人群健康的危害和环境污染的健康影响事件，维护民众健康权益，解决排污单位和受污染人群的争议和纠纷有了统一的规范。

环境污染健康影响评价方法包括健康危害评价法和健康危险度评价法两种评价方法，这里仅对健康危害评价法的步骤做一介绍。

1. 现场初步调查 调查内容包括环境污染健康危害的事实经过、性质、起因和特点；高危人群的范围、暴露特征，患者的临床特征和分布特征；污染源、污染物、污染途径及暴露水平；做好人证和物证的收集取证；初步确定主要污染源和污染物。

2. 健康效应评价 包括健康危害确认，做好人群调查提出可疑环境因素，选择好对照人群和生物标志。

3. 暴露评价 收集环境背景资料，详细描述污染发生的时间、地点、影响范围。污染物的排放量、排放方式和途径、在环境中的稳定性，是否造成二次污染。暴露的测量方法可采取问卷调查、环境监测或个体采样、生物监测等方式，并描述和分析主要污染源、污染物、暴露水平、时间、途径与严重程度等，做好综合暴露的评定。

4. 病因推断及因果关系判断 根据以下7项标准对病因做出综合评价：①时间顺序；②强度；③剂量－反应关系；④暴露与疾病分布的一致性；⑤可重复性；⑥生物学合理性；⑦终止效应等。

病因判定要求研究结果在满足前四条中的任何三条及后三条中的任何一条时，可判定因果关系。

第三节　环境影响评价

一、环境影响评价的概念和作用

1. 环境影响（environmental impact） 是指人类活动导致的环境变化以及由此引起的对人类社会的效应，包括人类活动对环境的作用和环境对人类的反作用两个方面。环境影响既强调人类活动对环境的作用、又强调这种变化对人类反作用。环境影响按影响的来源可分为直接、间接和累积影响；按影响效果分为有利和不利影响；按影响性质分为可恢复和不可恢复影响；按建设项目的不同阶段分为建设阶段的、运行阶段的和服务期满后的影响等。

2. 环境影响评价（environmental impact assessment） 是环境质量评价的一项重要内容，是指对规划和建设项目实施后可能造成的环境影响进行分析、预测和评估，提出预防或减轻不良影响的对策和措施，并进行跟踪监测的方法与制度。联合国《里约环境与发展宣言》指出：环境影响评价是一种国家手段，国家主管当局应对拟议中可能对环境产生重大不利影响的活动，进行环境影响评价并做出有关决定。我国于2002年10月28日颁发了《中华人民共和国环境影响评价法》，2018年12月进行二次修订。根据该法，环境影响评价工作既是一种方法又是一种制度，目的是预防因规划和建设项目实施后对环境及人类健康造成不良影响。环境影响评价一般限于对环境质量有较大影响的各种规划、开发计划、建设工程等。环境影响评价必须客观、公开、公正，综合考虑规划或建设项目实施后对各种环境因素及其所构成的生态系统可能造成的影响，以达到消除或减轻环境污染的目的，为项目的合理选址及行政决策等提供科学依据。

我国颁布的《中华人民共和国环境保护法》规定，企业在新建、扩建和改建工程时，必须提供环境影响报告书，经有关部门审批后方可实施。国家把环境影响评价作为一项专门法律来执行，成为以贯彻预防为主，从根本上协调经济发展和环境保护关系、防患于未然的一项重要且行之有效的环境管理手段。环境影响评价是正确认识经济发展、社会发展和环境发展之间相互关系的科学方法，是正确处理经济发展，使之符合国家利益和长远利益，强化环境管理的有效手段，对确定经济发展方向和保护环境等一系列重大决策都有重要作用。具体表现为：①保证开发活动选址和布局的合理性；②指导环境保护设计，强化管理；③为区域的社会经济发展提供导向；④推进科学决策、民主决策进程；⑤促进相关环境科学技术的发展。

知识链接

碳排放与环境影响

随着我国工业化进程的加快、经济的快速发展和人民生活水平的提高，对煤炭、石油等传统石化能源的消耗也在增加，这造成碳排放问题日益突显，严重危及我国经济、社会可持续发展。在可预见的

“十四五”阶段乃至未来较长的一段时期里，我国仍将广泛使用石化能源，也相应地增加碳排放总量，如不针对性地加强对碳排放的控制，将严重制约我国长远发展，并违背绿色、低碳、循环、可持续的新发展理念。因此，加强对传统石化能源使用的控制，将碳排放与大气污染物排放纳入环境影响评价中，具有必要性和可持续性。要不断改善结构，在技术、政策、经济、社会等多方面进行全方位的配合和协调，以碳达峰碳中和为发展目标，将碳排放纳入环境影响评价，以更全面、更准确地评估传统石化能源规划、项目或政策对环境的影响，从而制定更科学、更有效的环保措施，达到减少碳排放、保护生态环境的目的。

二、环境影响评价的内容和程序

（一）环境影响评价的内容

环境影响评价包括建设项目和规划环境影响评价。

1. 建设项目环境影响评价 是根据项目对环境的影响程度，实行分类管理；全面评价可能造成重大环境影响的项目；进行分析或者专项评价可能造成轻度环境影响的项目；环境影响很小的则不需要进行环境影响评价。前两类项目应当编制环境影响报告表，后一类填报环境影响登记表。建设项目的环境影响报告书包括：①建设项目概况；②建设项目周围环境现状；③建设项目对环境可能造成影响的分析、预测和评估；④建设项目环境保护措施及其技术、经济论证；⑤建设项目对环境影响的经济损益分析；⑥对建设项目实施环境监测的建议；⑦环境影响评价的结论。

2. 规划环境影响评价 是指对规划实施后可能造成的环境影响进行分析、预测和评估，提出预防或减轻不良环境影响的对策和措施，进行跟踪监测的方法与制度。规划环境影响评价基本内容：①规划分析；②环境现状调查、分析与评价；③环境影响识别与确定环境目标和评价指标；④环境影响预测与评价；⑤规划方案综合论证和优化调整建议；⑥环境影响减缓对策和措施；⑦评价结论等。

环境影响评价可根据评价对象和要求作单一污染物，或对大气、水、土壤、生物等环境要素分别或综合进行环境影响评价。有的建设项目还影响当地生态环境或需要移民安置，从而对人群健康带来新的问题。卫生行政部门关心的重点问题是拟建项目对周围环境质量引起的变化及其对人群健康可能产生的不良影响。

（二）环境影响评价的工作程序

环境影响评价程序指按一定的顺序或步骤指导完成环境影响评价工作的过程，可分为管理程序和技术工作程序。管理程序用于指导环境影响评价的监督与管理；工作程序用于指导环境影响评价的工作内容和进程。在我国环境影响评价程序中，凡进行可行性研究的项目，环境影响评价与可行性研究应同时进行。环境影响评价的技术工作程序如下。

1. 熟悉政策 了解和研究与拟评项目有关的法规、标准、文件和资料。

2. 识别拟评项目中对环境有影响的活动 重点研究有重大影响的活动。制订环境影响评价计划草案。由评价单位拟定环境影响评价计划草案，内容包括环境影响评价预定目标、完成期限、组织形式、经费预算等。

3. 环境要素预测与评价 识别环境要素及其质量参数，确定评价专题，搜集自然环境和社会环境的基本资料。根据需要开展环境背景状况的监测工作及污染物迁移转化规律的研究，在此基础上评价受影响地区的环境质量，确定评价范围和评价等级。

4. 拟定环境影响评价大纲，制定环境影响评价详细方案 评价单位应根据草案要求进一步调查研究，提出切实可行的环境影响评价方案，编制评价工作大纲。

5. 初步环境影响评价 建立环境变化预测模型，预测结果最好定量的，至少要定性地说明影响程度；并根据预测结果，对项目的环境影响做出评价，判断影响后果及可接受性，提出评价结论。

6. 环境影响的预防措施 评价结果表明该项目对环境影响较大，需要提出减少或消除有害影响的措施方案。

7. 编写环境影响综合评价报告 报告编写完成后提交环境保护主管部门审批。

三、环境影响评价方法

（一）环境影响评价方法概要

科学预测是正确评价的基础。拟建项目环境影响预测方法应遵循的原理：在掌握拟建项目的污染物排放状况及环境条件的基础上，运用适当的数学模式或采用类比方法来预测其建成后对环境的污染程度；综合现有的环境质量状况，推测其建成后的变化。建设项目环境影响评价方法按照功能可分为环境影响识别、环境影响预测以及环境影响综合评价法三类。环境影响评价需做好以下几方面的工作。

1. 环境现状的调查 掌握环境质量现状和本底值，对准确预测、评价项目建成后环境质量的变化情况具有重要意义。环境现状的调查范围大于评价范围。

调查内容一般应包括：①现有工业和生活污染源情况、当地的环境状况，如地形、地质、水文和气象资料；②自然资源和自然保护区，如名胜古迹、风景旅游区、疗养区、现有工矿企业，生活居住区分布；③人群资料，如人口密度、地方病、自然疫源性疾病及居民健康状况；④大气、水、土壤等环境质量现状。

环境现状的调查方法：①收集资料法，特点是省时省力、省钱且收效快；②现场调查法，特点是能获得第一手资料，但工作量大；③遥感法，能整体地了解环境质量状况，但精确度较差，一般可作为辅助方法。

2. 拟建项目工程概况 项目名称、性质和建设目的；选址地理位置；建设规模；产品和主要工艺，主要原料，燃料和水的耗用量及来源；废水、废气、废渣、粉尘、放射性废弃物等的种类、排放量和排放方式；废弃物综合利用和处理的设施和最终处置；职工人数和生活区布局，占地面积；卫生防护带设置；建设项目发展远景等。

3. 环境影响预测与评价 环境影响预测是要了解某区域环境在受到污染的过程中，有关环境质量参数在时间和空间上的变化量。预测结果的正确性除了对上述资料的掌握程度外，还取决于预测方法。目前最常用的预测方法为统计推断法和因果模式预测法。

（1）统计推断法 是选用最恰当的公式去逼近已掌握的环境质量资料，再用该公式预测项目实施后的环境质量。该方法取决于原始资料的数量与质量和拟合的数学公式及参数的确定。

（2）因果模式预测法 是依据污染物在环境中的迁移、扩散、转化、富集规律的数学模式和项目对环境的影响，如排放状况等，以及当地环境实际状况等，来计算项目实施后的环境质量。

还可以采用类比分析和专家系统法等，预测建设项目对环境的影响。

得到预测结果后，再根据环境卫生标准或环境质量标准来评价当地的环境质量发展目标和环境允许污染负荷要求，进行环境影响评价，并提出环境保护措施。环境保护措施一般应针对厂址的合理布局、污染物排放的控制指标、污染防治措施、生产管理和环境管理、土地利用和绿化等。

（二）工程项目对大气环境影响评价方法

以拟建项目建成投产后对大气环境的影响评价为例，介绍环境影响评价的步骤和方法。在对拟建项目影响评价时，需要通过审阅设计资料及向气象部门等了解以下情况及参数，在此基础上采用扩散模式，对评价范围内大气污染物浓度做出预测，并提出建议。

1. 拟建工程污染物排放情况 了解排放污染物种类、浓度、排放量，治理设施及其效率、排放高度等数据，同时，还应计算各污染源和各污染物的分担率，掌握拟建项目给评价区带来的污染物增量，作为预测周围地区大气污染浓度的依据。

2. 现有大气污染状况 评价区内现有污染源及其排放污染物种类和数量，各污染源和污染物的分担率，评价区域内大气质量现状。如现有资料缺乏，可通过实地监测来获取。一般可根据当地主导风向选择一定数量监测点，于冬、夏两季，对该地主要污染物及拟建工程所要排放的主要污染物进行监测。

3. 污染物扩散状况的预测 如污染物为点源排放，评价区域范围，一般取烟囱或排毒塔等几何高度的30～40倍距离作为评价区半径。污染源下风侧大气中污染物浓度分布状况，可采用大气扩散模式进行计算和预测。大气扩散模式是根据污染气象学，研究大气运动对污染物的输送扩散作用后获得的。不同的气象、排放状况、地形等条件具有不同类型的扩散模式。

（1）气象条件 风向频率、风速、太阳辐射、大气稳定度、逆温出现频率和逆温层高度、混合层高度等。

（2）污染源及污染物参数 污染源有点源、线源、面源之分；污染物的形态是固体、气体还是液体；排放呈连续性或间歇性；浓度的平均时间，如短时间浓度、日平均和年日平均浓度。

（3）污染源周围地形 如平原、丘陵、山地、海滨等。复杂地形作大气扩散计算时，由于湍流较强，采用各种经验公式确定扩散参数不准确，因此应尽量采用实测或通过实验室模拟实验测定。大气影响评价中，常需按上述不同的参数，分别计算和预测拟建项目对评价区内若干点上的大气污染浓度。除正常生产和最常见的气象条件外，有时还需结合最不利气象条件和一旦出现生产事故时的排放量进行预测。

4. 评价和建议 求得拟建项目对周围可能产生的大气污染影响后，把拟建项目对地面各点可能形成的污染浓度，与相应各点大气质量现状浓度叠加起来，得到评价区域地面各点的大气污染复合浓度。对照大气卫生标准或大气环境质量标准，可分析拟建项目建成投产后，周围地区大气污染是否超标，在何种条件下大气污染出现超标，超标的概率、范围和程度，是否影响附近的居住区、医院、学校等。根据各污染物复合浓度计算大气综合质量指数，与现状进行对比。对拟建项目选址是否合理，排放的污染物数量和废气净化除尘设施能否保证周围地区大气质量符合标准等方面做出评价，提出进一步控制大气污染的对策建议。

四、环境健康影响评价

（一）环境健康影响评价概述

环境健康影响评价（environment health impact assessment，EHIA）是预测、分析和评估规划和建设项目实施后，可能造成的环境质量变化而带来的人群健康影响及其安全性。并非所有工业建设项目都需进行环境健康影响评价，但大型的规划、工业建设和水利工程等，应当进行环境健康影响评价。为了使环境影响评价成为一项全面而协调的工作，卫生专业人员必须参与到多学科的工作组中去，加强合作。环境健康问题要有公共信息和公众参与。

环境健康影响评价首先要筛选污染物和确定污染范围。对健康有特殊意义的影响参数（污染物等），应提供流行病学和毒理学有关证据，掌握接触途径及可能的健康影响，可采用环境流行病学调查，收集人口统计资料、发病率、死亡率及暴露评价资料等。结合建设项目对生活居住环境可能的影响，计算、预测对人群健康影响。评价有害环境因素的重要性和可接受性，提出防止或减少有害因素影响的方法，如改变发展计划或改变选址。

健康影响预测是依据历史的暴露－反应关系对未来的健康影响做出推断。因此，环境健康影响评价的难点在于：缺乏污染物危害的足够证据，尤其是定量的证据；环境中污染物浓度的时空变化及相互作用。健康效应可能具有间接性、多样性和非特异性。如 SO_2除了其本身的健康效应外，还可形成酸雨危害健康。健康效应还存在生物学差异，受年龄、环境、膳食、营养和生活方式等多因素的综合影响。

（二）环境健康影响评价方法

1. 工业建设项目的环境健康影响评价

（1）健康影响因素的识别　调查拟建工业的生产工艺、原材料、成品中的有害物质，包括耗用量、贮存、运输和流失情况等。弄清拟排放的各种污染物种类和数量，包括正常生产期间连续和间歇排放、无组织排放及生产事故中排放的污染物。应尽量查明物料和污染物的理化性状，包括易燃性、易爆性、腐蚀性、放射性以及急慢性毒作用、致癌、致畸、致突变等毒理学资料。

（2）健康影响的估计　估算受影响的人群范围和影响的性质及程度。项目实施后人群的健康影响包括：①该项目未建前的人群健康状况基线资料，通过收集当地人群健康状况的统计资料或进行健康调查；②项目实施后对健康影响的增量，通过环境影响评价，预测出拟建工业项目对周围地区的环境质量影响，如污染物浓度的增量，预测范围内人群可能的暴露状况；在此基础上，运用环境流行病学、毒理学及健康危险度评价资料，估计剂量－反应或暴露－反应关系，包括死亡率和发病率变化，及与该项目主要污染物有关的健康影响指标的变化。

环境健康影响预测的基本方法如下。

1）专家预测法：有关专家根据该项目对环境影响的规模，运用环境卫生学知识预测人群健康的影响。

2）趋势外推法：用环境流行病学方法得到暴露－反应关系的延伸，预测该项目对人群健康的影响。通过不同时间、空间的发病率曲线或等级图形，预测某种健康影响的发展。

3）类比法：如参考与拟建项目类型相同的现有项目的环境流行病学资料，推测拟建项目对周围人群健康的影响。注意与类比项目一般特征、污染物排放及环境特征的相似性。

（3）预防措施的建议　环境健康影响评价后，卫生行政部门应对拟建项目提出预防或减轻健康影响的建议，包括：改变选址或修改工艺设计，改用无毒害的原材料，改进有毒有害物料的运输和贮存，削减污染物排放量，杜绝“跑、冒、滴、漏”和减少无组织排放，强化生产管理，防止生产事故，建立卫生防护带并加以绿化，制订环境监测计划和突发性生产事故的应急救援方案等。工业项目建成投产后，卫生行政部门应对周围环境质量进行监测和监督，对周围地区人群的健康状况进行调查，如发现问题，应对生产单位提出进一步做好环境保护和减轻不良影响的建议。

2. 水利建设项目的环境健康影响评价　水利建设项目包括开发水资源满足防洪、灌溉、发电等需要的工程。水利建设涉及水文条件和生态环境的改变，可引起一系列人群健康问题，并造成多种疾病的流行。这些疾病主要是自然疫源性疾病、地方病、虫媒传染病和介水肠道传染病。如某些自然疫源性疾病的疫区，可能会因为病媒动物和居民的迁移而扩大。水库蓄水为钉螺的滋生和蔓延提供有利的环境，从而为血吸虫病传播创造了条件。鼠类原有栖息地被改建成水库后，鼠类活动和繁殖的场所迁至新居民点，可导致流行性出血热和钩端螺旋体病的发病增加或造成流行。水库区居民至新居民点，如饮用某些微量元素含量过多或过少的地下水，可引起生物地球化学性疾病。水利工程使水流变慢，蚊子密度增高，可导致疟疾和丝虫病。作饮用水源的水库，若未彻底清理库区，或对沿岸排放污水不加控制，造成水质污染，可引起介水传染病或化学中毒。施工期大量民工集居，也会造成各种传染病的流行。因此，对大中型水利工程施工期和运行期可能出现的环境健康影响必须详细评价，拟订全面而周密的预防对策方案。

水利工程评价：首先应收集资料或通过现场调查，掌握水利工程环境影响的自然疫源地状况、自然环境因素、疫源地等有关资料和参数。水利工程环境影响资料包括如下内容。

（1）工程的基本概况　如工程的用途、工程的基本指标。

（2）地理、水文状况　如气象、经纬度、地质、地貌、水文、植被等。

（3）人口资料　如年龄、性别、职业、人口动态、人口预测、死因构成、死亡率、平均期望寿命等；自然疫源性疾病、虫媒传染病和介水肠道传染病等的发病率、患病率、死亡率以及一般健康状况资料。

（4）环境卫生及其设施　如环境中主要污染物含量、供水系统资料（包括集中式和分散式给水）、自来水普及率、排水系统资料，以及粪便、垃圾、污物收集和处理资料。

（5）病媒昆虫及动物资料　如病媒动物种群及其密度、分布和消长规律，以及滋生地等。

自然疫源地状况包括：疫源地性质、范围，以及参与传播疾病的动物种群、数量、活动强度；自然环境因素，如气象、地理等；水利工程对疫源地可能的影响，如病媒生物的生存和繁殖条件、迁移等。

再根据预防医学有关学科的知识，自然疫源性疾病、虫媒传染病和介水肠道传染病等健康影响的发生、发展和演变规律，预测和判断工程建成后健康危害的发展趋势及影响程度。最后，卫生行政部门应从防病灭病角度对钉螺、鼠、蚊等提出控制和消灭措施，对移民方案、新居民点的选址和规划、库底的卫生清理、饮用水源的防护和施工期工地卫生等方面，提出卫生措施的建议。

练习题

答案解析

一、单选题

1. 根据《中华人民共和国环境影响评价法》，下列叙述正确的是（　）
   A. 环境影响评价报告内容不包括预防不良环境影响的对策和措施
   B. 环境影响评价是一种方法
   C. 环境影响评价是一种制度
   D. 环境影响评价既是方法又是制度
   E. 环境影响评价仅评价对环境、生态的影响，不考虑对健康的影响

2. 环境影响评价是对（　）
   A. 所有工程项目的评价　　B. 所有规划项目的评价
   C. 所有规划和建设项目的评价　　D. 环境质量有较大影响的规划项目的评价
   E. 环境质量有较大影响的规划和建设项目的评价

3. 建设项目环境影响评价的分类管理是根据（　）
   A. 项目的种类　　B. 项目的大小　　C. 项目对环境的影响程度
   D. 项目的安全性　　E. 项目周围环境的重要性

二、简答题

1. 环境质量评价的目的是什么？
2. 环境影响评价的技术工作程序有哪些？

（杨金友）

书网融合……

本章小结　　微课　　题库

第十三章　家用化学品卫生

PPT

学习目标

知识目标

1. 掌握　化妆品定义及分类；化妆品成品卫生要求；化妆品不良反应；化妆品污染的危害；洗涤剂、化学消毒剂定义及分类。

2. 熟悉　化妆品卫生监督条例；化妆品卫生标准；化妆品卫生规范；化妆品通用标签标准；化妆品原料卫生要求；化妆品标签要求；化妆品皮肤病；洗涤剂、化学消毒剂对健康的影响。

3. 了解　化妆品皮肤病诊断标准；化妆品生产企业卫生规范；化妆品人体不良反应监测管理；黏合剂、涂料、家用杀（驱）虫剂等家用化学品对健康的影响；其他家用化学品卫生的监督和管理。

能力目标

在整体了解家用化学品的基础上，运用有关概念、定义、基本原理和相关内容进行家用化学品监督与管理工作；具备家用化学品与健康关系的正确认知和理解能力。

素质目标

能联系生活实际，关注具体生活中家用化学品卫生状况及其与健康关系的职业素养。

情境导入

情景：2018—2020 年部分省市调查表明，化妆品微生物学指标合格率逐年上升，但仍有部分品种存在微生物污染超标情况，检出污染微生物的样品类型主要有面膜类、护肤类、牙膏、护发类、婴幼儿和儿童类。部分样品检出目前标准规定以外的条件致病菌，如洋葱伯克霍尔德菌群等耐防腐剂微生物。

思考：

1. 化妆品不良反应以及化妆品污染的危害有哪些？
2. 如何减少化妆品对健康的损害？

第一节　家用化学品与健康

家用化学品（household chemicals），指用于家庭日常生活和居住环境的化工产品，包括用于办公室和公共场所的化学制品。广义家用化学品，指进入家庭日常生活和居住环境的任何物品。家用化学品种类繁多，包括清洁剂、调味品、化妆品、洗衣剂、洗发水、香水、杀虫剂、除草剂等。家用化学品具有使用数量大、接触人群广等特点，与人体健康和室内环境污染等关系极为密切。

一、化妆品

化妆品（cosmetic），指以涂擦、喷洒或其他类似方法，散布于人体表面任何部位（皮肤、毛发、指甲、口唇等），达到清洁、消除不良气味、护肤、美容和修饰目的的日用化学工业产品。

（一）化妆品的分类

根据《化妆品监督管理条例》及有关法律法规的规定，国务院药品监督管理部门按照化妆品的功效宣称、作用部位、产品剂型、使用人群及使用方法对化妆品进行分类。

按功效宣称可分为：染发、烫发、祛斑美白、防晒、防脱发、祛痘、滋养、修护、清洁、卸妆、保湿、美容修饰、芳香、除臭、抗皱、紧致、舒缓、控油、去角质、爽身、护发、防断发、去屑、发色护理、脱毛和辅助剃须剃毛共26类。

根据《化妆品监督管理条例》，将化妆品分为普通化妆品和特殊化妆品。

普通化妆品包括：祛痘，滋养，修护，清洁，卸妆，保湿，美容修饰，芳香，除臭，抗皱，紧致，舒缓，控油，去角质，爽身，护发，防断发，去屑，发色护理，脱毛和辅助剃须剃毛。特殊化妆品包括：用于染发、烫发、祛斑美白、防晒、防脱发的化妆品及宣称新功效的化妆品。

（二）化妆品不良反应及化妆品污染的危害

1. 化妆品对皮肤的不良影响 微课

（1）刺激性接触性皮炎（irritant contact dermatities，ICD） 指无变应原存在的，由化妆品理化性质刺激引起的，皮肤局部、表浅的渗出性皮炎反应；是化妆品皮肤损伤中最常见的病变之一。主要发生在涂擦化妆品的部位，面部多见。特点：有明确的化妆品接触史，且接触后较快出现皮炎改变；皮损局限于接触部位，界限清楚；一般接触较多者发病，去除病因后很快痊愈。

（2）变应性接触性皮炎（allergic contact dermatitis，ACD） 指化妆品中含有的变应原物质，经机体免疫系统，产生以T细胞介导的皮肤迟发型变态反应性组织损伤。特点：发病慢、多为过敏体质、边界不清；一般在初次或多次使用含变应原（防腐剂、香料、乳化剂三类原料所致）的化妆品后，经一段潜伏期再次接触该化妆品时出现；在使用同一种化妆品的人群中，一般仅有少数人发病，患者多为过敏体质；皮损常迁延不愈；斑试常获阳性结果。

（3）化妆品光感性皮炎（photosensitive dermatitis） 引起皮肤黏膜的炎症性反应，又分为光变应反应和光毒反应。

1）光变应性接触性皮炎（photoallergic contact dermatitis，PCD）：使用含有光变应原物质的化妆品后，在日光接触部位出现的皮肤炎症反应。这种反应属T细胞介导的湿疹性反应。

2）光毒性皮炎（phototoxic dermatitis）：化妆品中某些物质能增加皮肤对光的敏感性，从而产生光毒性反应，导致的皮肤损伤。使用该类化妆品经光照射后容易产生色素沉着，即色素性化妆品皮炎。

化妆品光感性皮炎有明确的化妆品接触史和光照史，皮损主要发生于曾使用化妆品后的光照部位。病程可迁延，停用化妆品后仍可能有皮疹发生，再次接触光敏物质后发病。化妆品光斑贴试验呈阳性。

（4）化妆品痤疮（acne induced by cosmetics） 是由化妆品引起的面部痤疮样皮疹，是仅次于接触性皮炎的常见化妆品皮肤病。发病前有明确的化妆品接触史。皮损仅局限于接触化妆品的部位。化妆品痤疮以炎性毛囊性丘疹及白头粉刺较多，黑头粉刺较少。如原先已有寻常痤疮存在，症状会明显加重。停用可疑化妆品后，痤疮样皮损明显改善或消退。

（5）化妆品色素异常（skin discolouration） 指应用化妆品引起的皮肤色素沉着或色素脱失，色素沉着多见。包括：①化妆品直接染色；②化妆品刺激皮肤色素增生；③继发于化妆品接触性皮炎或光感性皮炎，皮损过程中，黑色素细胞结构和分布改变，引起色素沉着。

2. 化妆品毛发损害 指应用化妆品后引起的毛发损伤。有发用化妆品接触史，如洗发护发剂、发乳、发胶、染发剂、生发水、描眉笔、眉胶、睫毛油等。使用化妆品后出现毛发脱色、变脆、分叉、断裂、脱落、失去光泽、变形等病变。应排除其他原因引起的毛发损害，如头癣、发结节纵裂、管状发、斑秃、男型秃发等。停止使用毛发化妆品后可逐渐恢复正常。必要时对毛发化妆品及损害的毛发进行分析检查，协助确定病因。

3. 化妆品甲损害 指应用甲化妆品所致的甲本身及甲周围组织的病变。在应用化妆品（甲油、染料、甲清洁剂等）之后发生。表现为甲板变形、软化剥离、脆裂、失去光泽，有时也伴有甲周皮炎症状。停用化妆品后，甲可逐渐恢复正常，甲周皮炎不再复发。

4. 化妆品眼损害 化妆品还可引起眼睛等其他器官的损害。化妆品使用不当，可以引起睑皮炎、睑缘炎、睑腺炎、结膜炎及结膜色素沉着、角膜炎等。化妆品造成眼部损害可分为过敏反应型、碱性化学灼伤型和伪劣化妆品致伤型。化妆工具，如毛刷、铅笔状的眼线笔等，不慎触及眼球，会引起更加严重的机械伤。

5. 化妆品微生物污染的危害 化妆品由化学或天然成分组成，含有多种营养物质，如水分、蛋白质、氨基酸、脂类、肽类、醇类和维生素等，为各种微生物的生存与繁殖提供了适宜的条件。受微生物污染的化妆品不但会引起产品腐败变质，更重要的是危害消费者的健康。

化妆品生产过程中的微生物污染，称为化妆品的一级污染；化妆品使用过程中，由于使用或保存不当等造成的微生物污染，称为化妆品二级污染。污染常见的途径如下。

（1）原料 极易受到微生物污染的原料，主要是蛋白质、淀粉等天然动植物成分；易受微生物污染的常见原料包括离子交换水、增稠剂、胶质、表面活性剂等。

（2）生产设备 化妆品生产设备的角落、接缝处极易隐藏微生物，使化妆品受到污染。

（3）生产过程 生产过程中的生产技术指标（灭菌温度和时间等）达不到要求，未能将微生物完全灭除；上岗操作人员卫生状况不良等，都可能使化妆品受到微生物污染。

（4）包装容器和环境 化妆品的包装物（瓶、盖等），清洗、消毒不彻底，很容易藏有微生物；生产、包装场所不符合卫生净化要求，都会使化妆品受到微生物污染。

2015 年《化妆品安全技术规范》化妆品安全通用要求中，微生物指标包括菌落总数、霉菌和酵母菌总数、耐热大肠菌群、金黄色葡萄球菌、铜绿假单胞菌。化妆品中常见的微生物包括细菌（埃希菌属、假单胞菌属、肠杆菌、克雷伯菌属、葡萄球菌属、芽孢杆菌属）、真菌（青霉菌、曲霉菌和支链孢霉菌）、致病菌（铜绿假单胞菌、金黄色葡萄球菌、肺炎克雷伯菌、蜡样芽孢杆菌）。

6. 化妆品所含化学物质的毒性作用 化妆品中最基本的化学原料有以下六类：油脂和蜡类、粉类、乳化剂、香料、色素、防腐剂和抗氧化剂。化妆品规定的常见污染物：铅、砷、汞、甲醇、氢醌（对苯二酚）等，甲醇、氢醌为限用物质，汞、砷、铅为化妆品禁用物质。

汞及其化合物限量为 1mg/kg，硫柳汞（乙基汞硫代水杨酸钠）具有良好抑菌作用，可允许用于眼部化妆品和眼部卸妆品。砷及其化合物为杂质，限量为 10mg/kg（以 As 计）。铅及其化合物含量不得超过 40mg/kg（以 Pb 计）；含乙酸铅的染发剂在染发制品中含量必须小于 0.6%（以 Pb 计），通过皮肤吸收危害人类健康。作为溶剂，甲醇添加在香水及喷发胶系列产品中，允许浓度为 2000mg/kg。氢醌（对苯二酚）是染发用的氧化着色剂，最大允许浓度为 2%。

二、洗涤剂

（一）洗涤剂种类

根据《环境标志产品技术要求 家用洗涤剂》（HJ 458—2009），洗涤剂（detergent）分为织物洗涤剂和护理剂、餐具和果蔬用洗涤剂、硬表面清洗剂、洗手液四类。《食品安全国家标准洗涤剂》（GB 14930.1—2022）根据产品用途不同，把用于食品的洗涤剂分为两类：A 类产品直接用于清洗食品；

B类产品用于清洗餐具、饮具及直接接触食品的工具、设备或食品包装材料和容器。

（二）对健康的影响

洗涤剂中常含有砷元素，砷本身无毒性，但其化合物均有毒性。三氧化二砷（砒霜）是我们熟知的一种剧毒化合物。砷通过皮肤进入人体，危及生命安全。

铅是人体不需要的微量元素，性状非常稳定，进入体内很难排出，只有少部分的铅随着汗液及尿液、粪便排出体外，大部分在体内累积。当蓄积量达到一定程度，会引起铅中毒，导致贫血、头痛、眩晕、困倦等。

洗涤剂中常加入一定量的工业乙醇，因乙醇具有一定的消毒、杀菌等作用。工业乙醇本身无毒，但通常会含有一定量的甲醇；甲醇是一种有毒、易挥发的物质，可通过皮肤、呼吸道和肠道进入人体，不易排出；成人摄入量超过4g出现中毒反应，超过10g造成双目失明，大量饮入危及生命，引发死亡。甲醇在人体中还会被氧化成甲醛，甲醛同样威胁人体健康。

1,4－二噁烷是一种与器官毒性有关的致癌物质，绝大多数清洗类化妆品都含有。洗涤剂中1,4－二噁烷主要来源于环氧乙烷型表面活性剂。《食品安全国家标准　洗涤剂》（GB 14930.1—2022）中规定的洗涤剂理化指标限量要求见表13－1。

表13－1　洗涤剂中理化指标限量要求

项目	指标	
	A类	B类
总砷（以As计）/（mg/kg）≤	3.0	5.0
重金属（以Pb计）/（mg/kg）≤	30	100
甲醇/%≤	0.05	0.1
甲醛/%≤	0.05	0.1
1,4－二噁烷/（mg/kg）≤	10	30

三、化学消毒剂

消毒剂（disinfectant），指用于杀灭传播媒介上的微生物，使其达到消毒或灭菌要求的制剂。由于消毒剂的主要成分是各种化学品，人们也常称其为“化学消毒剂”。

（一）化学消毒剂种类

1. 按有效成分分类　可分为醇类消毒剂、含氯消毒剂、含碘消毒剂、过氧化物类消毒剂、胍类消毒剂、酚类消毒剂、季铵盐类消毒剂等。

2. 按用途分类　可分为物体表面消毒剂、医疗器械消毒剂、空气消毒剂、手消毒剂、皮肤消毒剂、黏膜消毒剂、疫源地消毒剂等。

3. 按杀灭微生物能力分类　可分为高效消毒剂：过氧乙酸、戊二醛和含氯消毒剂等；中效消毒剂：乙醇、碘伏、碘酊和煤酚皂液（来苏儿）；低效消毒剂：氯己定（洗必泰）、苯扎溴铵（新洁尔灭）、玉洁新（三氯散）和高锰酸钾等。

（二）对健康的影响

1. 含氯消毒剂　包括无机含氯消毒剂（如84消毒液、次氯酸钙、氯化磷酸三钠等）、有机含氯消毒剂（如二氯异氰尿酸钠、三氯异氰尿酸、氯铵T等）。主要用于物体表面擦拭或喷洒。含氯消毒剂具有一定的氧化性、腐蚀性及致敏性。此外，次氯酸钠未经处理直接排入水中，可直接污染水生生态环境，危害人类健康。饮用水含氯消毒剂的副产物，如三卤甲烷、卤代乙酸、卤代苯醌等具有遗传毒性、致突变性、细胞毒性、生殖发育毒性和致癌性。

2. 过氧化物类 消毒剂具有氧化能力强、杀菌力强和杀菌谱广等优点。但其腐蚀性和刺激性强，如高浓度过氧乙酸可致眼、皮肤、呼吸道明显刺激反应；吸入或误食后可致肺水肿、消化道灼伤等。很多毒理学研究表明，一定浓度过氧乙酸会引起眼刺激反应、呼吸道急性损伤及生殖毒性等。

3. 混用消毒剂 含氨的清洁剂（玻璃清洁剂）+漂白剂（84 消毒液）混合可产生有毒的氯胺蒸气，吸入灼伤呼吸道。过氧化氢与醋混合产生腐蚀性较强的过氧乙酸，浓度较高时会刺激伤害皮肤、眼睛、喉咙、鼻子及肺。酒精和漂白剂混合产生有毒气体三氯甲烷（氯仿）。醋和漂白剂混用，则产生有毒氯气，严重伤及肺，灼伤眼睛。清洁马桶时，使用漂白剂加上酸性配方的洁厕剂，也会释放有毒气体，引起呼吸道问题。

知识链接

韩国加湿器致人死亡事件与启示

2011 年 4 月，韩国首尔一家医院接收了 17 名不明原因肺炎患者，其中 9 人死亡，多名孕妇出现肺纤维化。随后，类似病例在全国范围内不断增加，引起了韩国民众和政府的高度关注。调查发现，这些患者都有一个共同点，就是长期使用加湿器，并且在加水时添加杀菌剂。杀菌剂中含有一种有毒化学物质——PHMG（聚六亚甲基胍盐酸盐），可以杀死细菌，也能损伤肺部组织，引发急性肺部疾病，如肺纤维化；且长期暴露可能会引起肝脏、肾脏等其他器官的损伤，甚至死亡。

2016 年 8 月 19 日，全国卫生与健康大会上提出，要把人民健康放在优先发展的战略地位，以普及健康生活、优化健康服务、完善健康保障、建设健康环境、发展健康产业为重点，加快推进健康中国建设，努力全方位、全周期保障人民健康。

加湿器事件说明，为了人民健康，消费品安全不容忽视，无论是生产者、监管者还是消费者都应该对自己的行为负责。我们也应该正确使用加湿器等日常用品，避免添加不必要或未经检测的化学物质，以免给自己和他人带来危害。

四、黏合剂

（一）黏合剂种类

黏合剂（adhesive），指能黏合两种或两种以上相同或不同材料的物质。家庭中使用量较大的黏合剂是壁纸黏合剂和塑料地板黏合剂。

（二）对健康的影响

天然黏合剂含大量蛋白质，有轻微致敏作用。合成黏合剂因成分不同，可对皮肤黏膜产生刺激作用或致敏作用。环氧树脂黏合剂皮肤接触，可发生皮疹、瘙痒、鳞屑、眼周围红肿、结膜充血。残留的单体环氧氯丙烷可致呼吸道刺激，引起咳嗽、流涕，甚至头痛、恶心、呕吐等。聚氨酯黏合剂中未固化的聚氨酯，含有对人体有害的二异氰酸甲苯酯，可引起咽部干燥、发痒、咳嗽；它还是高活性强致敏原物质，可致过敏性哮喘。

五、涂料

（一）涂料种类

涂料（household paints），指涂布于物体表面，在一定条件下能形成薄膜而起保护、装潢或其他特殊功能（绝缘、防锈、防霉、耐热等）的物质。主要作用是保护、装饰、掩饰产品的缺陷，提升产品的价值。家用涂料按性状分为水性涂料和溶剂型涂料。

（二）对健康的影响

对健康的不良影响如下。

1. 含有机溶剂的涂料 使用时产生挥发性有机化合物，不仅对皮肤黏膜（眼和鼻）有一定的刺激作用，经呼吸道吸入，还可对神经系统产生有害作用，出现晕眩、头痛和恶心等。甲苯和二甲苯对心、肾也产生损害；苯的危害最大，它不仅能麻醉和刺激呼吸道，长期接触还能在体内神经组织及骨髓中蓄积，破坏造血功能（红细胞、白细胞和血小板减少），严重的能诱发染色体畸变、癌症，甚至直接引起死亡。

2. 涂料中的防霉剂 如双三丁锡氧化物，能引发鼻衄、恶心、呕吐等全身中毒反应。

3. 重金属铅、镉、铬、汞等无机涂料（颜料） 可造成居室环境重金属污染。

4. 有些溶剂型木器涂料（油漆）、内墙涂料 是室内甲醛污染的重要来源，刺激眼睛和呼吸道，造成肺功能、肝功能、免疫功能异常。甲醛已被 IARC 确定为可疑致癌物。

六、家用杀（驱）虫剂

（一）家用杀（驱）虫剂种类

家用杀（驱）虫剂，主要指针对危害家庭生活、传播疾病影响人体健康的蚊子、苍蝇、蟑螂、臭虫、老鼠、跳蚤和虱子等，并对其祛除或杀灭而使用的一类化学药品。主要包括拟除虫菊酯类和新烟碱类（吡虫啉、啶虫脒）等。

（二）对健康的影响

拟除虫菊酯类杀虫剂是一类潜在的内分泌干扰物，其暴露与女性生殖、内分泌异常、月经周期紊乱、生育能力下降、备孕时间延长、自然流产和女性生殖器官疾病等有关；还能增加儿童患急性淋巴细胞白血病（ALL）的风险。新烟碱类杀虫剂对雄性和雌性都具有潜在生殖毒性，且幼体可能更容易受其影响；吡虫啉暴露对一些神经退行性疾病相关基因及其他一些重要通路相关基因有显著影响。

常用家用杀（驱）虫剂的危害如下。

1. 灭蚊驱蚊剂 蚊香燃烧时可产生皮肤黏膜刺激症状，如流泪、打喷嚏、面部发痒或灼烧感，皮肤粟粒样红色丘疹。所含的重金属（镉、铬、铅）被气化，长期使用且通风不良时，可能对人体造成危害。驱蚊剂中的驱蚊香精、除虫菊酯可导致过敏性湿疹样皮炎，*N*,*N* - 二乙基甲苯甲酰胺，经皮肤吸收可形成高铁血红蛋白血症，引起溶血和肝肾功能损害。

2. 防鼠剂 对人畜家禽毒性低，主要是污染或误服引起人畜中毒。

3. 防蛀剂 用于防蛀防霉的卫生球中含萘，有刺激作用，高浓度可致溶血性贫血、肝肾损害、视神经炎和晶状体浑浊，皮肤长期接触可引起皮炎和湿疹样症状。

七、其他家用化学品

（一）衣服面料与健康

衣服面料中的有害物质主要来源于原材料、加工、染色、整理和后整理、加工助剂和防腐剂。

染料中的化学物质，如偶氮染料、硫化物、重金属等，尤其是染料不合规范或使用不当的情况下，可能导致皮肤红肿、瘙痒、疹子等不良反应。某些染料中含有的亚硝胺、致癌物质等，可能对人类健康产生潜在风险。染料助剂中的某些成分，如某些增稠剂、溶剂、树脂等，会引发过敏反应。

（二）日用合成高分子产品与健康

日常生活中，我们经常接触到各种高分子物质，如塑料、纤维素、天然胶等。塑料中含有对人体健康有害的邻苯二甲酸酯（phthalates）和双酚 A（BPA）等化学物质，具有内分泌干扰、致癌和生殖系统损害等风险。棉花、麻布和人造纤维等高分子纤维素，接触过程中会出现过敏，如棉花过敏。此外，人造纤维可能含有化学物质残留，对敏感人群引起皮肤刺激或过敏反应。

（三）家用汽车内污染与健康

封闭的车内空间容易积累有害气体，如挥发性有机化合物（VOCs）、颗粒物、甲醛等，它们来自车内材料、座椅、汽车内饰等。长期暴露于这些有害气体环境中，可能导致呼吸道刺激、过敏反应和呼吸系统疾病。

第二节　家用化学品卫生的监督和管理

一、化妆品卫生的监督和管理

（一）化妆品卫生规范与标准

1989 年原卫生部颁布了《化妆品卫生监督条例》，并于 1991 年颁布实施《化妆品卫生监督条例实施细则》；2014 年国家食品药品监督管理总局启动了《化妆品卫生监督条例》修订工作。2021 年 1 月 1 日起国家药品监督管理局施行《化妆品监督管理条例》。

卫生部 2002 年发布实施了《化妆品卫生规范》（2002 年版），其中经历了《化妆品卫生规范》（2007 年版），国家食品药品监督管理总局组织编制了《化妆品安全技术规范》（2015 年版）。

2015 年版《化妆品安全技术规范》共分八章，第一章为概述，第二章为化妆品禁限用组分要求，第三章为化妆品准用组分要求，第四章为理化检验方法，第五章为微生物检验方法，第六章为毒理学试验方法，第七章为人体安全性检验方法，第八章为人体功效评价检验方法。

《消费品使用说明　化妆品通用标签》（GB 5296. 3—2008）规定了化妆品销售包装通用标签的形式、基本原则、标注内容和标注要求。2021 年国家药品监督管理局为加强化妆品标签监督管理，规范化妆品标签使用，保障消费者合法权益，依据《化妆品监督管理条例》，组织起草了《化妆品标签管理办法》。《化妆品标签管理办法》共 23 条，与以往的标签规定相比，在标签定义、注册备案资料的一致性、中文标签、产品命名、引导语等方面都有着更严格的要求。

2017 年，关于化妆品皮肤病的系列标准《化妆品皮肤病诊断标准及处理原则》（GB/T 17149. 1 ~ 7—1997），由强制标准改为推荐标准。

（二）化妆品生产经营的卫生监督与管理

《化妆品监督管理条例》规定，国家按照风险程度对化妆品、化妆品原料实行分类管理。化妆品分为特殊化妆品和普通化妆品；特殊化妆品实行注册管理，普通化妆品实行备案管理。化妆品原料分为新原料和已使用的原料；国家对风险程度较高的化妆品新原料实行注册管理，其他化妆品新原料实行备案管理。

国家市场监督管理总局于 2022 年施行《化妆品生产经营监督管理办法》。国家药品监督管理局负责全国化妆品监督管理工作。化妆品注册人、备案人应当依法建立化妆品生产质量管理体系，履行产品不良反应监测、风险控制、产品召回等义务，对化妆品的质量安全和功效宣称负责。化妆品生产经营者应当依照法律、法规、规章、强制性国家标准、技术规范从事生产经营活动，加强管理，诚信自律，保证化妆品质量安全。

国家对化妆品生产企业实行生产许可制度，生产许可证有效期为5年。

国家药品监督管理局制定化妆品生产质量管理规范，明确质量管理机构与人员、质量保证与控制、厂房设施与设备管理、物料与产品管理、生产过程管理、产品销售管理等要求。根据国家药品监督管理局《化妆品注册和备案检验工作规范》（2019）要求，化妆品的毒理学试验项目见表13－2和表13－3。

表13－2　非特殊用途化妆品毒理学试验项目①②③

试验项目	发用类	护肤类		彩妆类			指（趾）甲类	芳香类
	易触及眼睛的发用产品	一般护肤产品	易触及眼睛的护肤产品	一般彩妆品	眼部彩妆品	护唇及唇部彩妆品		
急性皮肤刺激性试验④	○						○	○
急性眼刺激性试验⑤⑥	○		○		○			
多次皮肤刺激性试验		○	○	○	○	○		

注：○表示需检验项目；
①表中未涉及的产品，在选择试验项目时应根据实际情况确定，可按具体产品用途和类别增加或减少检验项目；
②修护类和涂彩类指（趾）甲产品不需要进行毒理学试验；
③化学防晒剂含量≥0.5%（w/w）的产品（淋洗类、香水类、指甲油类除外），除表中所列项目外，还应进行皮肤光毒性试验和皮肤变态反应试验；
④淋洗类护肤产品只需要进行急性皮肤刺激性试验，不需要进行多次皮肤刺激性试验；
⑤免洗护发类产品和描眉类彩妆品不需要进行急性眼刺激性试验；
⑥沐浴类产品应进行急性眼刺激性试验。

表13－3　特殊用途化妆品毒理学试验项目①

试验项目	育发类	染发类⑦	烫发类	脱毛类	美乳类	健美类	除臭类	祛斑类	防晒类
急性眼刺激性试验②	○	○	○						
急性皮肤刺激性试验			○						
多次皮肤刺激性试验③	○				○	○	○	○	○
皮肤变态反应试验	○	○	○	○	○	○	○	○	○
皮肤光毒性试验④	○							○	○
细菌回复突变试验⑤	○	○⑥			○	○			
体外哺乳动物细胞染色体畸变试验	○	○⑥			○	○			

注：○表示需检验项目；
①对于表中未涉及的产品，在选择试验项目时应根据实际情况确定，可按具体产品用途和类别增加或减少检验项目；
②易触及眼睛的祛斑类、防晒类产品应进行急性眼刺激性试验；
③淋洗类产品只需要进行急性皮肤刺激性试验，不需要进行多次皮肤刺激性试验；
④除育发类、防晒类和祛斑类产品外，化学防晒剂含量≥0.5%（w/w）的产品（香水类、指甲油类除外）也应进行皮肤光毒性试验；
⑤可选用细菌回复突变试验或体外哺乳动物细胞基因突变试验；
⑥非氧化型染发产品不进行细菌回复突变试验和体外哺乳动物细胞染色体畸变试验；
⑦两剂或两剂以上混合使用的产品，应按说明书中使用方法进行试验。当存在不同浓度、不同配比等与安全性相关的不同使用方法时，需对每一种情况均进行相关的毒理学试验。

近年来，网络经营化妆品的质量安全问题频发，为进一步强化化妆品网络经营监管工作，规范化妆品网络经营行为，保证化妆品质量安全，国家药品监督管理局根据《化妆品监督管理条例》《化妆品生产经营监督管理办法》等，组织制定了《化妆品网络经营监督管理办法》，自 2023 年 9 月 1 日起施行。

（三）化妆品使用者不良反应的预防措施

化妆品不良反应，指正常使用化妆品引起的皮肤及其附属器官的病变，以及人体局部或全身性的损害。

严重化妆品不良反应，指正常使用化妆品引起以下损害情形之一的反应：①暂时性或永久性功能丧失，影响正常人体和社会功能的，如皮损持久不愈合、瘢痕形成、永久性脱发、明显损容性改变等；②导致人体全身性损害的，如肝肾功能异常、过敏性休克等；③住院治疗或医疗机构认为有必要住院治疗的；④人体其他严重损害、危及生命或造成死亡的。

较大社会影响的化妆品不良反应，指因正常使用同一化妆品在一定区域内，引发较大社会影响或造成多人严重损害的化妆品不良反应。

化妆品不良反应监测，指化妆品不良反应收集、报告、分析评价、调查处理的全过程。

为规范化妆品不良反应监测工作，根据《化妆品监督管理条例》《化妆品生产经营监督管理办法》等法规、规章，国家药品监督管理局组织制定了《化妆品不良反应监测管理办法》，自 2022 年 10 月 1 日起施行

（四）我国化妆品的卫生监督体系

2003 年 4 月国家食品药品监督管理局成立，接管原国家卫生行政机构的化妆品监督管理职责；2019 年 3 月组建为国家药品监督管理局，隶属于国家市场监督管理总局，继续承担化妆品监督管理职责。具体监督体系如下。

（1）国务院药品监督管理部门负责全国化妆品监督管理工作。国务院有关部门在各自职责范围内负责与化妆品有关的监督管理工作。

（2）县级以上地方人民政府负责药品监督管理的部门，负责本行政区域的化妆品监督管理工作。县级以上地方人民政府有关部门，在各自职责范围内负责与化妆品有关的监督管理工作。

（3）化妆品注册人、备案人对化妆品的质量安全和功效宣称负责。

（4）化妆品生产经营者应当依照法律、法规、强制性国家标准、技术规范从事生产经营活动，加强管理，诚信自律，保证化妆品质量安全。

（5）化妆品行业协会应当加强行业自律，督促引导化妆品生产经营者依法从事生产经营活动，推动行业诚信建设。

（6）消费者协会和其他消费者组织，对违反本条例规定损害消费者合法权益的行为，依法进行社会监督。

二、其他家用化学品卫生的监督和管理

（一）安全性评价

安全性评价必须收集三方面资料：基本资料、动物实验资料、人体接触资料。

1. 基本资料　家用化学品的名称、规格、基本成分、杂质含量，用途、使用方式、可能接触途径和程度，过度接触及误用、滥用的可能性，生产、配制、包装、运输、贮存和销售过程中可能发生的变化等。

2. 动物实验资料 根据被测家用化学品与人体接触情况，从接触途径、剂量、使用期限等不同方面进行动物实验设计，收集动物毒性实验资料。

3. 人体接触资料 收集人群使用或接触家用化学品的反应资料。不仅要观察人体试用时出现的各种不良反应，而且要注意对人体可能的潜在危害。

完整的安全性评价，通常分五个阶段，即新产品合成设计（毒性初步评估）、急性毒性试验（急性毒性评价）、新产品中间试验（亚急性毒性、慢性毒性、“三致”毒性等）、新产品正式投产（中毒机制、早期诊断与治疗方案）和新产品推广使用（接触人群健康状况调查）。

（二）卫生标准

目前我国正在优化、精简、合并、统一标准，使家用化学品的质量卫生监督有统一健全的体系，使产品真正达到安全、环保的要求。

（1）洗涤剂卫生标准主要见于食品有关的洗涤剂，如《食品安全国家标准 洗涤剂》（GB 14930.1—2022）,《手洗餐具用洗涤剂》（T/ZZB 2816—2022）等。与家用有关的有《婴童衣料用液体洗涤剂》（T/MBPAC 002—2019）等。

（2）消毒剂《食品安全国家标准 消毒剂》（GB 14930.2—2012）、《手消毒剂通用要求》（GB 27950—2020）和《普通物体表面消毒剂通用要求》（GB 27952—2020）。根据拟消毒对象的不同特点，选择使用合适的消毒剂，并注意安全。

物体表面消毒常用消毒剂的使用剂量与使用方法见表13-4。

表13-4 物体表面消毒常用消毒剂的使用剂量与使用方法

消毒剂类别	清洁条件下		污染条件下		使用方式
	有效成分浓度（mg/L）	作用时间（min）	有效成分浓度（mg/L）	作用时间（min）	
含氯类	100～250	10～30	400～700	10～30	擦拭、浸泡、喷洒
含溴类	200～400	15～20	500～1000	15～20	擦拭、浸泡、喷洒
季铵盐类	200～1000	1～10	400～1200	5～20	擦拭、浸泡、冲洗
	800～1200	5～10	1000～2000	10～30	喷雾
二氧化氯	50～100	10～15	100～250	15～30	擦拭、浸泡、喷洒
过氧乙酸	500～1000	15～30	1000～2000	15～30	浸泡、喷洒
过氧化氢	3%～4%	30	—	—	擦拭、喷洒
	按产品说明书使用				汽化
酸性电解水	50～100	10～15	—	—	冲洗、浸泡
臭氧水	5～10	10～15	—	—	冲洗、浸泡
乙醇	60%～90%	3	—	—	擦拭、喷洒
胍类	2000～45000	10	—	—	擦拭、喷洒
对氯间二甲苯酚	1%～2%	10～15	2%～3%	15～30	擦拭、浸泡、喷洒
三氯羟基二苯醚	2.0%	15～30	—	—	擦拭、浸泡、喷洒

注：“—”表示不适用。

（3）其他卫生标准有《室内装饰装修材料 粘胶剂中有害物质限量》（GB 18583—2008）；九种常用涂料有害物质限量国家标准：《木器涂料中有害物质限量》（GB 18581—2020）、《建筑用墙面涂料中有害物质限量》（GB 18582—2020）、《室内装饰装修材料 壁纸中有害物质限量》（GB 18585—2001）、《室内装饰装修材料聚氯乙烯卷材地板中有害物质限量》（GB 18586—2001）和《室内装饰装修材料 地毯、地毯衬垫及地毯粘胶剂中有害物质释放限量》（GB 18587—2001）等。

（三）卫生监督和管理

1. 洗涤剂 主要加强洗涤剂配方的监督管理，保证成品质量。同时是预防家用洗涤剂在生产和使用过程中对环境和人体健康的影响。

为贯彻《中华人民共和国环境保护法》，减少家用洗涤剂在生产和使用过程中对环境和人体健康的影响，我国制定了《环境标志产品技术要求 家用洗涤剂》（HJ 458—2009）。该标准对家用洗涤剂中表面活性剂生物降解度、磷酸盐、含氯漂白剂、甲醛、溶剂、色素、包装材料及使用说明等提出了要求。同时在《生活饮用水卫生标准》（GB 5749—2022）中，水质扩展指标要求阴离子合成洗涤剂含量不超过0.3mg/L，以免影响水质感官性状。

2. 化学消毒剂 《消毒产品生产企业卫生规范》（2009版）和《消毒剂良好生产规范》（GB/T 38503—2020）对消毒剂生产企业的组织机构与人员、厂房设施与设备、物料、生产管理、卫生要求、验证、质量管理、产品销售及服务、投诉与报告进行了规定或要求。使用化学消毒剂的过程中，应严格按照使用说明书储存、使用消毒剂，严格执行消毒操作规程，将消毒剂放在小孩接触不到的地方。

3. 涂料与胶黏剂 主要成分是高分子化合物，易干结、沉淀、胶化、易燃。生产者使用的原料、配方、成品等，要进行检验，合格后方可生产、销售。涂料中的有毒有害物质主要包括挥发性有机化合物（VOCs）、游离甲醛、苯类、烷基酚聚氧乙烯醚、卤代烃和重金属等。消费者使用涂料前后，室内应保持良好的通风。

练习题

答案解析

一、单选题

1. 化妆品分类方式不包括（ ）
   A. 功效宣称 B. 作用部位 C. 产品剂型
   D. 使用人群 E. 生产级别
2. 普通化妆品不包括的功能有（ ）
   A. 滋养 B. 修护 C. 清洁
   D. 烫发 E. 卸妆
3. 化妆品微生物一级污染的途径不包括（ ）
   A. 原料 B. 生产设备 C. 生产过程
   D. 使用过程污染 E. 包装容器和环境
4. 化妆品中汞及其化合物的限量值是（ ）
   A. 1mg/kg B. 15mg/kg C. 40mg/kg
   D. 5mg/kg E. 10mg/kg
5. 化妆品中的镉及其化合物限量值是（ ）
   A. 1mg/kg B. 15mg/kg C. 40mg/kg
   D. 5mg/kg E. 10mg/kg
6. 洗涤剂中理化指标中不包括（ ）
   A. 总砷（以As计） B. 重金属（以Pb计） C. 汞
   D. 甲醇 mg/kg E. 1,4－二噁烷 mg/kg

7. 化妆品生产许可证有效期是（ ）

A. 3 年　　B. 5 年　　C. 6 年

D. 1 年　　E. 2 年

二、简答题

1. 简述化妆品微生物污染的分级及污染途径。
2. 化妆品对皮肤的不良影响有哪些？

（林　麒）

书网融合……

本章小结　　微课　　题库

第十四章　突发环境污染事件及其应急处理

PPT

学习目标

知识目标

1. **掌握**　突发环境污染事件的定义与分类；突发环境污染事件对人群健康的危害。
2. **熟悉**　突发环境污染事件的特征与分级；突发环境污染事件的应急处理。
3. **了解**　突发环境污染事件对社会安定和经济发展的影响；突发环境污染事件的应急准备。

能力目标

在了解突发环境污染事件特征、危害及应对方法的情况下，具备应急处理、应急保障和指挥协调的基本能力。

素质目标

通过本章学习，提高分析和解决问题的能力，逐步培养现场工作的处理能力，为未来从事环境卫生工作和科研活动奠定基础。

情境导入

情景：2005 年 11 月 13 日，某石化公司双苯厂发生爆炸事故，引发重大的水污染事件。事件发生后，污染物硝基苯流经 A、B 两省，并在 12 月底流入俄罗斯境内阿穆尔河入海口。

11 月 14 日，石化公司东 10 号线入江口出现强烈苦杏仁味，苯、苯胺、二甲苯、硝基苯等指标均超过国家标准。随着水体流动，污染带不断向下游推进。20 日，到达 A 省和 B 省交界带，污染带长约 80km，硝基苯超标 29.1 倍，持续时间长达 40 小时。23 日晚，污染带到达 × 市取水口。25 日下午，到达市区江段，流入呼兰河、汤望河、牡丹江等较大支流。

从 23 日到 27 日晚 6 时，× 市停水 4 天，曾一度出现短暂混乱，市民开始存粮、存水，部分市民开始离开，导致公路、铁路、民航客流量大增。混乱之际，社会不实舆论增加，当地居民出现恐慌，超市和批发市场发生抢购，不法商贩哄抬物价，进一步恶化了社会舆论。

思考：本次事件中，各部门应采取哪些具体措施，开展应急监测、处置和保障工作？

第一节　概　述

一、突发环境污染事件的定义和原因

微课 1

学习突发环境污染事件前，需要了解另一个概念——突发环境事件。《国家突发环境事件应急预案》中明确指出：突发环境事件是指突然发生，造成或者可能造成重大人员伤亡、重大财产损失和对全国（或某个地区）的经济社会稳定、政治安定构成重大威胁和损害，有重大社会影响、涉及公共卫生安全的环境事件。该预案将环境事件分为三类，即突发环境污染事件、生物物种安全环境事件和辐射环境事件。

突发环境污染事件（abrupt environmental pollution accidents）是指社会生产和人民生活中所使用的化学品、易燃易爆危险品、放射性物品，在生产、运输、贮存、使用和处置等环节中，由于操作不当、交通肇事或人为破坏而造成的爆炸、泄漏，从而造成环境污染和人民群众健康危害的恶性事故。

突发环境污染事件主要由两种原因导致：①自然灾害，如地震、台风、海啸等；②人为因素，如生产事故、交通运输事故、储藏不当、战争等。

二、突然环境污染事件的基本特征

1. 发生时间的突然性 与一般意义上的环境污染不同，突发环境污染事件发生突然，多在瞬间发生，出乎人们的预料。因事件突然发生，缺乏应对的防御措施，造成现场及周围群众重大伤亡。有毒有害物质的污染，可以通过下风侧或河流下游迅速扩散，造成人群伤亡数量和生态环境破坏范围的迅速扩大。

2. 污染范围的不定性 突发环境污染事件的发生原因、规模和污染物的种类，具有很大的未知性，给环境介质的污染带来很大的不确定性。

3. 负面影响的多重性 突发环境污染事件一旦发生，对生态环境、经济发展、社会安定、人群健康产生诸多影响。事件级别越高，危害越严重，恢复重建越困难。如 2011 年日本福岛核电站反应堆爆炸事件。

4. 健康危害的复杂性 突发环境污染事件的发生时间、发生规模、发生形式、污染物种类及理化性质等，对现场及周围居民产生不同的健康危害。具有慢性毒作用、环境中降解消除很慢的持久性污染物，可以对人群产生慢性危害和远期潜在效应。

三、突发环境污染事件的分类 e 微课 2

1. 造成突发环境污染事件的物质分类

（1）易燃易爆危险品泄漏、爆炸事件。

（2）有毒化学品泄漏、扩散事件。

（3）溢油或油气井喷事件。

（4）非正常大量废水排放事件。

（5）放射性物品丢失、泄露事件。

2. 造成突发环境污染事件的原因分类

（1）人为因素 人们在生产、运输、贮存或处置过程中，未能达到工作任务的技术要求或没有采取预防措施，导致短期内发生大量泄漏或爆炸事件。

（2）自然因素 台风、地震、洪水等自然灾害，造成大型化工企业设施破坏，有毒有害物质泄露，导致扩散、泄漏和爆炸事件。

3. 突发环境污染事件所涉及的地域空间（或介质）分类

（1）重点流域、敏感水域水污染事件。

（2）重点城市大气污染事件。

（3）有毒化学品、放射性物品污染农田事件。

（4）陆地或海上油田井喷和天然气喷发事件。

（5）海上油轮溢油或有毒化学品泄漏事件。

四、突发环境污染事件的分级

按我国《国家突发性环境事件应急预案》分级原则，依据事件的严重性、紧急程度、对生态环境和人群健康的危害，将突发环境污染事件分为以下四个级别。

1. 特别重大突发环境污染事件（Ⅰ级） 凡符合下列情况之一者，可定为特别重大突发环境污染事件：①发生30人以上死亡，或中毒（重伤）100人以上；②因环境污染事件需疏散、转移群众5万人以上，或直接经济损失1000万元以上；③区域生态功能完全丧失或濒危物种生存环境遭到严重污染；④因环境污染使当地正常的经济、社会活动受到严重影响；⑤利用放射性物质进行人为破坏事件，或1、2类放射源失控造成大范围严重辐射后果；⑥因环境污染造成重要城市主要水源地取水中断的污染事故；⑦因危险化学品（含剧毒品）生产、贮运中发生泄漏，严重影响人民群众生产、生活的污染事故。

2. 重大突发环境污染事件（Ⅱ级） 凡符合下列情形之一者，可定为重大突发环境污染事件：①发生10人以上、30人以下死亡，或中毒（重伤）50人以上、100人以下；②区域生态功能部分丧失或濒危物种生存环境受到污染；③因环境污染使当地正常的经济、社会活动受到较大影响，疏散转移群众1万人以上、5万人以下的；④1、2类放射源丢失、被盗或失控；⑤因环境污染造成重要河流、湖泊、水库及沿海水域大面积污染，或县级以上城镇水源地取水中断的污染事件。

3. 较大突发环境污染事件（Ⅲ级） 凡符合下列情形之一者，可定为较大突发环境污染事件：①发生3人以上、10人以下死亡，或中毒（重伤）50人以下；②因环境污染造成跨地级行政区域纠纷，使经济、社会活动受到影响；③3类放射源丢失、被盗或失控。

4. 一般突发环境污染事件（Ⅳ级） 凡符合下列情形之一者，可定为一般突发环境污染事件：①发生3人以下死亡；②因环境污染造成跨县级行政区域纠纷，引起一般群体性影响的；③4、5类放射源丢失、被盗或失控。

第二节 突发环境污染事件的危害

一、突发环境污染事件对人体健康的危害

（一）急性损害

短时间内大量高浓度有毒有害的物质泄露、外溢或积聚，对事故现场及污染区的人群健康造成的急性损害。

1. 刺激性气体造成的损害 刺激性气体所致的突发环境污染事件，如SO_2、SO_3、氯气、光气、硫酸二甲酯等，可对事故现场和周围人员产生较强的急性刺激作用。轻者引起接触部位皮肤黏膜、眼睛局灶性急性炎症，重者可出现眼角膜腐蚀脱落、皮肤化学性灼伤等。刺激性气体和挥发性液体物质可引起化学性支气管炎，诱发剧烈咳嗽、咳痰、胸闷、气促等症状，重者可因喉头痉挛而窒息。

2. 窒息性气体造成的损害 窒息性气体或其他有毒化学品所致的突发环境污染事件，可造成现场工作人员，或近距离暴露居民群体性中毒、死亡。窒息性有毒气体中，氰化氢毒性最强，作用最快，常致患者“电击样”死亡。

3. 放射性损害 放射源丢失、失控、意外事故或人为破坏造成的突发环境污染事件，可使人群暴

露于高强度外照射，引起外照射急性放射病（acute external radiation sickness）。剂量不同的局部照射，在不同的受照区产生不同症状，如红斑、水肿、毛发脱落、坏死、坏疽等；全身照射的急性症状，一般为乏力、头晕、恶心、呕吐、发热、腹泻等，严重者出现喷射性呕吐、神志不清、昏迷、抽搐等。

（二）慢性或潜在性危害

突发环境污染事件得到妥善的应急处理后，某些有毒有害危险化学品、放射性物品可以长期存在于环境中，通过空气、水、土壤等环境介质，反复持续、低剂量地作用于人体，影响机体的生长发育和生理生化功能；还可以通过生物链的富集作用，放大对人体的危害，产生致癌、致畸、致突变等远期效应。

二、突发环境污染事件对社会安定和经济发展的影响

1. 对社会安定的影响 任何国家和地区，突发环境污染事件发生后，可不同程度地影响社会和谐稳定。人们在不了解事件的原因、严重性、波及范围的情况下，容易产生过激行为，引起社会的混乱动荡，该状态持续时间的长短，取决于该事件的破坏程度、波及范围、紧急应对能力及灾后重建、恢复的速度。

2. 对经济发展的影响 突发环境污染事件不论规模大小，势必对家庭、单位和地区经济发展造成不同程度影响，如人员的伤亡、大量工厂及公共设施的损毁、生活环境的破坏和污染等。事故发生后的相当一段时间内，各行业将受到不同程度的影响，严重可引发经济危机。

三、突发环境污染事件对局部地区生态环境的影响

重大突发环境污染事件对生态的破坏性很大，往往会造成一定区域的生态失衡，长期得不到恢复。不同原因产生的突发环境污染事件，严重制约着污染区的生态平衡、经济和社会发展。

随着经济的不断发展，我国突发环境污染事件屡有发生，见表 14－1。

表 14－1　2015 年以来国内 10 起重大突发环境污染事件

时间	事件	危害情况
2015. 03	河北省新河县地下水污染事件	新河县整个城区停止供水约 3 小时。城区西北部停水约 5 天，包括 22 家企业、83 户居民和 2 个村庄，约 2000 人接受临时供水保障
2015. 11	甘肃陇南尾矿浆泄漏事件	造成甘肃境内太石河约 23km 河段、甘肃和陕西境内西汉水约 125km 河段、陕西和四川境内嘉陵江约 196km 河段的水体锑浓度超标
2016. 03	陕川交界 108 国道柴油罐车侧翻事件	20 吨柴油泄漏，沿公路、排水沟顺流而下，进入潜溪河
2016. 12	江西省宜春市违法排污事件	宜丰工业污水处理厂偷排含酚废水，经耶溪河进入锦河，导致上高县自来水厂取水口挥发酚浓度超标，上高县城区取、供水中断
2017. 05	陕西宁强汉中锌业铜矿排污铊污染事件	厂区内废水铊浓度为 0. 00218mg/L，洗选废渣液铊浓度为 1. 52mg/L，分别超标 20. 8 倍和 15199 倍
2018. 04	甘肃省泾川县发生柴油罐车道路交通事故	汭河、泾河下游 182km 河段水体受到不同程度污染，其中甘肃省境内 72km，陕西省境内 110km
2020. 03	黑龙江省鹿鸣矿业尾矿库泄漏事件	造成依吉密河至呼兰河约 340km 河道钼浓度超标，其中依吉密河河道约 115km、呼兰河河道约 225km
2020. 07	贵州省桐梓县中石化输油管道柴油泄漏	事故点下游捷阵溪、松坎河及綦江共计 119km 河道石油类超标。綦江区三江水厂因饮用水水源地水质超标中断取水 19 小时。事故点周边 $3000m^2$ 农田被污染，受污染土壤约 461. 9 吨

续表

时间	事件	危害情况
2021.01	嘉陵江"1·20"甘陕川交界断面铊浓度异常事件	铊浓度异常的河道约248km，嘉陵江干流约187km，一级支流青泥河约52km、东渡河约1km，二级支流南河约8km
2022.02	贵州省盘州市宏盛煤焦化有限公司洗油泄漏	泄漏洗油总量约96.15吨，对周边土壤、地下岩溶裂隙、地下水造成污染，小黄泥河、黄泥河共约123km河道水质受到影响

知识链接

突发环境污染的发生与响应处理

2021年11月19—23日，位于贵州盘州大山镇的宏盛公司，其化产车间洗脱苯工段二段贫油冷却器破裂，洗油泄漏到地下溶沟、溶槽，滞留于岩溶裂隙、包气带中。2个月后，该地区连续雨雪天气，地下水大幅上涨，洗油污染物通过迁移，造成小黄泥河盘州段污染，影响了下游的黄泥河。2022年2月7—13日，小黄泥河和黄泥河监测点均出现石油类浓度超标，最高531倍。

事件发生后，贵州省、云南省协调联动，采取多项有效应急处置措施。受影响河段于2月21日首次实现全线达标，下游南盘江广西段水质未受影响。随后区域积雪融化和汛期强降雨，相关河段再次出现污染物浓度超标，截至6月23日，受污染河道水质持续稳定达标。7月12日，贵州省人民政府终止Ⅱ级应急响应，转入常态化监控治理。

该事件暴露出了岩溶地区特殊生态环境风险问题，贵州省和云南省加大对煤焦化、化工、燃煤电厂和涉危涉重等重点行业企业排查整治力度。全面推进"一河一策一图"的实施，着力提升流域突发水污染事件应急能力，进一步健全流域上下游，特别是跨省界相邻市、县间应急联防联控机制。

第三节　突发环境污染事件的应急准备

应急准备（emergency preparation）是指一个国家和地区针对突发性事件的预防、预警、紧急处置所制订的一系列工作计划。我国突发环境污染事件应急管理共分四个阶段，即预防与应急准备、监测与预警、应急处置与救援、恢复与善后。

一、环境风险源的识别和监管

1. 环境风险源的识别　为了解环境风险源的分类分级工作，需要了解周边环境及企业风险源信息，通过收集已有资料，掌握调查范围内的潜在环境风险源、环境质量、周边环境敏感点分布状况、安全管理、事故风险水平等方面的背景情况，为下一步工作提供基础资料。如收集的现有资料不能满足要求时，需要现场调查和监测，并分析现状监测数据的可靠性和代表性。现有资料可以从当地生态环境部门、环境监测部门、企业开展示范区研究的相关合作单位获得。

2. 环境风险源的危害评估　是风险源控制的关键措施，在系统了解当地历史上重大火灾、爆炸、毒物泄漏中毒事故的基础上，分析风险源发生事故的原因、条件。对可能发生的危险事件，评估发生概率、影响范围、伤亡人数、经济损失，制定预防控制的措施。

3. 环境风险源的监管　我国对突发性环境风险管理日益重视，自2005年松花江特大水环境污染事故后，生态环境部开展了排查化工、石化等新建项目环境风险的工作。2005年12月，国务院发布《关于落实科学发展观加强环境保护的决定》，把水污染事件预防和应对，作为需要优先解决的问题。2009年11月，环境保护部印发《关于加强环境应急管理工作的意见》。2014年12月，国务院发布实施《国家突发环境事件应急预案》。2018年1月，环境保护部办公厅印发《企业事业单位突发环境事件应急预案评审工作指南（试行）》，规定企业组织评审突发环境事件应急预案的基本要求、评审内容、评审方法和评审程序等内容。2020年6月，生态环境部印发《突发生态环境事件应急处置阶段直接经济损失评估工作程序规定》和《突发生态环境事件应急处置阶段直接经济损失核定细则》，规范了突发生态环境事件应急处置阶段、直接经济损失的评估工作。

二、坚持预防为主的原则

突发环境污染事件的形成，大多是由生产、储存、运输和使用过程中的意外事故引发。因此加强预防、消除事故隐患是应对突发环境污染事件的根本措施。根据我国《国家突发性环境事件应急预案》的要求，切实做好以下几方面的具体工作。

1. 广泛宣教，提高认识 地方各级人民政府和各有关职能部门、省（市、区）环境保护机构和组织应加大宣传力度，向全社会传播突发环境污染事件预防应急知识。有环境风险源的企业应提前有针对性地预防事故发生，提高应急处置能力和紧急救援的基本知识和技能，最大限度减少事故的危害。

2. 加强监测和预警，消除事故隐患 对突发环境污染事件的应急预防工作中，监测（surveillance）和预警（early warning）占有重要地位。通过监测突发环境污染事件发生的相关影响因素，预警事件风险、发展趋势、危害范围和程度，及时向国务院授权的权威部门上报，避免因不知情或准备不足而造成应对不当。

3. 收集基础资料，建立信息网络 监测和预警都有赖于系统的、连续的、长期的基础资料收集和整理，各相关部门对辖区内所有企事业单位的有毒有害危险品、辐射性物品进行普查、登记，将其名称、理化性状、中毒表现及应急处理等资料输入计算机，建立数据库，以备紧急情况下查阅。

三、组建指挥协调系统

在突发环境污染事件的应急准备中，组建或建立健全层次分明、反应敏捷的高效指挥协调系统至关重要。一个完善的指挥协调系统应由以下几个层次组成。

1. 最高领导机构 我国突发环境污染事件应急指挥协调组织体系中，国务院是最高领导机构，统一指挥协调全国范围内突发环境事件的紧急应对工作。

2. 综合协调机构 国家生态环境部负责重特大突发环境事件应对的指导协调和环境应急的日常监督管理工作。根据突发环境事件的发展态势及影响，生态环境部或省级人民政府可报请国务院批准，成立工作组，负责指导、协调、督促有关地区和部门，开展突发环境事件应对工作。

3. 有关成员单位突发环境污染事件应急指挥机构 成立突发环境污染事件应急指挥机构，建立“应急工作联系机制”，各有关成员（公安、武警、医疗、消防、通讯、水利、海事、航空、铁路等）单位，确保信息畅通，资源共享。如遇特别重大突发环境污染事件，可直接向国务院提出增援请求。

4. 地方各级人民政府突发环境污染事件应急指挥协调机构 突发环境污染事件指挥协调工作，应坚持“分级响应，属地为主”的原则，各省（市、区）建立环境突发事件应急处理领导机构或指挥中心，负责统一指挥协调突发环境污染事件的应急救援工作。

5. 专家组 设立突发环境污染事件应急处理专家组，聘请高等院校、科研院所、军队及有关单位专家，参与突发环境污染事件的应急监测、处理、处置及救援工作。

6. 厂矿企事业单位应急救援队伍 涉及有毒有害化学品、易燃易爆危险品、辐射性物品生产、使用、运输、处置的厂矿企事业单位，应建立突发环境污染事件的应急救援队伍。应急救援队伍的主要职责是收集、整理、编撰本单位危险品详细文字资料，上报至所在地区的生态环境部门。

四、建立应急预案和预警系统

应急预案（emergency plan）是针对可能发生的突发事件，在风险分析与评估基础上，预先制定的应急计划与行动方案。预警系统是建立在完善应急预警体系基础上的，由监测体系、咨询体系、组织体系和制度体系构成，对可能发生的突发事件进行预警和监控。

1. 制定应急预案，举行实战演练 应急预案的制定和落实，是衡量一个国家对突发环境污染事件紧急应对，是否实现科学化、规范化管理的标志。依据我国《突发环境污染事件应急预案》要求，各省（市、区）及各地（市）级行政区域需要制定本地区应急预案；各成员单位应根据各自行业特点、职能，制定本系统、本部门相应的应急预案。应急预案制定后，应加强监督、落实，积极组织演练。

2. 完善预警系统，提高应对能力 在监测基础上进行预警，可以提高对突发环境污染事件的应对能力。以监测为基础的预警工作由三步组成：第一步是收集、整理和分析信息，并将结果进行量化；第二步是将量化的指标与设定的预警界值比较，做出事件是否将要发生的预测和判断，尽可能对事件发生的时间、规模、方式和发展趋势进行预测；第三步是根据预测结果判断是否发出警报及警报发送方式。

五、切实做好应急保障工作

根据我国《国家突发环境事件应急预案》规定，并参照国内外突发环境污染事件的应急处理经验，应在以下四方面做好应急保障。

1. 资金保障 各级地方人民政府及有关单位在突发环境污染事件的应急预案中，应明确预算和项目支出，报财政部和同级财政审批。财政系统各级部门、单位，应制定《突发环境污染事件财政应急保障预案》。

2. 装备与物资保障 各级地方人民政府和部际联席会议成员单位，要充分发挥职能作用，根据应急预案要求，加强有毒有害化学品的检验、鉴定、监测设备的建设；特别注意增加采样工具与现场快检设备等物资储备，不断提高应急监测、动态监控和应急处理的能力。

3. 通讯与运输保障 环境突发事故中，充分利用手机、卫星通讯、计算机网络等现代化通讯设备，确保信息准确、传递及时，为应急处理赢得宝贵时间。紧急情况下可由国务院或国家应急指挥中心协调，调动以下运输力量：军队和武装警察部队、公安和消防、国有和私人客运公司、货运公司、国有和私人轮船公司或航空公司等。

4. 人力资源保障 根据突发环境污染事件应急预案要求，各级地方人民政府和各有关单位，应组建一支常备不懈、业务熟练、装备精良的应急救援队伍，在事件发生后的最短时间内，准确及时到达事故现场，迅速按各自职责展开救援工作。

六、加强应急管理科学研究

应急管理和应急研究在我国起步较晚，研究以风险为基础的综合安全管理配套制度设计，考虑完善相对应的战略规划、交流沟通、资源保障、教学培训、资格认证、绩效考核、监督检查等制度，加快构建我国突发事件风险防范的政策体系。

第四节　突发环境污染事件的应急处理

突发环境污染事件即将发生或已经发生的紧急状态下，采取某些超出正常工作程序的行动，避免事件的发生或减轻事件后果的超常规工作程序，称为应急处理。环境应急状态下，迅速部署以下几方面的工作。

一、预警系统

可以预警的突发环境事件，按照事件发生的可能性大小、紧急程度和可能造成的危害程度分为四级，由低到高依次用蓝色、黄色、橙色和红色表示。预警级别的事件划分标准，由生态环境部制定。预警系统启动后，根据事态发展情况和采取措施的效果，预警级别可以升级、降级或解除。

收集到的有关信息，证明突发环境污染事件已经发生，或者即将发生的可能性增大时，应迅速启动预警系统。当地县级以上政府和政府有关部门应采取以下措施。

（1）立即紧急启动突发环境污染事件相关应急预案。

（2）发布预警公告：蓝色预警由县级人民政府负责发布，黄色预警由市（地）级人民政府负责发布，橙色预警由省级人民政府负责发布，红色预警由事件发生地省级人民政府根据国务院授权负责发布。

（3）紧急转移、撤离或者疏散可能受到危害的人员，进行妥善安排。

（4）指令各环境应急救援队伍进入应急状态；环境监测部门立即开展应急监测，随时掌握并报告事态进展情况。

（5）针对突发环境污染事件可能造成的危害，封闭、隔离或者限制使用有关场所，终止可能导致危害扩大的行为或活动。

（6）调集环境应急所需要的物资和设备，确保应急保障工作及时到位。

二、应急响应

预警系统紧急启动后，地方各级人民政府及有关单位，针对突发环境污染事件采取的所有应对措施，称为应急响应（emergency respond），包括信息上报、应急监测、医疗救助、紧急疏散、应急处置和应急保障等。

（一）应急响应的分级

突发环境污染事件的应急响应，坚持“分级响应，属地为主”的原则。地方各级人民政府，按照有关规定负责突发环境事件的应急处理，生态环境部及国务院相关部门根据情况给予协调支援。

根据突发环境事件的严重程度和发展态势，将应急响应设定为特别重大（Ⅰ级）、重大（Ⅱ级）、较大（Ⅲ级）和一般（Ⅳ级）四个等级。超出本级应急处理能力时，应及时请求上一级应急救援指挥协调机构启动上一级应急预案。Ⅰ级应急响应由生态环境部和国务院有关部门组织实施。

（二）应急响应的程序

以Ⅰ级响应为例，介绍应急响应的程序和内容。

（1）开通与突发环境污染事件所在地“省级应急指挥机构、现场应急指挥部、相关专业应急指挥机构”的通信联系，随时掌握事件进展情况。

（2）立即向生态环境部领导报告，必要时成立环境应急指挥部。

（3）及时向国务院报告突发环境污染事件的基本情况和应急救援进展情况。

（4）通知有关专家组成专家组，分析情况，提出建议。

（5）根据专家的建议，通知应急救援力量随时待命，为地方或相关专业应急指挥机构提供技术支持。

（6）派出相关应急救援力量和专家赶赴现场，参加、指导现场应急救援，必要时调集事发地“周边地区专业应急力量”实施增援。

省级地方人民政府突发环境污染事件的应急响应，参照上述Ⅰ级响应程序，结合本地区实际，自行确定应急响应行动。

（三）应急响应中的信息报告与处理

1. 报告时限和程序

（1）突发环境污染事件的责任单位、责任人以及负有监管责任的上级主管单位，在突发环境事件发生后1小时内，向所在地县级以上人民政府报告，同时向上一级相关专业主管部门报告，立即组织现场调查。紧急情况下，可以越级上报。

（2）负责确认环境事件的单位，确认重大（Ⅱ级）环境事件后，在1小时内向省级相关专业主管部门报告，特别重大（Ⅰ级）环境事件立即向国务院相关专业主管部门报告，通报其他相关部门。

（3）地方各级人民政府应当在接到报告后1小时内，向上一级人民政府报告。省级人民政府在接到报告后1小时内，向国务院及国务院有关部门报告。

（4）国务院有关部门在接到重大（Ⅱ级）、特别重大（Ⅰ级）突发环境污染事件报告后，立即向国务院办公厅或主要领导报告。

2. 报告方式和内容 突发环境事件的报告分为初报、续报和处理结果报告三类。初报在发现事件后1小时内上报；续报在查清有关基本情况后随时上报；处理结果报告在事件处理完毕后立即上报。

三、应急监测

对突发环境污染事件发生地区的大气、水、土壤等环境介质，紧急采样送检或现场快速测定，称为应急监测（emergency monitoring）。其内容如下。

（一）制定环境应急监测方案

根据污染物扩散速度和事发地的气象及地域特点，制定应急监测方案。应急监测方案包括：确定监测项目、监测范围、布设监测地点、监测频数、现场采样、现场与实验分析、监测过程质量控制、监测数据整理分析、监测过程总结等，要根据情况适时调整应急监测方案。

（二）确定监测项目

确定监测项目是应急监测的关键。已知固定污染源，可以从厂（企业）级的应急预案中获得各种污染物信息，确定可能产生污染的物质；已知流动污染源，可以从移动载体泄漏物中，获得可能产生污染的污染物信息；未知污染源，监测项目的确定，必须从事故的现场特征入手，综合分析，必要时咨询专家意见。

（三）确定监测范围和布点

监测范围是根据事发时污染物的特征、泄漏量、泄漏方式、迁移和转化规律、气象、地形等，确定污染范围。监测能力有限的情况下，按照人群密度大、影响人口多、环境敏感点或生态脆弱点、损失额度大的原则，确定监测范围。如果突发环境污染事件有衍生影响，距离突发环境污染事件发生时间越长，监测范围越大。

（四）现场采样与监测

现场采样人员必须严格按照采样规范和应急监测方案的要求，进行采样和现场监测。采样量应同时满足快速监测和实验室监测需要，采样频次主要根据污染状况、不同的环境区域功能和事故发生地的污染实际情况，争取在最短时间内采集有代表性的样品。现场采样方法、采样量、现场监测仪器及分析方法，可参照相应的监测技术规范和标准，做好质量控制及记录工作。监测数据的整理分析应及时，快速、准确地报送现场指挥部，重大和特大突发污染事件还应上报生态环境部。

（五）分析和预测

根据监测结果，分析突发环境污染事件变化趋势，通过专家咨询和讨论，预测并报告事件发展和污染变化趋势，作为突发环境污染事件决策的科学依据。

四、事故抢险

突发环境污染事件的应急处理过程中，有毒有害、易燃易爆危险品的泄露处置是一项技术性强、难度较大、极具危险的工作。泄露物品因种类不同，其理化性质、毒性、易燃易爆程度差异大，因此参与事故现场处置的工作人员，必须具备坚实的专业知识和精湛的处置技术。突发环境污染事件中，常见的几类化学物质的处置原则如下。

（一）易泄露化学物质的类别

1. 无机化学物质 常见的易泄露无机化学物质包括氨、氢氧化钠、硫酸、硝酸、盐酸等强酸，强碱类物质，以及硫化氢、氰化氢、氟化氢等。此类物质刺激性、腐蚀性、毒性强，许多物质易燃易爆。

2. 有机化学物质 常见的易泄露有机化学物质包括苯、甲苯、二甲苯、苯胺、苯酚、硝基苯、甲醇、甲醛、丁醛、光气、氯乙烯等。此类物质多在石油化工中生产、使用，易在贮存、运输过程中发生泄露，或由爆炸事故而引发突发环境污染事件。

3. 农药类有毒物质 目前针对突发环境泄露事件，建立有效处理、处置手段的农药品种有倍硫磷、对硫磷、甲基对硫磷、乐果、敌敌畏、六六六、五氯酚、莠去津等。

4. 消毒剂 消毒剂因自身氧化性、腐蚀性较强，故在贮存、运输过程中易使容器破损，从而引发泄露。如过氧化氢、过氧乙酸、二氧化氯、次氯酸钠、臭氧、乙醇、环氧乙烷、戊二醛、苯扎溴胺、甲基苯酚、氯乙啶等。

（二）泄露化学物质的处置原则

1. 隔离与警示 当界定突发环境污染事件现场后，迅速将现场及周围人员紧急转移、疏散至安全地带，禁止无关人员进入污染区。在事故现场周围设立明显警示标志。

2. 监测、处置人员安全进入现场 认定自身防护措施（防毒面具、自给式呼吸器、防护服装、防酸碱胶靴、防护手套等）安全有效后，采样监测与应急处置人员方可进入事故现场。

3. 小规模气态化学物泄露的处置 压力容器（如钢瓶）内气态物质的泄露，立即在确保安全的情况下关闭阀门。如阀门损坏，可将装满气态化学物钢瓶倒置在水中；如钢瓶表面温度较高，应采用细水流喷淋降温，以防爆炸。

4. 较大爆炸事故所致泄露的处置 工厂大型设施爆炸引发气态化学物泄露，泄露量大、扩散范围广，暂时缺少有效处置手段。首先应该关闭、切断气源；转移疏散人群，抢救伤亡，加强现场监测和跟踪监测，及时了解污染物浓度及扩散、消减情况。

5. 逸散于空气中气态化学物的处置 气态化学物如泄露于室内空气，可加强通风、排气；如泄露于室外，且气象条件不利于扩散，可采用多台鼓风机强力吹风，促使其尽快扩散、削减；如水溶性强，可采用大面积喷雾，促使其转化、降解。

6. 液态化学物散落于地面的处置 少量液态化学物若散落于地面，立即采用沙土、干石灰混合覆盖，以便吸附和减少挥发。事后依据情况对覆盖物进一步处理。

7. 化学物泄露于地表水体的处置 大量固态、液态化学物泄露于地表水体后，应尽快堵塞污染源，阻止泄露继续。

8. 固态化学物散落于地面的处置 散落于地表（如公路）的固态颗粒或结晶状化学物，尽快小心打扫，能收集者尽可能回收。

9. 易燃易爆危险化学物品的处置 此类化学物品的处置应格外小心，要求事故处理现场绝对禁火。现场人员服装不能产生静电；所用监测仪器必须配备防火防爆装置；现场外围一定范围处设置禁火标志。

10. 辐射突发环境污染事件的处置 突发事件的处置措施与事件规模、原因有关。辐射源丢失时，应即刻使用高灵敏探测仪在丢失地点及可能去向展开探测，发现辐射源后，装入铅罐密封运回。较大规模辐射污染时，如核电站爆炸，首先应加强应急监测，了解环境辐射强度，做好警戒区划分与标志设立，对暴露人群紧急转移、疏散，测定辐射吸收剂量。暂时封存污染区所有食品、水源，密切注意现场周围人群有无急性放射病发生。

五、医疗救助

突发环境污染事件发生后的最短时间内，对事故现场中毒、伤亡人员实施紧急医疗救助，紧急疏散、妥善安置周围群众，也是应急处理的核心内容之一。

（一）现场紧急医疗救助

突发环境污染事件发生后的最初几小时内，最紧迫的任务是实施现场紧急医疗救助。面对大量的伤亡人员，医务人员和营救人员应根据伤亡人员伤势轻重、受伤类型及可能的预后进行分类，分别在死亡、重伤、中度伤、轻伤人员的手臂，围上黑色、红色、黄色和绿色纱布，方便辨认。

事故发生后的最短时间内，营救队员和医务人员要完成搜寻、营救及急救治疗的紧急救助工作。

尽快在现场周围或附近医疗机构建立现场急救站，就地治疗。伤亡人员的基本处理原则：抢救危重、防止继发损伤、简单处置、尽快转移。根据伤亡人员具体状况，分别进行以下处理、处置。

1. 抢救生命垂危患者 由中毒、外伤所致的心跳、呼吸骤停或即将停止的患者，紧急实施现场心肺复苏术。

2. 多发性复合伤者 医务人员应对其仔细检查，避免错过不易发现的损伤。

3. 紧急抢救中毒者 不论何种毒物中毒，均应将患者迅速抬离事故现场，立即脱去受污染的衣服；毛发、指甲等处残留毒物应彻底清洗。清洗液要根据毒物化学性质进行选择。已知毒物可尽快运用特效解毒剂。

4. 紧急处理眼睛损伤、烧灼伤患者 首先采用细水流轻轻冲洗眼睛，然后急转有条件的医院进一步处理。冲洗时水流不要直对眼球，也不要用纱布擦拭眼睛，避免眼损伤加重。

5. 迅速处理开放性损伤患者 急行清创术；如有骨折、出血，在现场简单固定和止血，然后转至附近有手术条件的医院治疗。

（二）安全疏散周围群众

在突发环境污染事件中，有毒有害化学品的迅速扩散，使周围村镇、居民区群众受到污染的威胁。应急处理过程中，需要快速有效地组织群众安全疏散，减少人员伤亡。在突发环境污染事件发生后，应由现场救援指挥部具体负责，做好以下工作。

（1）根据突发环境污染事件的性质、特点、危害，明确告知群众，协助采取必要的安全防护措施。

（2）根据事故发生时的气象、地理地形、人员居住状况等，确定安全疏散、转移的方向、地点及距离。

（3）快速召集群众动用一切可利用的交通工具，争分夺秒地快速疏散和转移。

（4）事故发生地安全边界外，妥善安置疏散、转移的群众，必要时利用救灾帐篷、临时简易房等，建立紧急避难所。

（5）为疏散、转移人员提供必要的基本生活保障，如食品、饮用水、衣服、被褥、药品、应急照明等物品。

六、应急终止

应急终止是突发环境污染事件应急处理的最后一个环节，此后尚有一些后期处置和总结评价工作。

（一）应急终止的条件

凡符合下列条件之一时，便确认达到应急终止的条件。

（1）事件现场得到控制，事故条件已经消除。

（2）污染源的泄露或释放已降至规定限量值以内。

（3）事件造成的危害被彻底清除，无继发可能。

（4）事件现场的各种专业应急处置行动已无继续的必要。

（5）采取了必要的防护措施保护公众免受再次危害。

（6）事件引起的中长期影响趋于合理，处于最低水平。

（二）应急终止的程序

（1）现场救援指挥部确认终止时机，或由事件责任单位提出，经现场救援指挥部批准。

（2）现场救援指挥部向所属各专业应急救援队伍下达应急终止命令。

（3）应急状态终止后，相关类别专业应急指挥部，根据国务院有关指示和实际情况，继续进行环境监测和评价工作，直至其他补救措施无须继续进行为止。

（三）应急终止后的处置

（1）省级人民政府和应急指挥中心，责令有关部门及突发环境污染事件的肇事单位，认真查找事件原因，防止类似问题再次出现。

（2）有关专业主管部门负责编制特别重大、重大环境污染事件的总结报告，于应急终止后上报。

（3）国家生态环境部组织有关专家，会同事件发生地省级人民政府实施应急过程评价。

（4）根据本次突发环境污染事件的应急实践经验，有关专业主管部门牵头对先前制定的应急预案进行评估、修订。

（5）对应急处理中使用的仪器、设备进行维护、检修，使之保持完好的技术状态，以备不时之需。

（6）地方各级人民政府做好受灾人员的安置工作。

（7）对受灾范围进行科学评估，提出对基础设施和生态环境重建、恢复的建议。

（8）督促行业部门及个人参加保险，对以前加入保险的单位和个人支付保险费。

（9）对应急处理过程中有功人员进行表彰和奖励。

（10）对突发环境污染事件的肇事单位和个人，以及应急处理过程中行动不力、蓄意破坏或散布谣言者，实施责任追究和处罚。

练习题

答案解析

一、单选题

1. 以下不属于突发环境污染事件基本特征的是（　）
   A. 发生时间的突然性　B. 健康危害的短暂性　C. 污染范围的不定性
   D. 负面影响的多重性　E. 健康危害的复杂性
2. 以下不属于突发环境污染事件的是（　）
   A. 重点流域、敏感水域水污染事件　B. 重点城市大气污染事件
   C. 城市居民区火灾事件　D. 海上油轮溢油或有毒化学品泄漏事件
   E. 有毒化学品、放射性物品污染农田事件
3. 以下不属于重大突发环境污染事件（Ⅱ级）构成条件的是（　）
   A. 发生10人以上、30人以下死亡　B. 中毒（重伤）50人以上、100人以下
   C. 区域生态功能部分丧失　D. 疏散转移群众1万人以上、5万人以下
   E. 4、5类放射源丢失、被盗或失控
4. 能使中毒者发生“电击式”死亡的化学气体是（　）
   A. 一氧化碳　B. 二氧化硫　C. 氰化氢
   D. 氨气　E. 氯气
5. 当收集到的有关信息证明突发环境污染事件已经发生时，或者即将发生的可能性增大时，各级政府应迅速启动预警系统，以下说法错误的是（　）
   A. 黄色预警由市（地）级人民政府发布
   B. 蓝色预警由县级人民政府发布
   C. 橙色预警由省级人民政府发布
   D. 红色预警由事件发生地省级人民政府根据国务院授权发布
   E. 红色预警由国务院发布
6. 在突发环境污染事件现场紧急医疗救助中，为了醒目辨认和分类处理，应在死亡人员的手臂上捆绑纱布的颜色是（　）
   A. 黑色　B. 红色　C. 黄色
   D. 绿色　E. 白色

二、简答题

1. 突发环境污染事件的特点有哪些？
2. 突发环境污染事件对人体健康的危害有哪些？

（李佳凡）

书网融合……

本章小结　微课1　微课2　题库

第十五章　自然灾害环境卫生

PPT

学习目标

知识目标

1. **掌握**　突发灾害与缓发灾害，原生灾害与次生灾害的概念和区别；自然灾害对人群健康的危害。
2. **熟悉**　自然灾害的分类和等级。
3. **了解**　自然灾害的卫生应急措施。

能力目标

了解自然灾害可能产生的危害，基本具备对受灾地区环境卫生状况和卫生风险的评估能力，掌握基本的卫生应急措施。

素质目标

通过本章学习，认识人与自然和谐相处的重要性，增强环保和防灾的安全意识。

情境导入

情景： 2021 年 7 月 17—23 日，某省遭遇历史罕见特大暴雨，全省平均降雨量 223 毫米；有 20 个国家级气象站日降水量突破建站以来历史极值，其中多个气象站均超其历史日极值 1 倍以上。多条河流发生超警以上洪水，多地遭受特大暴雨洪涝灾害，受灾范围广、灾害损失重。

本次自然灾害造成该省 16 市、150 个县（市、区）共 1478.6 万人受灾，因灾死亡失踪 398 人，紧急转移安置 149 万人；倒塌房屋 3.9 万间，严重损坏 17.1 万间，一般损坏 61.6 万间；农作物受灾严重；直接经济损失 1200.6 亿元。

思考： 针对本次灾害对人群健康的影响，各部门应如何采取卫生应急措施，保障灾区生活环境卫生？

第一节　概　述

我国幅员辽阔，地理气候条件复杂，是世界上自然灾害发生最严重的国家之一，经常发生的自然灾害有洪涝、干旱、地震、台风、滑坡、泥石流、农作物病虫害以及森林灾害等。自然灾害的发生常常造成世界各国严重的人员与财产损失。如 2010 年海地大地震、2011 年日本大地震、2013 年菲律宾台风海燕、2015 年尼泊尔大地震、2018 年印度尼西亚地震海啸、2020 年澳大利亚山火等自然灾害，给各国带来巨大的损失。

一、自然灾害的概念 微课

自然灾害（natural disaster）是以自然变异为主要因素造成的，危害人类生命健康、财产、社会功能以及资源、环境，且超出受影响者利用自身资源进行应对和处置能力的事件或现象。自然灾害在发生发展的过程中，具有突发性、不可控性、危害严重、易引发次生灾害等特征。根据不同的分类标准，自然灾害包括以下类别。

（一）突发灾害与缓发灾害

1. 突发灾害（sudden disaster） 有些自然灾害往往是突然发生的、剧烈的，人类无法控制的。当致灾因子变化超过一定强度时，会在极短时间内产生灾害行为，如地震、洪水、泥石流、飓风、风暴潮、冰雹等。突发灾害发生时，令人猝不及防，破坏力极大，往往造成严重的人员伤亡和巨大的财产损失。灾害持续时间越长，灾区人员遭受到的威胁就越大，影响就越深远。

2. 缓发灾害（delayed disaster） 有些自然灾害是在致灾因子长期作用下，需要几年或更长时间，逐渐成灾的，如地面沉降、土地沙漠化、水土流失、海岸线变化等，其危害在较长时间中才能逐渐显现出来，属缓发性自然灾害。

（二）原生灾害与次生灾害

1. 原生灾害（primary disaster） 致灾因子直接造成某类承灾体的破坏与伤亡的灾害。承灾体（hazard – bearing body）是指直接受到灾害影响和损害的人类及其活动所在的社会与各种资源的集合，包括人类本身及生命线系统。生命线系统是指城市供水、供电、粮油、排水、燃料、热力、通信、交通等系统。各种建筑物及生产线系统，以及各种自然资源，均是致灾因子的作用对象。

2. 次生灾害（secondary disaster） 由原生灾害所诱导出来的灾害，也称灾害链（disaster chain）。灾害链可分为串发性灾害链与并发性灾害链。几种灾害可以先后发生，也可同时发生，灾害的重叠可产生更大的破坏作用。如暴雨灾害引发当地泥石流、滑坡灾害；地震后造成的有毒化学品或放射源泄露、火灾等。2011 年 3 月，日本附近海域发生强烈地震，引发海啸灾害，海啸又引起当地核电站放射性核泄漏而造成新的放射性环境污染灾害。

知识链接

携手他国，践行理念

党的二十大报告指出，必须牢固树立和践行绿水青山就是金山银山的理念，站在人与自然和谐共生的高度谋划发展。10 年来，中国单位 GDP 二氧化碳排放量下降 34.4%，绿色逐步成为高质量发展的鲜明底色。

一花独放不是春，中国通过南南合作和绿色“一带一路”等平台，帮助发展中国家提高应对气候变化、修复生态环境等可持续发展的能力。

如中国企业总承包的宰夫拉太阳能电站，是全球最大的单体光伏电站，帮助阿布扎比每年减排二氧化碳 240 万吨；中国的麦草方格固沙法，用于伊拉克国土的荒漠化治理；非洲的“绿色长城”防护林带，用于阻止撒哈拉沙漠南侵等。

中国将携手世界各国共同建设美丽的地球家园，寻求人与自然和谐共生的未来。

二、自然灾害的类型

根据 2009 年国家卫生部发布的《全国自然灾害卫生应急预案》（试行），按灾害的性质将自然灾害分为七大类：气象灾害、海洋灾害、水旱灾害、地质灾害、地震灾害、生物灾害和森林草原火灾。

1. 气象灾害（meteorological disaster） 一般包括天气、气候灾害和气象次生、衍生灾害。天气、气候灾害，指台风、暴风（雪）、冰雹、沙尘、高温、热浪等因素直接造成的灾害。气象次生、衍生灾害，指气象因素引起的山体滑坡、森林火灾、酸雨等灾害。

2. 海洋灾害（sea disaster） 如风暴潮、海啸、海浪、赤潮、海冰、厄尔尼诺、拉尼娜的危害等。

3. 水旱灾害（flood and drought disaster） 如暴雨引发江河泛滥、山洪、涝灾、融雪洪水、冰凌洪水、溃坝洪水、干旱等。

4. 地质灾害（geologic disaster） 如滑坡、泥石流、地裂缝、地面下沉、地面塌陷、山崩、岩石膨胀、沙土液化、土地冻融、水土流失等。

5. 地震灾害（earthquake disaster） 如构造地震、陷落地震、矿山地震、水库地震等。

6. 生物灾害（biological disaster） 如农作物和森林的病虫害、草害、蝗灾和鼠害等。

7. 森林草原火灾（forest and grassland fire） 如森林或草原发生大面积火灾。

三、自然灾害的等级

自然灾害的等级是表示自然灾害给人类带来损失大小的重要指标。根据我国国情，采用“灾度”这一概念来表述灾害的程度或等级。灾度分级参考人口的直接死亡数和直接经济损失划分为五个等级（表 15－1）。

表 15－1　自然灾害等级及划分依据

灾度等级		死亡人数（人）	直接经济损失（人民币）
Ⅰ级	巨灾	>10000	亿元以上
Ⅱ级	大灾	1001～10000	千万元～亿元
Ⅲ级	中灾	101～1000	百万元～千万元
Ⅳ级	小灾	11～100	10 万元～百万元
Ⅴ级	微灾	≤10	10 万元以下

注：灾度根据死亡人数或直接经济损失划分。

第二节　自然灾害对健康的影响

一、生存环境破坏对健康的影响

自然灾害破坏生存环境，对灾区人民的生命健康造成威胁。为降低灾难所造成的间接人员伤亡数量，了解生存环境可能被破坏的类型及破坏可能造成的健康损害是十分必要的。

生存环境包括生态环境和生活环境，这两种环境的破坏和改变均对灾区人民的健康产生影响。

（一）生态环境破坏及其健康风险

1. 生态环境破坏的表现 在自然灾害发生后，人群居住的生态环境遭到巨大破坏，并无法短时间迅速恢复，使得灾区人民的生命健康受到威胁。

自然灾害破坏了人类、宿主动物、生物媒介、疾病病原体之间原有的生态平衡，并且人群居住地的改变和限制，环境卫生状况恶化，使得媒介生物（蝇类、蚊类、鼠类、其他吸血节肢动物等）易于滋生，宿主动物增多（钉螺泛滥、病畜增多），鼠类等啮齿动物向受灾人群居住地集中等，都将造成生物媒介传播疾病的发病率大幅度上升。

2. 可能造成的健康风险 由于病原微生物和媒介生物的大量滋生，以及饮用水水源污染等原因，生态环境破坏可导致肠道传染病和自然疫源性疾病的发生。

（二）生活环境改变及其健康风险

生活环境改变分为能源物资供应匮乏和基本生活条件改变两个方面。

1. 能源物资供应匮乏的主要表现 主要包括医疗物资缺乏、饮用水缺乏、食物匮乏，以及燃料、电力和热力等能源缺乏。

2. 基本生活条件改变的主要表现 主要包括饮用水供应系统和排水系统的破坏；人们被迫在恶劣条件下储存食品，食品易遭受污染发生霉变、腐败变质；受灾人群被迫露宿或在简易的棚屋中居住，居住集中拥挤；公共卫生服务能力受损；交通运输受阻等方面。

由于食物短缺、食品卫生质量问题、能源物资供应匮乏等问题，受灾人群容易产生身体疲劳、体质下降。另外，灾区居民不同程度地存在持续精神紧张和焦虑等心理问题，都有可能造成人群抵抗力的持续下降，导致抵御传染病侵袭的能力下降，疾病易于发生和流行。

二、自然灾害引发的常见疾病

由自然灾害引发的一系列疾病，被称为灾害源性疾病（hazard source disease）。按照灾害源性疾病的病因、特点等，可将其分为灾害创伤性疾病、灾害感染性疾病和灾害应激性疾病三类。

1. 灾害创伤性疾病 由外界物理因素（如气流、水流、辐射等），对人体造成的包括死亡在内的各种创伤性疾病，如颅脑损伤、脏器损伤、挤压综合征等。

2. 灾害感染性疾病 按照发生的原因，可分为原发性感染和继发性感染两类。原发感染性疾病，主要指由生物病原体引起的传染病暴发与流行，如鼠疫、霍乱、伤寒、血吸虫等。继发感染性疾病，主要指继发于非生物性灾害，如地震、洪涝、泥石流等发生时各类创伤后的感染，如创伤性感染、脓毒血症、败血症等，或由于在受灾过程中人们的饮水、摄食难以达到卫生要求而发生的肠道感染性疾病。

3. 灾害应激性疾病 由于灾害给人们造成的恶劣影响及恐怖情景而导致生理心理失衡而诱发的疾病，称为灾害应激性疾病，分为心理应激性疾病、生理应激性疾病及心理生理双重应激性疾病。心理应激性疾病，主要包括心理障碍、神经错乱、恐惧症、焦虑症、绝望症、精神分裂症等；生理应激性疾病，主要包括中暑、冻伤、营养不良、脏器功能不良与衰竭等；心理生理双重应激性疾病，主要有急性创伤后应激性疾病、慢性创伤后应激性疾病、消化性溃疡、心血管疾病、糖尿病等。

创伤后应激障碍（post traumatic stress disorder，PTSD）是指突发性、威胁性或灾难性生活事件，导致个体延迟出现和（或）长期持续存在的精神障碍，主要为创伤性再体验、回避、麻木和警觉性增高等症状。儿童与成人的临床表现不完全相同。

第三节 自然灾害的卫生应急措施

自然灾害发生之后，应立即展开自然灾害卫生应急工作，积极保障灾区人员的生命安全和身心健康。我国灾后卫生防疫工作实行属地化管理，各级行政首长负责制。

一、自然灾害条件下疾病预防控制对策

（一）灾害前准备和保障

1. 制定自然灾害应急预案 为及时、有序、规范、高效地开展自然灾害卫生应急工作，不断提高自然灾害卫生应急能力，有效保障灾区公众生命安全和身心健康，各地应按照《全国自然灾害卫生应急

预案（试行）》《自然灾害卫生应急工作指南》的要求，制定本地区的应急工作指南，同时对工作方案和制度等方面不断适时修订。

2. 重视部门间协调工作 自然灾害条件下的疾病防治工作是一项系统工程。因为影响灾民健康因素是多方面的、复杂的，有赖于政府的重视及全社会多方位的参与、合作才能解决。同时，要建立抗灾防病组织，做好防病物资与器械的贮备，使人力、物力、财力都处于常备状态。

3. 加强应急机动队伍管理建设 各地应建立自然灾害应急专家库和现场卫生应急专业队伍的资料库，并且及时更新、调整队伍，保障人员组成的专业结构合理性。针对一些易受灾地区，应定期对机动队人员进行训练，使其对主要机动方向的卫生和疾病情况，进入灾区后可能遇到的问题有所了解。

4. 做好日常健康教育 公众是防灾的主体，日常生活中主要是利用广播、电视、网络、短信等各种宣传手段，向公众宣传防灾救灾的基本常识，增加公众对自然灾害的认知，提高自我防病和保护的能力。

（二）灾后疾病的预防控制

自然灾害影响灾民群体健康的因素是多方面的，从传染病流行的自然规律入手。控制传染源、切断传播途径和保护易感人群是自然灾害条件下，疾病预防控制的主要手段。

（三）建立灾害监测评价系统

灾后监测评价按顺序分为即时评价、短期评价和持续评价三个阶段。

1. 即时评价 尽快获得多一些的信息，如灾区的地理范围、灾区发生的主要问题和受灾人群的总数等。此资料是救援决策的基本资料。

2. 短期评价 要系统收集资料，准确描述和反映灾区发生的主要情况、救援资源的供应及已开展的救援活动等。短期调查的时间可以短至4~5小时或长达2~3天。

3. 持续评价 采取合适的救援措施后，即可开始持续评价，针对灾害确定救援效果，及时修订救援计划。

二、灾区饮用水卫生

为保证灾民能够得到安全的饮用水，必须做好饮用水水源地的选择与保护、水质的消毒处理以及水质检验。

（一）饮用水水源的选择

（1）对原有水源卫生状况进行评估，集中式供水的水源地受到破坏或污染严重时，应立即选择新的水源地。被淹没了的水井或供水构筑物应停止供水，待水退后，彻底清洗，过量氯消毒后方可继续供水。

（2）水源选择的原则，包括水量充足、水质良好、便于防护。选择顺序依次为地下水、流动的水和水体大的水。

（3）就地打井时，水源周围要保持清洁卫生，附近30m内没有厕所、畜圈、垃圾及废水排出口。

（4）选择河水时，应在上游水域选择饮用水水源取水点，严禁在附近排放粪便和垃圾。

（二）保护饮用水水源

（1）清除、转移饮用水源附近堆放的，含有毒有害化学物质的废渣或废水池，妥善管理放射性物质，无法转移的有害物质应加强保护，防止扩散或外溢。

（2）迁移饮用水源附近的粪坑、牲畜圈，清除垃圾堆和无害化处理厕所内的粪便。

（3）加强水源卫生管理，河水要分段分时使用，井水应备有专用公用水桶，泉水要注意出水口的卫生防护。

（4）及时打捞水中垃圾、动物尸体和水面的漂浮物。

（三）饮用水的消毒

1. 集中式供水的消毒 首先对水质进行综合性化验检测，然后根据检测结果分项分别处理；对于不具备检测条件的地方，对供水采取氯化消毒处理，余氯量应按照水源水的要求进行。

2. 分散式饮水的消毒 集中供水遭受严重破坏的城区或分散式供水受影响的农村，尽快形成以个人和小团体用水卫生为主的应急措施。在抗灾过程中，尽量饮用煮沸水或卫生指标合格的瓶装水。若无法提供煮沸水或瓶装水，则首选山涧泉水或深井水。野外用水，主要采用消毒剂进行消毒处理。

（四）饮用水水质检验

按国家《生活饮用水标准检验法》（GB 5750—2023）检验水质。饮用水水质检验项目包括感官性状和物理指标、无机非金属指标、金属和类金属指标、有机物综合指标、有机物指标、农药指标、消毒副产物指标、消毒剂指标、微生物指标和放射性指标。

三、灾后环境清理

特大自然灾害发生地会产生数量巨大的废墟及废物，群众居住环境受到污染或破坏。灾后环境清理工作是灾后重建过程中，保护人群健康和环境工作的重要组成部分。

（一）开展群众性的爱国卫生运动

动员群众对遭受灾害的室内外环境进行彻底的清理消毒，做到先清理、后消毒、再回迁，尽最大可能消除导致疫病发生的各种隐患。

（1）自然灾害结束后，灾民搬回原居住地前，应首先对原住房的质量进行安全性检查，全面清扫室内和院落，清除垃圾污物。对室内和临时居住点带回的日常生活用品，进行煮沸消毒或在日光下曝晒。

（2）组织群众清理房屋周围环境，整修道路，清除垃圾杂物，铲除杂草，疏通沟渠，修复厕所和其他卫生基础设施，掩埋禽畜尸体，环境消毒，控制疫病发生的危险因素，使灾区的环境卫生面貌在短期内恢复到灾前水平。

（二）政府组织专业人员清理废墟及废物

自然灾害产生的大量工业废物、危险废物、易腐败废物、传染性废物、医疗垃圾、生活垃圾等，可采取焚烧热处理、填埋处理和临时贮存等应急措施。

1. 焚烧处理 需要采取临时焚烧措施处置的废物，尽可能避免露天焚烧。确需应急露天焚烧的，应控制露天焚烧废物类别，尽可能避免焚烧混合废物。焚烧地点应远离饮用水源地，远离人群居住区，在当地主导风向的下风侧。

2. 废物填埋 地址要远离环境敏感区域，特别是饮用水源地；远离易受洪水、滑坡、泥石流等自然灾害影响的区域；选择防渗条件较好的区域；禁止利用湿地填埋废物；禁止填埋工业危险废物、禁止填埋液态废物等。

3. 临时贮存 场所应设置隔离措施（如警戒线），远离人群居住区，特别是饮用水源地。对于临时贮存量大的，要因地制宜采取修建围堰、导洪设施、表面遮盖设施等措施，强化风险防范。

应急废墟废物的临时贮存、填埋和焚烧，应有专人管理，记录填埋或焚烧地点、焚烧或填埋废物的类别数量及时间，并报有关环保或其他相关部门备案。贮存处置设施要设置专门标识，向公众和废物运输者提供废物接收信息和紧急联系方式等。政府有关主管部门应当加强对临时处置设施的巡视、监管和指导。所有运行记录，应由当地环保或其他相关部门及时报上级环保部门备案。

四、灾区尸体处理

灾害往往引起人和动物的死亡，尸体腐败后发出尸臭，给附近空气、水源等造成严重污染，并对幸存者、救灾人员生理和心理上产生不良影响。若灾害发生在炎热季节，蝇虫滋生又会导致疾病传播。因此，尽快做好尸体处理工作十分重要。

（一）尸体处理的一般原则

对灾害遇难者处理时，必须给予充分的尊重，及时就地清理和尽快掩埋处理；必须辨明身份而不能马上处理者，应尽量缩短存放时间。

（二）尸体暂时存放要求

1. 存放地点　远离水源，避开人员活动区，避开低洼地。

2. 存放时间　平均气温低于20℃情况下，自然存放不宜超过4天；放入存尸袋可适当延长时间，在尸体上下撒盖漂白粉，降低尸体腐败速度；若尸体高度腐烂应及时火化或掩埋。

3. 集中存放　条件许可情况下进行集中存放和管理。

（三）尸体除臭和防毒

自然灾害发生后，不能及时处理的尸体会分解腐烂，产生恶臭气体（硫化氢、氨、甲烷、二氧化碳等）和液体物质（硫醇、尸胺、腐胺、粪臭素和水等），其中多胺类化合物形成尸碱，共同组成尸臭。尸臭对人的嗅觉有不良刺激，且长时间暴露还可引起中毒。

1. 防毒　尸臭严重时，现场人员应佩戴防毒口罩，接触尸体应戴手套，且特别注意防止手部外伤，以免沾上细菌毒素引起中毒。尸体清洗处理人员，为防厌氧菌感染，必须要接种免疫血清。

2. 除臭　尸体除臭法可分为感官、物理和化学除臭法，实际操作中，常常采用两种及以上方法进行综合除臭。

（1）感官除臭法　使用芳香类等具有强烈气味的物质，掩盖臭气，或用樟脑、桉油等植物精油类除臭剂，在感官上中和臭味。

（2）物理除臭法　利用活性炭、滑石粉、硅胶等吸附臭气或用表面活性剂吸收臭气分子，达到除臭目的。

（3）化学除臭法　利用化学反应生成挥发性较低的或无臭的化合物，如3%～5%甲酚皂溶液（来苏儿）或次氯酸钙、氢氧化钙和漂白粉混合喷洒，达到除臭和消毒的目的。

（四）尸体火化或掩埋处理

死亡人数较多时，尸体的处理应尽量采用火葬。若火化处理场不能运行或不足，可以修建简易焚烧炉，由专门机构或人员负责火葬焚烧。高度腐烂的尸体，消毒除臭后再进行焚烧。

无火葬或火葬条件不足时，大量尸体可以集中掩埋，尸体掩埋的场所应由当地政府指定。

五、灾区临时安置点卫生

灾区临时安置点是灾后人们临时集中居住的地方。自然灾害，如地震、洪水及泥石流发生后，造成房屋倒塌及其他次生灾害，受灾民众必须转移到临时安置点。临时安置点居住人口密度大，生活条件简陋，极易引发传染病，所以临时安置点选址必须满足安全和卫生的要求。

（一）临时安置点的选择

临时安置点应选择在靠近公路、地势较高、背风向阳、用水排水方便的地方。避免可能发生的洪水、山崩等灾害，并远离工业污染区。

（二）临时安置点卫生要求

临时安置点提供满足受灾群众需求的供水点、饮食点和医疗服务点。安置点内厕所布局合理，数量合适，避免污染环境；设置垃圾收集站（点），周围修建排出污水、雨水等排水沟。

（三）临时安置点住所安全要求

临时住房或帐篷与周围取水点、排水口、公共厨房、临时厕所、垃圾收集点和停车场等，保持足够的距离，注意风向和地势的影响。临时住房的间距要适当，防止过度密集，造成卫生状况恶化，留防火通道。房屋四周清除杂草、挖排水沟，室内采光照明、通风换气良好，地面铺设水泥或撒布石灰吸湿，避免潮湿影响。

（四）临时安置点卫生管理

及时动员安置点群众开展清洁卫生活动，进行经常性环境卫生清扫，清理帐篷和简易房子内外的杂物；清除垃圾，防止垃圾滞存、污水淤积；清理室内外的破罐、空瓶、罐头盒等类似杂物，防止积存雨水和脏水；对临时住房内进行彻底整顿消毒。环境消毒应由卫生防疫人员确定具体的范围和方法。

六、灾区垃圾粪便的卫生处置

临时安置点由于人员密集和设施不全，垃圾和粪便的卫生处理，成为临时安置点一项重要的卫生工作。良好的环境卫生条件是防止灾区疾病发生的重要因素。

（一）垃圾的卫生处理要求

（1）垃圾堆放点应选择地势较高、远离水源和临时居住点的地方，集中进行无害化处理。

（2）垃圾的分类处理，储存在不同容器内，专人定期进行回收、运送和处理，要做到日产日清，不得任意倾倒。

（3）修建污水沟，生活污水应定点倾倒，远离饮用水水源。

（4）根据临时安置点实际情况，合理布设垃圾收集站（点）数量和位置，及时对收集站（点）和污水倾倒处进行消毒杀虫，防止蚊蝇滋生。

（5）传染性垃圾必须进行消毒处理，有条件的采用焚烧法处理。

（6）垃圾集中后统一进行无害化处理。

（二）临时厕所的卫生管理

临时厕所是灾区群众必要的生活设施之一，对其进行卫生管理，可以有效减少疾病的发生与传播。

（1）搭建临时厕所要选择地势较高，距水源至少 30m 以上，位于安置点的下风向，周围挖有排水沟。蹲位数应能满足需求，至少为每 20 人设置一个蹲位。厕坑应做到坑深、口小、不渗、不漏，能防蝇、防蛆，粪坑满时应及时清理，减少蚊蝇滋生。

（2）尽量利用现有储粪设施储存粪便，如无储粪设施，应选择远离水源、地势较高处挖土坑，用防水塑料、水泥等防水材料做土坑衬里，并向坑周围延伸 20cm 左右。简易粪坑需要深挖，每两天撒一次生石灰，层厚需 5cm，防止蚊蝇滋生。粪坑满后，加土覆盖，另选新粪坑或粪便清出进行高温堆肥处理。

(3) 特殊情况下，如特大洪水，为保护水源，可以采用大容量塑料桶、木桶等收集粪便，装满后加盖，送到指定地点暂存，水灾后运出处理。

(4) 临时厕所需要落实专人管理，确定专人保洁，负责厕所的清扫、消毒，每日喷洒灭蝇虫药物。

七、灾区媒介生物的控制

自然疫源性疾病大多由媒介生物传播，蚊蝇、鼠类是灾区传染病重要传播媒介，消灭蚊蝇、鼠类是预防传染病的重要措施。

（一）灾区灭蚊、灭蝇方法

1. 外环境灭蚊蝇 清理灾后沉积淤泥、疏通掏渠、填平洼地等，消除蚊蝇滋生地；搞好生活卫生，生活垃圾和生活污水定点倾倒；使用有机磷类药物或有机磷类药物与菊酯类药物混合喷洒；农贸市场、垃圾站（屋、桶）、公厕等重点部位，每周消杀3次；旱厕喷洒有机磷药物灭杀幼蝇；采用5%氯氰菊酯稀释10倍，超低容量喷雾，有效剂量0.5～1mg/m^2。

2. 内环境灭蚊蝇 采用粘蝇纸、诱蝇笼、蚊蝇诱灭器、电蚊拍等物理方法；使用滞留时间较长的菊酯类药物喷洒，重点是对蚊蝇栖息地；采用5%高效氯氰菊酯加0.5%胺菊酯混合后稀释10倍，超低容量喷雾，有效剂量0.05～0.1g/m^2。

3. 个人防蚊 帐篷、简易房、临时房等住所内，使用盘式蚊香或电热蚊香。临时居住帐篷或住所内及周围5～10m的外环境，使用5%顺式氯氰菊酯可湿性粉剂100倍稀释，滞留喷洒，防止蚊、蝇、蜱、螨、蚤等侵害。室内环境主要在墙面、床下等部位施药。傍晚、清晨尽量穿长袖衣裤，减少蚊虫叮咬。使用市售驱避剂，如蚊不叮、防蚊灵等含有避蚊胺有效成分的个人防护用品。

（二）灾区灭鼠方法

1. 物理器械灭鼠 少量的鼠，采用物理器械灭鼠，如投放鼠笼、鼠夹、粘鼠板等。

2. 化学药物灭鼠 鼠密度很高或人群受到鼠源疾病威胁时，应开展化学毒饵灭鼠。灭鼠时，使用农业农村部登记批准的，高效安全的灭鼠药剂。如灾区情况紧急，需使用急性灭鼠剂磷化锌，但它对任何禽畜均有一定的危害，需使用0.3%～0.5%的低浓度剂量。毒饵灭鼠必须由专业技术人员组织实施和全程监督管理。

为避免鼠死后，游离鼠体的蚤、蜱、螨等病媒生物袭击和叮咬人，应在灭鼠同时，即死鼠高峰期前，在居住区滞留喷洒杀虫剂。

八、灾区健康教育和心理干预

自然灾害发生后，灾区群众的饮水安全、食品安全、医疗服务等，得不到保障的情况下，极易导致身体疾病的发生。灾害给人们造成的恶劣影响及恐怖情景，也会导致心理失衡。保障灾区群众的身体和心理健康，及时有效的健康教育和心理干预是十分重要的一项工作。

（一）灾区健康教育的目的及内容

1. 灾区健康教育的主要目的 向灾区群众普及救灾防疫知识，提高灾区群众的健康素养，指导灾区群众的卫生行为，促使其养成良好的个人卫生习惯，从个体行为开始防止疫情的发生。

2. 灾后健康教育的主要内容 包括灾后常见病、多发病的预防；饮水、饮食和环境卫生的相关知识；基本的消毒知识和消毒方法；突发事件和次生灾害发生时应急自救互救的措施等。

（二）灾区健康教育对象和教育方法

灾区健康教育的主要对象为当地的受灾群众、参与灾区救援工作的工作人员和志愿者。灾区健康教育主要有入户传播、标语广告、宣传材料发放、知识讲座、健康教育阵地建设、网络宣传等方式。

（三）灾后健康教育工作重点

灾后健康教育工作中，要特别注意以下几点。

1. 政府参与 政府强有力的行政力量，是灾后健康教育工作得以顺利开展的重要保证。

2. 教育方式因人而异 针对不同的人群，应当选择适合该人群的健康教育方式，提高人群对健康教育知识的接受程度。

3. 疫情监控 灾区的环境系统脆弱，容易受到多种因素的影响，同一地区的不同时间，或同一时间的不同地区，均有可能发生不同类型的疫情危害。因此，要及时进行疫情监控工作。

4. 效果评价 及时对健康教育效果进行评价，了解灾区人民对健康教育知识的接受和掌握程度。对于接受程度较低的地区，应当及时调整教育手段，以确保工作的顺利开展。

（四）灾区心理干预

自然灾害事件对灾区群众的生理和心理均产生不良影响，但心理问题最容易被忽视。自然灾害给公众造成焦虑、恐惧、悲伤等消极的心理，如果得不到解决，将加剧自然灾害的影响程度和范围，进一步扰乱社会生活秩序。

心理干预（psychological intervention），是指在心理学理论指导下有计划、按步骤地对一定对象的心理活动、个性特征或心理问题施加影响，使之朝向预期目标变化的过程。心理干预的手段包括心理治疗、心理咨询、心理康复、心理危机干预等。

1. 心理干预目的 积极预防、及时控制和减缓因灾难造成的心理和社会影响；促进灾后心理健康重建；维护社会稳定，保障公众心理健康。

2. 心理干预原则 迅速确定要干预的问题，与整体救援活动整合在一起，配合整个救灾工作的进行，及时调整心理救援的重点。

3. 干预对象 各类灾害的心理受灾人群，大致分为五级。一级人群：灾难的直接幸存人员、死难者家属及伤员。二级人群：与一级人群有密切联系的个人和家属、现场救护人员。三级人群：从事救援或搜寻的非现场工作人员、帮助灾难后重建或康复工作的人员或志愿者。四级人群：受灾地区以外的社区成员、对灾难可能负有一定责任的组织。五级人群：在临近灾难场景时，心理失控的个体。一、二级为高危人群，是干预工作的重点。

4. 心理干预技术 主要包括：心理急救，稳定情绪；行为调整，放松训练，晤谈技术；认知调整，晤谈技术＋眼动脱敏信息再加工技术。具体实施步骤如下。

（1）取得受灾人员的信任，建立良好的沟通关系。

（2）提供疏泄机会，鼓励他们将内心情感表达出来。

（3）为受灾者提供心理知识的宣教，使他们理解目前的处境，建立自信，提高对生理和心理应激的应对能力。

（4）根据不同个体的创伤反应，采取不同的心理干预方法。

（5）调动和发挥社会支持系统的作用，鼓励多与家人、亲人、同事接触和联系，减少孤独和隔离。

答案解析

练习题

一、单选题

1. 下列不属于城市生命线系统的是（　）

A. 供水、排水系统　　B. 燃料、热力系统　　C. 粮油、供电系统

D. 文化、娱乐系统　　E. 通信、交通系统

2. 我国2010年制定《全国自然灾害卫生应急预案》（试行），按灾害的性质将自然灾害分为七大类，是指（　）

A. 气象、海洋、水旱、泥石流、地震、生物和森林草原火灾七大类

B. 冻雨、海啸、土地荒漠化、地质、地震、生物和森林草原火灾七大类

C. 气象、海洋、水旱、地质、地震、生物和森林草原火灾七大类

D. 龙卷风、海啸、水旱、地质、地震、沙尘暴和森林草原火灾七大类

E. 气象、海洋、洪水、干旱、地质、地震和森林草原火灾七大类

3. 环境卫生学在灾区处置尸体的卫生要求或措施，不包括（　）

A. 有火葬条件时，尸体尽量火葬

B. 及时就地清理和尽快掩埋处理

C. 要求土壤环境条件能使尸体尽快腐败分解，达到无机化和无害化

D. 当尸体出现尸臭时，可以使用感官、物理和化学方法除臭

E. 根据死者家属要求确定尸体进行土葬或火葬

4. 地震灾区饮水卫生措施中，控制介水传播的传染病，最有效的措施是（　）

A. 不喝生水　　B. 保护水源　　C. 饮水消毒

D. 水质混凝　　E. 水质过滤

5. 自然灾害发生后，饮用水消毒极少使用的是（　）

A. 漂白粉类（如漂白粉片、漂白粉精片）　　B. 有机氯胺类（如氯氨T、清水龙）

C. 氯氰尿酸类（如二氯异氰尿酸钠等）　　D. 2%碘酒或高锰酸钾颗粒

E. 紫外线消毒方法

二、简答题

1. 常见的自然灾害的类型有哪几种？
2. 自然灾害中生存环境的破坏，对灾区群众的健康有哪些影响？
3. 灾区健康教育的目的及内容有哪些？

（李佳凡）

书网融合……

本章小结　　微课　　题库

第十六章　实训指导

PPT

实训一　空气采样方法

（一）采样方法

大气中污染物大致可分为气态和气溶胶两大类。气态是指某些物质，受其性质不稳定、沸点低等因素的影响，在常温常压下以气体形式分散在大气中，包括 SO_2、CO、NO_x 和苯等，通常以分子形式存在，尺寸很小。气溶胶是指物质的固体微粒或液体微滴逸散于空气中，以多种状态同时存在的分散系，通常以聚集形式存在，尺寸大小不等。目前，大气采样方法可归纳为直接采样法和浓缩采样法两类。

1. 直接采样法　当空气中被测组分较高，或者所选用分析方法的灵敏度较高时，采用直接采样法采取少量空气样品，就可满足分析要求。直接采样法包括注射器采样、塑料袋采样和真空瓶采样。

2. 浓缩采样　当空气中被测组分浓度较低，需浓缩后方能满足分析方法时，用浓缩采样。

（1）溶液吸收法　采用动力装置使空气通过装有吸收液的吸收管时，空气中的被测组分经气液界面浓缩于吸收液中，常用于采集气态或蒸汽态污染物。常用的吸收液有水、水溶液和有机溶剂等。

（2）滤纸和滤膜阻留法　主要用以采集尘粒状气溶胶。它是利用动力装置使空气通过滤料，利用机械阻留、吸附等方式，采集空气中的气溶胶。常用的滤料有玻璃纤维滤料、有机合成纤维滤料、微孔滤膜和浸渍试剂滤料等。

（3）固体吸附剂阻留法　当空气通过装有固体吸附剂的采样管时，被测组分被固体吸附剂吸附而浓缩，经解吸附后，可用于后续测定。

（二）实训仪器

大气采样设备通常由收集器和动力装置所组成。

1. 收集器　根据被测组分在空气中的存在状态，选择合适的收集器。常用的收集器有液体吸收管（气泡吸收管、多孔玻板吸收管、冲击式吸收管）、填充柱采样管和低温冷凝浓缩采样瓶。

2. 采样器　包括小流量气体采样器（采气流量范围为 0.1～3L/min）、小流量可吸入颗粒物采样器（采气流量范围为 1～30L/min）、大流量颗粒物采样器（流量范围为 1.1～1.7m^3/min）、个体采样器等。

3. 现场监测仪　可直接用于对现场某种被测组分直接测定。常用的有 CO 监测仪、大气细颗粒物监测仪等。

（三）气体采样的基本要求

1. 采样点现场　采样点设在空旷地点；气体采样器放置高度为 0.5～1.5m，即成人呼吸带高度；考虑坐卧状态的呼吸高度和儿童身高，增加 0.3～0.6m 相对高度的采样；颗粒物采样器放置高度为 3～5m，避免地面扬尘。

2. 采集的样品　在时间、空间上具有代表性。

3. 采样速度　能保证最佳吸收效率，且采样量应能满足分析要求。

4. 记录采样现场条件　包括采样点及其周围环境；采样器类型及编号；采样气流量；采样持续时间；采样者；采样日期；现场气候条件，包括天气情况、气温、气压、气湿等。

（四）大气采样

参见第五节大气污染对健康影响的调查和监测。

（五）室内空气采样

1. 采样环境 要求采样前应关闭门窗、空气净化设备、新风系统至少 12 小时。采样时，门窗、空气净化设备、新风系统处于关闭状态。使用空调的室内环境，应保持空调正常运转。

2. 采样点数量 应根据监测的室内面积和现场情况而定，正确反映室内空气污染物水平。单间小于 $25m^2$ 的房间应设 1 个采样点，$25\sim50m^2$（不含）的应设 2～3 个采样点，$50\sim100m^2$（不含）的应设 3～5 个采样点，$100m^2$ 及以上的应设 5 个采样点。

3. 布点方式 单点采样在房间的中心位置布点，多点采样时应按对角线或梅花式均匀布点。采样点应避开通风口和热源，离墙壁距离应大于 0.5m，离门窗距离应大于 1m。

4. 采样时间和频次 年平均浓度应至少采样 3 个月（包括冬季），24 小时平均浓度（如 $PM_{2.5}$ 和 PM_{10} 等）应至少采样 20 小时，8 小时平均浓度应至少采样 6 小时，1 小时平均浓度应至少采样 45 分钟，根据测定方法的不同可连续或间隔采样。

5. 采样仪器 根据各类指标在室内空气中的存在状态，选择合适的仪器设备。仪器设备的噪声一般应小于 50dB（A），如噪声过大，应通过安装消音盒等方式减少室内噪声。

6. 采样方法

（1）一般要求 各类指标的采样方法参照《室内空气质量标准》（GB/T 18883—2022）中的具体规定，经过方法适用性验证，可适当调整采样方法参数，包括采样体积、采样流量和采样时间，以满足室内空气质量指标检测要求。指标要求采用年平均或 8 小时平均浓度的指标，在测定方法允许的情况下，可先进行筛选法采样，若检验结果符合指标要求，可直接评价；若不符合，应按累积法采样。$PM_{2.5}$ 和 PM_{10} 等采用 24 小时平均浓度指标，因测定方法限制，无法采用筛选法，需直接采用累积法。

（2）筛选法采样 宜采样 45 分钟。如使用直读仪器，采样间隔时间为 10～15 分钟，每个点位至少监测 4～5 次，最终以时间加权平均值表示。

（3）累积法采样 按年平均、24 小时平均和 8 小时平均的要求，根据测定方法的不同，可连续或间隔采样，间隔采样的最终结果以时间加权平均值表示。

（4）采样记录 采样时应对现场情况、可能的污染源、检测指标、采样日期、时间、地点、采样点数量、布点方式、大气压力、温度、相对湿度、风速、采样编号（采样点位、采样器、采样管等）及采样人员等，进行详细记录，随样品一同送入实验室。

（5）样品运输和保存 样品按采样记录核对后由专人运送，运送过程中做好样品的有效处理和防护，防止因物理、化学、生物等因素的影响，使组分和含量发生变化。样品运抵后应由接收人员交接并登记，注意保存条件，并及时进行实验室检验。

7. 质量保证措施

（1）气密性检查 在采样前应对采样系统的气密性进行检查，不得漏气。

（2）现场仪器校准 现场仪器应符合国家有关标准和技术要求，使用前按说明书要求进行检定或校准。采样系统的流量要保持恒定，采样前和采样后均要在负载条件下，用检定合格的流量计进行校准，前后两次的校准偏差不得超过 5%，取两次结果的平均值作为采样流量的实际值。

（丁世彬）

实训二　大气中二氧化硫的测定

（一）实训原理（盐酸副玫瑰苯胺比色法）

大气中二氧化硫被四氯汞钠溶液吸收后，生成稳定的二氯亚硫酸汞钠络合物，再与甲醛和盐酸副玫瑰苯胺反应，生成玫瑰紫红色化合物，根据颜色深浅比色定量。本法最低检出限为0.4μmol/5ml。

（二）实训仪器

1. 小流量气体采样器，流量范围为0.2～1L/min。
2. 棕色U形多孔玻板吸收管。
3. 10ml具塞比色管。
4. 分光光度计

（三）实训试剂

1. 吸收液 称取10.9g二氯化汞和4.7g氯化钠溶于水，并稀释至1000ml。放置过夜，过滤后使用。吸收液最佳pH为4.0。吸收液可稳定6个月；若发现有沉淀，不可再用。

2. 1.2%氨基磺酸钠溶液 （临用时现配）称取1.2g氨基磺酸钠加入水溶液，并稀释至100ml。

3. 0.2%甲醛溶液 （临用时现配）将36%～38%甲醛摇匀，量取5.4ml，并稀释至1000ml。

4. 0.02%盐酸副玫瑰苯胺溶液 （临用时现配）称取0.2g盐酸副玫瑰苯胺，加入少量水研磨，使之溶解，然后加入60ml盐酸，转移至容量瓶，并用水稀释至1000ml。

5. 0.1mol/L碘酸钾标准溶液 称取碘酸钾3.5668g，置于烧杯内，加水溶解后转移至1000ml容量瓶中，加水至刻度，摇匀。

6. 0.5%淀粉溶液 （临用时现配）称取0.5g可溶性淀粉，加5ml水调成糊状，再加入100ml沸水和0.002g碘化汞，煮沸2～3分钟，至溶液透明，冷却。

7. 0.1mol/L硫代硫酸钠标准溶液 称取25g硫代硫酸钠，溶于水中，加入0.2g碳酸钠，稀释至1000ml，存储于棕色瓶中。

8. 0.1mol/L碘溶液 称取40g碘化钾，溶于25ml水中，加入12.7g碘，用水稀释至1000ml，移入棕色瓶中，暗处保存。

9. 2μg/ml二氧化硫标准溶液 称取0.1～0.2g亚硫酸氢钠溶于100ml吸收液中，放置过夜，用滤纸过滤。使用时，用吸收液稀释成2μg/ml二氧化硫标准溶液。冰箱保存，可放置2天。

（四）实训方法

1. 采样 将装有5ml四氯汞钠吸收液的棕色U形多孔玻板吸收管，安装于小流量气体采样器上，以0.5L/min流量采气10～20L，并记录采样现场的气压和气温。

2. 分析步骤

（1）绘制标准曲线 按下列步骤制备标准曲线和绘制标准曲线：向各管中加入0.5ml 1.2%氨基磺酸钠溶液，摇匀，放置10分钟，然后加入0.5ml 0.2%甲醛溶液和0.5ml 0.02%盐酸副玫瑰苯胺溶液摇匀，放置数分钟，使其逐渐显色，并于560nm波长下测定各管吸光度。以二氧化硫含量（μg）为横坐标，绘制标准曲线。

二氧化硫标准色列管

管号	0	1	2	3	4	5	6	7
标准溶液（ml）	0	0.2	0.6	1.0	1.5	2.0	2.5	3.0
吸收液（ml）	5.0	4.8	4.4	4.0	3.5	3.0	2.5	2.0
二氧化硫含量（μg）	0	0.4	1.2	2.0	3.0	4.0	5.0	6.0

（2）样品测定 采样后将吸收液全部移入比色管中，用少量吸收液冲洗吸收管并合并于比色管中，使总体积为5ml。然后将该样品管与上述各标准系列管同步操作，加入各项试剂，并测定吸光度，查标准曲线获得样品管中二氧化硫含量（μg）。

（3）计算

$$C = \frac{A}{v_0}$$

式中，C 为二氧化硫浓度，mg/m^3；A 为二氧化硫含量，μg；v_0 为换算成标准状态下的采样体积，L。

（五）注意事项

（1）所有试剂均需用不含氧化剂的水配置。

（2）使用本方法以 20L 计算，可测定的二氧化硫浓度范围为 0.02～0.3mg/m^3。浓度高于此范围时，可将样品吸收液稀释后测定。

（3）甲醛浓度过高，空白值增大；甲醛浓度过低，显色时间延长。本实验采用的是 2% 甲醛。

（4）本法吸收液含汞，有毒性，操作时应避免污染环境和防止中毒，废液应统一收集后处理。

（丁世彬）

实训三　大气中颗粒物的测定

本实训内容为可吸入颗粒物和细颗粒物的测定（重量法）。

（一）实训原理

分别通过具有一定切割特性的采样器，以恒速抽取定量体积空气，使室内空气中 PM_{10} 和 $PM_{2.5}$ 被截留在已知质量的滤膜上，根据采样前后滤膜质量差和采样体积，计算出 PM_{10} 和 $PM_{2.5}$ 浓度。

（二）实训材料

根据样品采集目的，可选用玻璃纤维滤膜、石英滤膜等无机滤膜，或聚四氟乙烯、聚氯乙烯、聚丙烯、混合纤维素等有机滤膜。PM_{10} 滤膜对 0.3μm 标准粒子的截留效率不低于 99%，$PM_{2.5}$ 滤膜对 0.3μm 标准粒子的截留效率不低于 99.7%。

（三）实训仪器和设备

1. PM_{10} 切割器、采样系统　切割粒径 D_{50} 为（10±0.5）μm，捕集效率的几何标准差 δ_g 为（1.5±0.1）μm。

2. $PM_{2.5}$ 切割器、采样系统　切割粒径 D_{50} 为（2.5±0.2）μm，捕集效率的几何标准差 δ_g 为（1.2±0.1）μm。

3. 颗粒物采集器　量程小于 30L/min，流量误差小于或等于 2%。

4. 电子天平　标定分度值 0.01mg 或 0.001mg。

5. 恒温恒湿箱　箱内空气温度在 15～30℃ 内可调，控温精度 ±1℃。箱内空气相对湿度应控制在（50±5）%。恒温恒湿箱可连续工作。

6. 干燥器　内盛变色硅胶。

7. 气压计　最小分度值为 2kPa。

（四）样品采集和保存

1. 样品采集　按采样器说明书操作，在采样器规定的流量下，采气 8～24 小时。记录采样时的气温和气压。采样时，将已称量的滤膜用镊子放入洁净采样夹内的滤网上，滤膜毛面应朝向进气方向。将滤膜牢固压紧至不漏气。采样结束后，用镊子取出，放入样品盒中。采用连续采样方式时，采样时间不应少于 20 小时；采用间隔采样方式时，采样次数不应少于 4 次，累计采样时间不应少于 20 小时。采样流量小于30L/min。

2. 样品保存 采样后将滤膜置于保存盒中保存，每张滤膜单独保存，避免交叉污染。如不能立即称量，应在4℃条件下冷藏保存。

（五）分析步骤

采样前，将滤膜放在恒温恒湿箱内平衡24小时，平衡条件为15～30℃，相对湿度控制在45%～55%范围内，记录平衡温度与相对湿度。在上述平衡条件下，去除静电后用标定分度值为0.01mg或0.001mg的电子天平称量滤膜，记录滤膜质量。同一滤膜在恒温恒湿箱中，相同条件下再平衡1小时后称量。对于颗粒物样品滤膜，两次称量之差小于0.04mg（标定分度值为0.01mg）或0.015mg（标定分度值为0.001mg）为满足恒量要求。采样结束后，按同样温湿度条件，将采样滤膜放在恒温恒湿箱中平衡24小时。天平室的温湿度条件应与恒温恒湿箱一致。

（六）结果计算与表示

1. 结果计算 PM_{10}或$PM_{2.5}$质量浓度按下式计算：

$$\rho = \frac{w - w_0}{V}$$

式中，ρ为PM_{10}或$PM_{2.5}$质量浓度，mg/m^3；W为采样后滤膜的质量，mg；W_0为采样前滤膜的质量，mg；V为实际采样体积，m^3。

2. 结果表示 当测定结果<$0.1mg/m^3$时，保留到小数点后三位；当测定结果≥$0.1mg/m^3$时，保留三位有效数字。

（七）注意事项

（1）采样器每次使用前需进行校准。

（2）采样期间流量应保持恒定。使用前用皂膜流量计进行校准，误差应小于5%。

（3）每张滤膜在使用前均需用光照检查，不能使用破损或有任何缺陷的滤膜采样。

（4）在污染较重的地区采样或采样时间过长，应注意防止滤膜过载。

（5）采样后用镊子小心取下滤膜，采样面对半折叠两次置于干燥器中。

（6）需经常检查采样器是否漏气。当滤膜上颗粒物与四周白边之间界限不清晰时，应更换面板密封垫。

（丁世彬）

实训四　水样的采集与保存

（一）实训目的

通过实训，使学生对水样的采集和保存流程有一个整体的了解，提高学生对水样采集和保存重要性的认识和理解，提高学生的实践操作能力。

（二）理论基础

水样采集和保存是水质分析的重要环节之一，水质的检测项目不同，对于水样的采集、保存、处理的要求均不相同。水样必须具有足够的代表性且不受任何意外的污染，有合理的采样位置和采样时间，科学的采样技术、采样方法和保存措施。

（三）实训原理

由于水样的组分、目标分析物的浓度和性质不同，水样样品采集时应分类采集，应根据待测组分的特性，选择合适的采样容器，水样保存宜优先参照检验方法中的规定。

（四）实训容器和试剂

聚乙烯或聚四氟乙烯容器，磨口塞玻璃容器，灭菌瓶，纯水，酒精灯或（75%乙醇和棉签），便携式余氯，二氧化氯五参数快速测定仪（或永久性氯标准色列，50ml具塞比色管，3,3′,5,5′四甲基联苯胺溶液）。

（五）实训步骤

1. 采样计划 采样前应根据水质检验目的和任务制订采样计划。包括采样目的、检验指标、采样时间、采样地点、采样方法、采样频率、采样数量、采样容器与清洗、采样体积、样品保存方法、样品标签、现场测定项目、采样质量控制、运输工具和条件等。

2. 采样容器

（1）测定无机物、金属和类金属及放射性元素的水样　应使用有机材质的采样容器，如聚乙烯或聚四氟乙烯容器等。

（2）测定有机物指标的水样　应使用玻璃材质的采样容器。

（3）测定微生物学指标的水样　应使用玻璃材质的采样容器，也可以使用符合要求的一次性采样袋或采样瓶。

（4）测定特殊项目的水样　可选用其他化学惰性材质的容器。如热敏物质应选用热吸收玻璃容器；温度高、压力大的样品或含痕量有机物的样品应选用不锈钢容器；生物（含藻类）样品应选用不透明的非活性玻璃容器；光敏性物质应选用棕色或深色的容器。

3. 水样采集

（1）微生物指标　采样时应做好个人防护，采取无菌操作直接采集，不得用水样荡洗已灭菌的采样瓶或采样袋，并避免手指和其他物品对瓶口或袋口的玷污；采集末梢水水样前，应对水龙头进行消毒。

（2）理化指标　采样前应先用待采集的水样荡洗采样器、容器和塞子2～3次（测定石油类水样除外）。

4. 采样体积 根据测定指标、测试方法以及平行样检测所需样品量等情况，计算并确定采样体积。采样体积可参考《生活饮用水标准检验方法（第2部分：水样的采集和保存）》（GB/T 5750.2—2023）表1，也可根据具体检验方法选择采样体积。

5. 水样保存 水样的保存期限主要取决于待测物的浓度、化学组成和物理化学性质，主要有冷藏、避光和加入保存剂等。水样保存亦优先参照检验方法中的规定，若检验方法中没有规定，可参照《生活饮用水标准检验方法（第2部分：水样的采集和保存）》（GB/T 5750.2—2023）表2。

6. 水样管理与运输 ①在水样的运输和管理过程中应保证其性质稳定、完整、不受污染、损坏和丢失；②现场测试样品，应详细记录现场检测结果并妥善保管；③实验室测试样品，应准确填写采样记录和标签，并将标签粘贴在采样容器上，注明水样编号、采样者、日期、时间及地点等相关信息；④水样采集后应立即送回实验室，需要冷藏的样品，应配备专门的隔热容器。

7. 水样采集的质量控制

（1）现场空白　在采样现场以纯水作为样品，按照测定指标的采样方法和要求，在与样品相同条件下装瓶、保存和运输，直至送交实验室分析。

（2）运输空白　以纯水作为样品，从实验室到采样现场又返回实验室。运输空白可用来掌握样品运输、现场处理和贮存期间带来的可能污染。

（3）现场平行样　在相同的条件下，采集平行双样送实验室分析，数量一般控制在样品总量的

10%以上。

（4）现场加标样或质控样　现场加标样是取一组现场平行样，将实验室配制的一定浓度被测物质的标准溶液加入其中一份，另一份不加，然后按样品要求进行处理，送实验室分析。现场质控样是将与样品基体组分接近的质控样带到采样现场，按样品要求处理后与样品一起送实验室分析。现场加标样或质控样数量一般控制在样品总量的10%以上。

（六）注意事项

（1）采集几类检测指标时，应先采集供微生物指标检测的水样。

（2）采样时应去掉水龙头上的过滤器和（或）雾化喷头等。

（3）采样时不可搅动水底的沉积物。

（4）采集测定溶解氧、生化需要量和有机污染物的水样时应将水样充满容器，上部不留空间，并采用水封。

（5）含有可沉降性固体（如泥沙等）的水样，应分离去除沉淀后的可沉降性固体。

（6）石油类、生化需氧量、硫化物、微生物和放射性等指标检测，应单独采样。

（7）采样前注意观察可能对样品检测造成影响的环境因素，比如异常气味，并应采取相应的措施进行消除。

（8）完成现场测定的水样，不能带回实验室供其他指标测定使用。

（文献英）

实训五　消毒剂的配制与使用（含氯消毒剂、二氧化氯）

（一）实训目的

通过实训，使学生了解常用消毒剂的基本特性，对消毒剂的配制和使用流程有一个初步的了解，掌握消毒剂的配制和使用。

（二）理论基础

消毒剂是用于杀灭传播媒介上的微生物，使其达到消毒或灭菌要求的制剂。消毒剂种类较多，常用消毒剂为含氯消毒剂、二氧化氯消毒剂等，不同的消毒剂、消毒目的和消毒对象，要求的消毒剂浓度不同，使用方式也不同，因此，每次使用时应根据消毒剂种类、消毒对象和消毒目的等配制和使用。

（三）实训原理

含氯消毒剂和二氧化氯消毒剂中氯和二氧化氯浓度较高，必须溶解稀释以后才能使用。如物体表面预防性消毒一般用250～500mg/L的含氯消毒剂。

（四）实训容器和试剂

塑料桶，1000ml量杯，电子秤，搅拌器或者搅拌棍，便携式余氯，二氧化氯五参数快速测定仪或余氯比色试纸（或永久性氯标准色列、50ml具塞比色管、3,3′,5,5′四甲基联苯胺溶液），漂白粉，二氧化氯消毒片。

（五）实训步骤

消毒剂有效成分含量的计算公式：

所需消毒剂的量＝欲配制消毒液的有效成分含量（mg/L）×欲配制消毒液的量（L）÷说明书中的消毒液原液的有效成分含量

1. 含氯消毒剂（以含有效氯25%的漂白粉为例）

（1）生活饮用水的消毒　1L水中应加入含有效氯25%的漂白粉多少克，可使水中含氯量达到5～10mg/L。

1）计算所需消毒剂的量=5mg/L×1L/25%～10mg/L×1L/25%=20～40mg。

2）用漂白粉进行水消毒时，不能直接将漂白粉投入需消毒的水中。称取所需漂白粉，加少许清洁水调成糊状，再加适量清洁水稀释至充分溶解；漂白粉使用时最好先溶解成10%～15%的原液，再稀释成1%～2%的澄清液，静置后取漂白粉上清液，然后投加到水池或水井中。或把一定量的漂白粉装入容器内，加水搅拌后放入水中，利用取水时的振荡作用，使氯经容器的孔眼或容器壁慢慢地渗出来，以达到持续消毒的目的。

（2）物体表面消毒　配制成含有效氯500mg/L的消毒液1L。

1）计算所需消毒剂的量=500mg/L×1L/25%=2000mg。

2）用1000ml量杯量取1000ml水，倒入塑料桶内。

3）用电子秤称取2g漂白粉。

4）将2g漂白粉缓慢倒入1L水中，边倒入边用搅拌器或者搅拌棍搅拌，使漂白粉充分溶解。

5）用余氯比色试纸对配制的消毒液浓度进行测定。

6）用含有效氯500mg/L的含氯消毒液，对污染表面进行喷洒、擦拭或浸泡消毒，作用30分钟后，用清水擦拭干净。

2. 二氧化氯消毒片（以二氧化氯含量为10%为例）　生活饮用水的消毒：使用浓度1～2mg/L，加入多少克含二氧化氯10%的二氧化氯消毒片，可用于1000L水的消毒。

（1）计算所需消毒剂的量=1mg/L×1000L/10%～2mg/L×1000L/10%=10～20g。

（2）配制二氧化氯消毒剂母液。将二氧化氯消毒片10g倒入装有1L清水的容器中（严禁将水倒入粉剂），搅拌至溶解，即得到1L含量为1000mg/L的二氧化氯消毒剂母液。

（3）将1L含量为1000mg/L的二氧化氯消毒剂母液缓慢倒入1000L饮用水中，即可得到二氧化氯含量为1mg/L的饮用水。

（六）注意事项

（1）配制和分装高浓度消毒液时，应戴口罩和手套；使用时应戴手套，避免接触皮肤。如不慎溅入眼睛，应立即用水冲洗，严重者应就医。

（2）消毒剂对金属有腐蚀作用，对织物有漂白、褪色作用。金属和有色织物慎用。

（3）含氯消毒剂为强氧化剂，不得与易燃物接触，应远离火源。

（4）消毒剂置于阴凉、干燥处密封保存，不得与还原物质共储共运。

（5）消毒剂包装应标示相应的安全警示标志。

（6）配制消毒液时，一定不能使用开水或热水。

（7）不要把消毒剂与其他洗涤剂或消毒液混合使用，因为这样会加大空气中氯气的浓度而引起氯气中毒。

（文献英）

实训六　漂白粉中有效氯含量、水的余氯量及需氯量的测定

（一）实训目的

通过实训，使学生了解漂白粉的基本特性，掌握漂白粉中有效氯含量、水的余氯量及需氯量的测定

流程和方法。

（二）理论基础

漂白粉极易分解失效，故要密闭，并置于阴凉干燥的地方，不宜用金属容器盛装，以免腐蚀且降低药效。漂白粉中有效氯含量一般为25%～35%，当漂白粉因保存不当或放置过久而使有效氯含量降低时，会影响消毒效果，使用前应测定漂白粉的有效氯含量，作为配制所需浓度消毒液计算稀释倍数的依据。

（三）实训原理

1. 有效氯含量测定原理 漂白粉中有效氯在酸性溶液中与碘化钾反应，释放出相当量的碘，再以硫代硫酸钠标准溶液滴定，根据硫代硫酸钠标准溶液的用量计算出漂白粉中有效氯的含量。

2. 水中需氯量测定原理 在水中加入不同量的氯，经一定接触时间后，用比色法测定剩余氯，根据最佳加入量，求出水中的需氯量。

（四）实训仪器和试剂

研钵、100ml烧杯、纯水、3个250ml容量瓶、250ml碘量瓶、50ml滴定管2个、电子秤、搅拌器或者搅拌棍、移液管、吸球、量筒、称量杯；便携式余氯、二氧化氯五参数快速测定仪（或永久性氯标准色列、50ml具塞比色管、3,3′,5,5′四甲基联苯胺溶液）；漂白粉、二氧化氯消毒片、冰乙酸、碘化钾晶体、硫代硫酸钠标准溶液。

（五）实训步骤

1. 漂白粉中有效氯含量的测定

（1）将漂白粉的固体样品于研钵中研匀，用减量法称取1～2g，置于100ml烧杯中。加入少量纯水，将样品调成糊状。将样品全部转移至250ml容量瓶中，加纯水到刻度，混合均匀。

（2）液体样品可按产品标示的有效氯含量，吸取或称取适量，于250ml容量瓶中稀释至刻度，混合均匀。

（3）向250ml碘量瓶内加入1g碘化钾晶体，加75ml纯水，使碘化钾溶解，加入2ml冰乙酸。从容量瓶中吸取25ml漂白粉溶液，注入碘量瓶中，密塞，加水封口于暗处放置5分钟。

（4）用硫代硫酸钠标准溶液滴定至溶液呈淡黄色时，加入1ml淀粉溶液（5g/L），继续滴定至溶液蓝色刚消失为止，记录用量为V。

（5）计算

$$\text{有效氯}(Cl_2) = \frac{V \times c \times 0.03545 \times 250}{m \times 25} \times 100$$

式中，V为硫代硫酸钠标准溶液的用量，ml；c为硫代硫酸钠标准溶液的浓度，mol/L；m为漂白粉的用量，g；0.03545为与1.00ml硫代硫酸钠标准溶液相当的以克表示的有效氯的质量g/mmol。

2. 水中余氯量的测定

（1）3,3′,5,5′四甲基联苯胺比色法 使用于经含氯消毒剂消毒后的生活饮用水及水源水中总氯和游离氯的测定，最低检测浓度为0.005mg/L。在50ml具塞比色管中，先加入2.5ml 3,3′,5,5′四甲基联苯胺溶液，加入澄清水样至50ml刻度，混合后立即比色，所得结果为游离氯；放置10分钟，比色所得结果为总氯，总氯减去游离氯即为化合余氯。

（2）现场N,N－二乙基对苯二胺（DPD）法（分光光度计或比色计）

1）将适量水样加于比色杯中，将比色杯置于比色槽中，盖上杯盖，按下仪器的“ZERO”键，此时显示0.00，作为空白对照。

2）取下比色杯，加入1包游离氯DPD试剂药包，盖上器皿盖，摇匀，立即放入比色槽中，按下仪器“READ”键，直接读数。仪器显示的数值即为水中游离氯的质量浓度（以mg/L为单位）。若有游离氯存在，则溶液呈现红色。

3）要严格掌握反应时间，样品静置后的比色测定应在1分钟之内完成。

3. 水中需氯量的测定（三杯实验）

（1）取三个250ml烧瓶，分别加入200ml水样，然后加入0.71%漂白粉溶液0.1ml、0.2ml、0.3ml，搅拌均匀，接触30分钟。

（2）用比色法测余氯，选择余氯在0.3～0.5mg/L之间的那一杯来计算加氯量和需氯量。

（3）计算

$$加氯量（Cl_2，g/L）=V\times 0.71\%\times 1000/200$$

式中，V为漂白粉加入量，ml。

（六）注意事项

游离氯、二氧化氯在水中稳定性差，应在现场取样后立即测定。

（文献英）

实训七　空气中甲醛浓度的测定（GB/T 18883—2022）

（一）实训目的

通过实训，掌握居住区大气、公共场所空气中甲醛浓度的测定。

（二）理论基础

甲醛是目前严重危害人体健康的有毒气体，较多地出现在质量不达标的家具和装修材料中。低浓度时不易察觉，很容易被其他气味所掩盖，如空气清新剂等；浓度较高时，有强烈刺激性和窒息性的气味，对人眼、鼻等有刺激作用。长期处于甲醛浓度较高的环境中，患者可能会出现头晕、头痛、流泪、恶心、呕吐、咳嗽、胸闷、白血病等情况，严重的会导致死亡。生活中要注意远离甲醛，新装修的房屋要经常通风，注意监测甲醛的含量。

（三）实训原理

空气中甲醛与4－氨基3－联氨－5－巯基－1,2,4－三氮杂茂（Ⅰ）在碱性条件下缩合（Ⅱ），然后经高碘酸钾氧化成6－巯基－5－三氮杂茂［4,3－*b*］－*S*－四氮杂苯（Ⅲ）紫红色化合物，其色泽深浅与甲醛含量成正比。

本标准测定范围为2ml样品溶液中含0.2～3.2μg甲醛污染物。若采样流量为1L/min，采样体积为20L，则测定浓度范围为0.01～0.16mg/m^3。

（四）实训仪器和试剂

1. 气泡吸收管　有5ml和10ml刻度线。

2. 空气采样器　流量范围0～2L/min。

3. 10ml具塞比色管。

4. 分光光度计　具有550nm波长，并配有10mm光程的比色皿。

5. 纯水。

6. 0.5mol/L 盐酸 量取浓盐酸 4ml 溶于 96ml 纯水中。

7. 吸收液 称取 1g 三乙醇胺、0.25g 偏重亚硫酸钠和 0.25g 乙二胺四乙酸二钠溶于水中，并稀释至 1000ml。

8. 0.5% 4－氨基－3－联氮－5－巯基－1,2,4－三氮杂茂（简称 AHMT）溶液 称取 0.25g 的 AHMT 溶于 0.5mol/L 盐酸中，并稀释至 50ml，此试剂置于棕色瓶中，可保存半年。

9. 5mol/L 氢氧化钾溶液 称取 28.0g 氢氧化钾溶于 100ml 水中。

10. 1.5%高碘酸钾溶液 称取 1.5g 高碘酸钾溶于 0.2mol/L 氢氧化钾溶液中，并稀释至 100ml，于水浴上加热溶解，备用。

11. 甲醛标准贮备溶液 购买符合国标 GBW（E）081701 甲醛溶液，浓度为 100μg/ml。

12. 甲醛标准溶液 用时取上述甲醛标准贮备液，用吸收液稀释为 2μg/ml 溶液。

（五）实训方法和步骤

1. 采样 用一个内装 5ml 吸收液的气泡吸收管，以 1.0L/min 流量，采气 20L，记录采样时的温度和大气压力。

2. 分析步骤

（1）标准曲线的绘制 用标准溶液绘制标准曲线：取 7 支 10ml 具塞比色管，按下表制备标准色列管。

甲醛标准色列管

管号	0	1	2	3	4	5	6
标准溶液（ml）	0.0	0.1	0.2	0.4	0.8	1.2	1.6
吸收溶液（ml）	2.0	1.9	1.8	1.6	1.2	0.8	0.4
甲醛含量（μg）	0.0	0.2	0.4	0.8	1.6	2.4	3.2

各管加入 1.0ml 的 5mol/L 氢氧化钾溶液，1.0ml 0.5% AHMT 溶液，盖上管塞，轻轻颠倒混匀三次，放置 20 分钟。加入 0.3ml 1.5% 高碘酸钾溶液，充分振摇，放置 5 分钟，用比色皿，在波长 550nm 下，以水作参比，测定各管吸光度。以甲醛含量为横坐标，吸光度为纵坐标，绘制标准曲线，并计算回归线的斜率，以斜率的倒数作为样品测定计算因子 B（微克/吸光度）。

（2）样品测定 采样后，补充吸收液到采样前的体积。准确吸取 2ml 样品溶液于 10ml 比色管中，按制作标准曲线的操作步骤测定吸光度。

在每批样品测定的同时，用 2ml 未采样的吸收液，按相同步骤作试剂空白值测定。

3. 结果计算

（1）将采样体积按公式（16－1）换算成标准状况下的采样体积。

$$V_0 = V_t \times \frac{T_0}{273 + t} \times \frac{p}{p_0} \qquad (16-1)$$

式中，V_0为标准状况下的采样体积，L；V_t为采样体积，L；t 为采样时的空气温度，℃；T_0为标准状况下的绝对温度，273K；p 为采样时的大气压，kPa；p_0为标准状况下的大气压力，101.3kPa。

（2）空气中甲醛浓度按公式（16－2）计算。

$$c = \frac{(A - A_0) \times B}{V_0} \times \frac{V_1}{V_2} \qquad (16-2)$$

式中，c 为空气中甲醛浓度，mg/m^3；A 为样品溶液的吸光度；A_0为试剂空白溶液的吸光度；B，为计算因子，由标准曲线求得，μg/吸光度值；V_0为标准状况下的采样体积，L；V_1为采样时吸收液体积，ml；

V_2为分析时取样品体积，ml。

（六）注意事项

（1）采样时，请正确选择气泡吸收管。

（2）连接采样器时，注意气流方向，使用缓冲瓶保证采样器的安全。

（3）采样装置注意其是否处于检定与校准的有效期。

（林　麒）

实训八　公共用品样品的采集

（一）实训目的

掌握公共用品样品采集方法监测微生物污染情况，防止疾病传播。

（二）理论基础

公共用品包括杯具、棉织品、洁具、鞋类、购物车（筐）、美容美发美甲用品和其他用品7类。主要指标包括细菌总数、真菌总数、大肠菌群、金黄色葡萄球菌溶血性链球菌。

（三）实训原理

用涂抹法对公共用品进行采样，采样过程必须在无菌条件下进行，采样后立即送实验室检测。结果根据国家标准《公共场所卫生指标及限值要求》（GB 37488—2019）来判断公共用品卫生是否达标。

（四）实训仪器和试剂

1. 采样用具　灭菌试管（内装10ml生理盐水）、灭菌干燥棉试纸、灭菌剪刀、5cm×5cm灭菌规格板、酒精灯、75%乙醇棉球、灭菌镊子等。

2. 公共用品　杯子、棉质制品、清洁用品、鞋子、购物车（篮子）、美容、美发和美甲用品以及其他日常用品。

3. 个人用物　工作服（或白大褂）、口罩、帽子、手套、采样记录单、笔等。

（五）实训方法和步骤

（1）个人防护。采样前穿好工作服、戴好口罩、帽子和手套。

（2）随机抽取清洗消毒后准备使用的公共用品用具。

（3）点燃酒精灯制造局部无菌环境，用75%乙醇消毒工作台面和双手。

（4）打开试管盖、灼烧试管口。

（5）取1支灭菌干燥棉拭子，于10L灭菌生理盐水内浸润（吸取约1ml的溶液）后，根据《公共场所卫生检验方法 第4部分：公共用品用具微生物》采样部位和采样面积要求（具体见表16－1），在公共用品用具的适当部位来回均匀涂抹进行样品采集。

（6）涂抹采样后，将棉拭子放回剩余9ml生理盐水的试管内，再用灭菌剪刀剪去棉拭子手接触部分。

（7）灼烧试管口，盖上无菌塞。

（8）对试管进行编号，填好采样记录单，4小时内送检。

（9）脱去个人防护用品，放置于医疗废弃物垃圾袋中，收拾工作台面，清洗双手。

表 16-1　常用公共用品微生物采样的部位与数量

用品种类	用品名称	采样部位	每份用品采样数量
杯具	茶杯	口唇接触处内、外缘各涂抹一圈	1 份（共采 $50cm^2$ 面积）
棉织品	毛巾/枕巾/浴巾	对折后两面的中央各 5cm × 5cm 面积范围内均匀涂抹 5 次	2 份（每份采 $25cm^2$ 面积）
	床单/被单	颈部、脚部接触部位各 5cm × 5cm 面积处均匀涂抹 5 次	2 份（每份采 $25cm^2$ 面积）
	睡衣/睡裤	随机选择 2 个部位 5cm × 5cm 面积处均匀涂抹 5 次	2 份（每份采 $25cm^2$ 面积）
洁具	浴盆	盆内一侧内壁 1/2 高度及盆底中央各 5cm × 5cm 范围内均匀涂抹	2 份（每份采 $25cm^2$ 面积）
	脸盆/脚盆	盆内壁 1/2 高度，相对两侧壁各 5cm × 5cm 范围内均匀涂抹	2 份（每份采 $25cm^2$ 面积）
	坐便器	坐便圈前部弯曲处选择 2 个 5cm × 5cm 面积范围内均匀涂抹	2 份（每份采 $25cm^2$ 面积）
	按摩床/椅	床（椅）面中部选择 2 个 5cm × 5cm 面积范围内均匀涂抹	2 份（每份采 $25cm^2$ 面积）
鞋类	拖鞋	每只鞋的鞋内与脚趾接触处 5cm × 5cm 面积范围内均匀涂抹 5 次	1 份（1 双拖鞋，共 $50cm^2$ 面积）
购物车/筐	购物车/筐	在车（筐）把手处选择 2 个 5cm × 5cm 面积范围内均匀涂抹	1 份（共采 $50cm^2$ 面积）
美容美发美甲用品	理发推子	推子前部上下均匀各涂抹 3 次	采样面积达 $25cm^2$ 为 1 份样品
	理发刀/剪	两个面各涂抹 1 次	采样面积达 $25cm^2$ 为 1 份样品
	美容美甲用品	与人体接触处采样	采样面积达 $25cm^2$ 为 1 份样品
	修脚工具	与人体接触处采样	采样面积达 $25cm^2$ 为 1 份样品
其他用品	其他用品	在用品与人体接触处选择 2 个 5cm × 5cm 面积范围均匀涂抹	2 份（每份采 $25cm^2$ 面积）

（六）注意事项

（1）采样时严格进行无菌操作，如必须在酒精灯旁完成样品采集，消毒后的手不得触碰其他未经消毒物品，采样后的棉拭子放入灭菌试管时不能触碰试管外壁等。

（2）采样记录表需要采样人、审核人、受检单位/委托单位陪同人签字。

（3）样品应冷藏保存，4 小时内送实验室检测。存放样品的容器密封性应较好，避免在运输过程中损失或污染样品。

（程义斌）

实训九　手提式喷雾器的使用

（一）实训目的

掌握手动压缩喷雾器的使用方法，进行公共场所、学校等场所的消杀操作。

（二）理论基础

手动压缩喷雾器的特点：重量轻，容量较大，操作简单，使用方便，喷头可调成线状或雾状，可根据喷洒部位的需要，增加喷杆长度。

（三）实训原理

手提式喷雾器主要由高压泵、容器、喷嘴和连接管组成。其工作原理是通过压缩空气或泵入液体来产生高压，然后将高压液体通过喷嘴喷出，喷嘴将液体喷射至空气中，形成极小颗粒的雾状物体，雾状物体在喷射处进行蒸发和散布。

（四）实训仪器和试剂

（1）手动压缩喷雾器及相关附件。

（2）用物准备　工作服（或防护衣）、口罩、帽子、手套、防护面屏（防护眼镜）、胶靴等个人防护用品，以及水杯、水桶、现场记录单、笔等。

（五）实训方法和步骤

1. 个人防护　确保穿着适当的工作服或防护衣，戴上口罩、帽子、手套、防护面屏或防护眼镜，以及胶靴等个人防护用品。

2. 安装　按照使用说明书的指示，将喷雾器的各个部分装配好。在安装过程中要注意各部位的正确位置，不要旋紧连接部位，以免造成破裂。

3. 试喷　在液桶内加入少量清水，打气到一定压力进行试喷。检查连接部位是否漏气漏水，确保喷雾器的喷雾效果正常。

4. 喷雾操作

（1）装药液　将配好的药液经过滤后倒入桶中。注意不要超过药液标准线，以确保液桶内有足够的空间储存压缩气体。

（2）打气　将泵体装好并旋紧，确保不会漏气漏水。有些喷雾器在达到一定压力后会自动排气，没有排气设备的喷雾器则应保持适度的气压。

（3）喷雾　喷雾的雾滴大小和强度与压力有关，可根据需要调整喷头进行喷洒。在进行消毒时，消毒人员应从外到内在脚下喷洒出一条消毒通道，然后按照从内向外、从左到右、从上到下、从表面到空间的顺序进行消毒。同时，确保站在上风的方向进行操作。

5. 维护保养

（1）作业完成后，紧握控制阀手柄，释放液桶内的余气，并将药液倒出。用清水清洗液桶、打气筒，用喷雾进行清洗的软管、喷杆和喷头。

（2）清除并擦干喷雾器表面的灰尘、污物、药液和水。

（3）将喷雾器放置在阴凉、干燥且通风良好的地方储存。

（4）如果长时间不使用喷雾器，应将喷杆、软管放下，并在各连接部位擦上少量润滑油，然后进行包装存放。

（5）按照特定顺序脱下个人防护用品，并将其放入医疗废弃物袋中。

（6）使用七步洗手法，彻底清洗双手。

（7）记录消毒工作的细节，确保工作记录完整。

（六）注意事项

（1）当手动压缩喷雾器出现气体或液体泄漏时，需要进行检查并修复问题，或者考虑更换新的设备。

（2）在进行消毒时，消毒人员应按照以下步骤进行：从外到内喷洒消毒剂，创建一条消毒通道；然后按照从内到外、从左到右、从上到下、从表面到空间的顺序进行消毒工作；同时，消毒人员应站立于上风向，确保消毒操作安全进行。

（程义斌）

实训十　环境流行病学调查资料分析

（一）实训目的

1. 掌握环境污染的概念、来源及其对人类健康的危害。
2. 熟悉环境污染案例的分析方法。
3. 了解环境污染的预防与控制措施。

（二）理论基础

环境与健康的有关知识；流行病学调查有关知识。

（三）实训原理

利用描述性研究调查方法，结合临床医学实验室检查，以及环境水质采样与分析相关原理。

（四）实训内容

2000 年 4 月 23 日 ~5 月 1 日，某县一自然村的居民，发生硫氰酸盐（硫氰化钠、硫氰酸胺）中毒。

（五）实训方法和步骤

经流行病学调查、临床资料分析及水质后续跟踪监测，发现为排放含硫氰酸盐废水造成该村饮用水污染所致。

1. 流行病学调查　该村位于一河道旁，共有 58 户 210 口人。全村共用一口水井，水源主要来自河道中的浅层地下水，水位埋深 6 ~9m。该河道上游约 300m 处，建一化工企业，以二硫化碳和液氯为原料生产硫氰酸盐。2000 年 4 月 23 日，有人出现头晕、头痛，恶心、呕吐、乏力、胸闷、神志不清等症状。到 5 月 1 日，村里许多人相继出现同样的症状。从 5 月 1—6 日，有 100 多人被送往医院抢救，其中 40 多人留院治疗，1 人死亡。实验室检查，患者血、尿中硫氰酸盐含量明显增高。

2. 卫生调查和水质检测　5 月 6 日起，调查人员对井水和农户家中管网末梢水进行了检测，发现井水中硫氰酸盐浓度为 285mg/L，管网末梢水中硫氰酸盐为 197. 9mg/L。为了弄清污染源，由卫生、环保、水利和地质等部门专家对该村饮用水井至该化工企业之间的河道钻孔 14 个，取水样、土样检测。结果表明，该村水井及其周围钻孔中硫氰酸盐的浓度均较高，与该企业所排放污水中的特征污染物硫氰酸盐相吻合，该公司所排放污水中重点污染物硫氰酸盐浓度为 1293mg/L。调查还发现该企业自 1988 年投产以来，其车间冲洗废水一直未经处理直接外排至河道，生产中的“跑冒滴漏”现象严重，并有数次生产事故造成污染排放。

（六）思考题

1. 根据以上信息和所学知识，本次污染事件如何判断人群硫氰酸盐中毒？依据是什么？
2. 如果以后遇到类似事件，你应该从哪几方面着手进行现场调查、样品采集分析和结果分析评价？
3. 为了保护人体健康，应如何加强农村饮用水的卫生调查、监测和监督工作？

（杨金友）

实训十一　污染事件的报告、调查、处置及预防

（一）实训目的

通过案例实训，掌握突发环境污染事件的报告、调查、处置及预防措施。

（二）理论基础

突发环境污染事件的定义，事件发生的原因及分级，熟悉突发环境污染事件的应急准备及应急处理措施。

（三）实训内容

某省A市××矿业是集钼矿采矿、选矿于一体的大型有色金属矿山企业。采矿作业采用露天开采方式，生产规模1500万吨/年。

2020年3月28日13时30分左右，该公司尾矿库排水隧洞发生尾矿泄漏。13时40分，下达停产指令并开展泄漏排查。15时，启动应急预案，组织开展救援。15时03分，发现4#排水井井架发生倾斜。15时45分，通知林场组织14户26人全部撤离。18时30分，发现4#排水井井架倒塌，事件未造成人员伤亡。22时19分，A市生态环境局向省生态环境厅报告事件发生情况。

（四）案件响应与调查

依据《中华人民共和国环境保护法》《中华人民共和国安全生产法》《国家突发环境事件应急预案》《生产安全事故报告和调查处理条例》《突发环境事件调查处理办法》等有关法律法规和部门规章，生态环境部、应急管理部、省人民政府成立联合调查组，对事件开展全面调查。

调查组认定，××矿业“3·28”尾矿库泄漏属于重大突发环境事件，是一起因工程质量不合格造成尾矿库排水井损毁，进而导致尾矿大量泄漏的重大突发环境事件。

事发时共有10座排水井（1#～10#），其中1#和2#排水井已封井，3#和4#排水井在用。在用排水井安装了视频监控系统，事发时3#排水井视频监控系统正常，4#排水井视频监控系统2020年3月7日损坏未修复。

对尾矿库内存留及泄漏尾矿进行比对检测，确定主要特征污染物为钼，造成直接经济损失4420.45万元。事件造成依吉密河至呼兰河约340千米河道钼浓度超标，其中依吉密河河道约115千米、呼兰河河道约225千米。依吉密河沿岸部分农田和林地受到一定程度污染，其中A市受影响农田约287平方千米、林地约4.48平方千米，B市受影响林地约1.37平方千米。

（五）实训方法和步骤

1. 迅速响应　省人民政府启动突发环境事件应急二级响应，成立应急指挥部，下设综合外事、环境监测、应急处置、新闻宣传、损害评估、农业评估、专家咨询共7个工作组，统筹开展工作。提出“不让超标污水进入松花江”的应急目标，同时组织调整环境应急监测方案、确定监测点等工作。

2. 切断源头　组织成立应急抢险队伍，调集各类机械设备和物资，紧急修筑通向4#排水井的道路，通过无人机等设备，确定具体泄露位置，构建机械设备作业平台，进行泄露源头封堵。

3. 饮水保障　事件发生后，C市发布拟关停第一水厂和引导市民适度储水的信息，为市民储水预留时间，在省政府启动应急二级响应后，C市启动备用水源进行供水，并设置48个小区临时供水点，方便居民取水用水。

4. 科学治污　在依吉密河先后构筑18道拦截坝，分段对泄漏水体进行拦截和导流，全力阻截污水

团下移，为下游进行污染物削减赢得时间。在下游汇入口设立5个处置点位，投入絮凝剂进行沉淀处理，4月11日3时，呼兰河干流全线特征污染物钼浓度达标。

5. 严密监测 按照“切两头、控中间、抓峰值、勘态势”的整体思路，进行全程全时段监测工作，调集环境监测单位共20家，确定统一采样和分析方案，建立专家会商机制，采用自动监测、实验室精准分析等多种方法，提供真实有效的基础数据。

6. 信息公开 该省实时发布事件处理信息，并对媒体和群众关心的问题及时进行解答，减少社会的恐慌和遏制不实信息的传播。针对可能造成的国际影响，我国生态环境部6次向俄方通报事故处置、河流水质等情况。

（六）案例问题

（1）结合本案例，分析突发环境污染的分级和危害。

（2）造成该事件危害的主要原因是什么？

（3）当地应如何进行本次突发环境污染事件的应急处置？

（4）结合案例，请提出相应的防范和整改建议。

（李佳凡）

附录　常见环境卫生学词汇和英文翻译

常见环境卫生学词汇	英文翻译
环境	environment
环境卫生学	environmental health/environmental hygiene
自然环境	natural environment
生活环境	living environment
大气圈	atmospheric sphere
水圈	hydrosphere
土壤岩石圈	lithosphere
生物圈	biosphere
表型	phenotype
胚胎源性成人病	fetal origin of adult disease
暴露生物标志	biomarker of exposure
效应生物标志	biomarker of effect
易感性生物标志	biomarker of susceptibility
环境质量评价	environmental quality assessment
实验卫生学	experimental hygiene
环境基因组学	environmental genomics
毒理基因组学	toxic ogenomics
基因流行病学	genetic epidemiology
清洁生产	clean production
可持续发展	sustainable development
全球气候变暖	global warming
臭氧层破坏	ozone depletion
酸雨	acid rain
土地荒漠化	land desertification
生物多样性减少	reduction of biodiversity
生态环境	ecological environment
生态系统	ecosystem
食物链	food chain
食物网	food web
生态平衡	ecological balance
人类基因组计划	human genome project，HGP
环境扣扳机	environment pulls the trigger
环境基因组计划	environmental genome project，EGP
环境污染	environmental pollution
持久性有机污染物	persistent organic pollutants，POPs
国际癌症研究机构	International Agency for Research on Cancer，IARC

续表

常见环境卫生学词汇	英文翻译
环境内分泌干扰物	endocrine disrupting chemicals, EDCs
基准	criteria
标准	standard
环境质量标准	environmental quality standard
环境卫生标准	environmental health standard
环境流行病学	environmental epidemiology
暴露	exposure
外暴露剂量	external dose
内暴露剂量	internal dose
生物有效剂量	biologically effective dose
生物标志物	biomarker/biological marker
健康危险度评价	health risk assessment, HRA
水资源	water resource
降水	precipitation
地表水	surface water
地下水	underground water
泉水	spring water
浑浊度	turbidity
总固体	total solid
硬度	hardness of water
溶解氧	dissolved oxygen
化学耗氧量	chemical oxygen demand
生化需氧量	biochemical oxygen demand
细菌总数	bacteria count
水体污染	water pollution
水体富营养化	eutrophication
水华	water blooms
赤潮	red lide
生物富集作用	bioenrichment
生物放大作用	biomagnification
水环境标准	water environment standard
持久性有机物	persistent organic pollutants
镉	cadmium
铬	chromium
铊	thallium
生物地球化学性疾病	biogeochemical disease
地方病	endemic disease
碘缺乏病	iodine deficiency disorders, IDD
地方性克汀病	endemic cretinism
地方性氟中毒	endemic fluorosis

续表

常见环境卫生学词汇	英文翻译
地方性砷中毒	endemic arseniasis
克山病	Keshan disease
大骨节病	Kaschin – Beck disease
慢性甲基汞中毒	chronic methyl – mercury poisoning
水俣病	minamata disease
先天性水俣病	congenital Minamata disease
慢性镉中毒	chronic cadmium poisoning
痛痛病	itai – itai disease
宣威肺癌	Xuanwei lung cancer
军团病	legionnaires disease，LD
军团菌	legionella
住宅	residential building
住宅朝向	direction of building
住宅间距	distance of building
居室容积	volume of living room
居室净高	net storey height
居室面积	room area
居室进深	depth of living room
窗地面积比值	A_w/A_f
采光系数	daylight factor
健康住宅	health residence
绿色生态住宅	green ecosystem residence
绿色建筑	green building
室内小气候	indoor microclimate
小气候	microclimate
热舒适	thermal comfort
有效温度	effective temperature，ET
风冷指数	wind chill index，WCI
室内空气污染	indoor air pollution
挥发性有机化合物	volatile organic compounds，VOCs
总挥发性有机化合物	total volatile organic compounds，VOCs
非电离辐射	non – ionizing radiation
不良建筑物综合征	sick building syndrome，SBS
建筑物相关疾病	building related illness，BRI
化学物质过敏症	multiple chemical sensitivity，MCS
办公场所	office place
公共场所	public place
人居环境	human settlement environment
人居环境科学	science of human settlement
城乡规划卫生	city and village planning health

续表

常见环境卫生学词汇	英文翻译
城市生态系统	urban ecosystem
健康城市	health city
热岛效应	heat island effect
城市规模	city size
城市环境容量	city environmental capacity
城市功能分区	city functional districts
卫生防护距离	sanitary protective zone
容积率	plot ratio/floor area ratio
居住建筑密度	density of residential building
人口毛密度	residential density
人口净密度	net residential density
城市绿化	urban afforestation
城市绿地	urban green belt/urban green space
光污染	light pollution
城市道路系统	urban road system
城市交通	urban transportation
城市公共安全	urban public safety
环境质量指数	environmental quality index
空气质量指数	air quality index
水质指数	water quality index
土壤质量指数	soil quality index
污染物标准指数	pollutant standard index，PSI
环境空气质量指数	air quality index，AQI
环境影响	environmental impact
环境影响评价	environmental impact assessment
环境健康影响评价	environment health impact assessment，EHIA
家用化学品	household chemicals
化妆品	cosmetic
刺激性接触性皮炎	irritant contact dermatities，ICD
变应性接触性皮炎	allergic contact dermatitis，ACD
化妆品光感性皮炎	photosensitive dermatitis
光变应性接触性皮炎	photoallergic contact dermatitis，PCD
光毒性皮炎	phototoxic dermatitis
洗涤剂	detergent
消毒剂	disinfectant
黏合剂	adhesive
涂料	household paints
监测	surveillance
应急准备	emergency preparation
预警	early warning

续表

常见环境卫生学词汇	英文翻译
应急预案	emergency plan
应急响应	emergency respond
应急监测	emergency monitoring
突发环境污染事件	abrupt environmental pollution accidents
外照射急性放射病	acute external radiation sickness
承灾体	hazard – bearing body
次生灾害	secondary disaster
创伤后应激障碍	post traumatic stress disorder，PTSD
地质灾害	geologic disaster
地震灾害	earthquake disaster
缓发灾害	delayed disaster
海洋灾害	sea disaster
气象灾害	meteorological disaster
水旱灾害	flood and drought disaster
生物灾害	biological disaster
森林草原火灾	forest and grassland fire
突发灾害	sudden disaster
心理干预	psychological intervention
原生灾害	primary disaster
自然灾害	natural disaster
灾害链	disaster chain
灾害源性疾病	hazard source disease

参考文献

[1] 杨克敌．环境卫生学[M]．8版．北京：人民卫生出版社，2021.
[2] 牛静萍，唐焕文．环境卫生学[M]．2版．北京：科学出版社，2020.
[3] 宋伟民，赵金镯．环境卫生学[M]．上海：复旦大学出版社，2019.
[4] 张志勇，杨克敌．环境卫生学学习指导与习题集[M]．2版．北京：人民卫生出版社，2021.
[5] 陈学敏．杨克敌．现代环境卫生学[M]．2版．北京：人民卫生出版社，2008.
[6] 吴志刚，郑玉建．环境卫生学实习指导[M]．2版．北京：人民卫生出版社，2017.
[7] 乌建平．预防医学概论[M]．北京：人民卫生出版社，2018.
[8] 刘明清．预防医学[M]．6版．北京：人民卫生出版社，2019.
[9] 孙志伟．预防医学实验教程[M]．北京：人民卫生出版社，2017.
[10] 孙志伟．毒理学基础[M]．8版．北京：人民卫生出版社，2019.
[11] 郭新彪．环境健康学教程[M]．北京：北京大学医学出版社，2022.
[12] World Health Organization (WHO). The IARC Monographs: Updated Procedures for Modern and Transparent Evidence Synthesis in Cancer Hazard Identification [J]. Natl Cancer Inst, 2020, 112 (1): 169.
[13] World Health Organization (WHO). IARC Monographs on the Identification of Carcinnogenic Hazards to Humans, Agents Classified by the IARC Monographs (2020), Volumes 1－125.
[14] 何大千，宁明杰，陈颖．云南省宣威地区家族肺癌研究进展[J]．昆明医科大学学报，2022，43(03)：135－141.